U0384218

中面部年轻化

Midfacial Rejuvenation

主　　编　（美）　莫里斯·E.哈特斯坦（Morris E. Hartstein）

（美）　艾伦·E.乌尔克（Allan E. Wulc）

（美）　大卫·E.E.霍尔克（David E. E. Holck）

荣誉主审　丁芷林

主　　审　蒋文杰

主　　译　堵顶云　郭　伟　邵　宏

副 主 译　任学会　杜建龙　郭昌灏　冯庆亮

北方联合出版传媒（集团）股份有限公司

辽宁科学技术出版社

沈阳

Midfacial Rejuvenation

edited by Morris E. Hartstein, MD, FACS, Allan E. Wulc and David EE Holck, edition: 1

Copyright © Springer Science+Business Media, LLC, 2012

This edition has been translated and published under licence from

Springer Science+Business Media, LLC, part of Springer Nature.

©2020，辽宁科学技术出版社。

著作权合同登记号：第 06-2019-49 号。

图书在版编目（CIP）数据

中面部年轻化 /（美）莫里斯·E.哈特斯坦 (Morris E. Hartstein)，（美）艾伦·E.乌尔克 (Allan E. Wulc)，（美）大卫·E. E.霍尔克 (David E. E. Holck) 主编；堵顶云，郭伟，邵宏主译 .— 沈阳：辽宁科学技术出版社，2020.9

书名原文：Midfacial Rejuvenation

ISBN 978-7-5591-1650-5

Ⅰ.①中… Ⅱ.①莫… ②艾… ③大… ④堵… ⑤郭… ⑥邵… Ⅲ.①美容－整形外科学 Ⅳ.① R622

中国版本图书馆 CIP 数据核字 (2020) 第 129280 号

出版发行：辽宁科学技术出版社
　　　　　（地址：沈阳市和平区十一纬路 25 号　邮编：110003）
印 刷 者：辽宁新华印务有限公司
经 销 者：各地新华书店
幅面尺寸：210mm×285mm
印　　张：14.25
字　　数：350 千字
附　　件：4
出版时间：2020 年 9 月第 1 版
印刷时间：2020 年 9 月第 1 次印刷
责任编辑：凌　敏
封面设计：魔杰设计
版式设计：袁　舒
责任校对：黄跃成　王春茹

书　　号：ISBN 978-7-5591-1650-5
定　　价：158.00 元

联系电话：024-23284363
邮购热线：024-23284363
E-mail:lingmin19@163.com

主　编

（美）莫里斯·E. 哈特斯坦（Morris E. Hartstein）, MD, FACS

Clinical Associate Professor Saint Louis University School of Medicine Department Ophthalmology and Division of Plastic Surgery St. Louis, MO 63105, USA and Chief, Ophthalmic Plastic and Reconstructive Surgery Assaf Harofeh Medical Center Zerifi n, Israel mhartstein@earthlink.net

（美）艾伦·E. 乌尔克（Allan E. Wulc）MD, FACS

Associate Clinical Professor of Ophthalmology University of Pennsylvania and Associate Clinical Professor of Ophthalmology and Otolaryngology Drexel University and Associate Surgeon Department of Ophthalmology and Otolaryngology Abington Memorial Hospital awulcmd@gmail.com

（美）大卫·E. E. 霍尔克（David E. E. Holck）MD

Assistant Clinical Professor University of Texas Health Science Center at San Antonio San Antonio, TX 78258, USA dh_holck@grandecom.net

编者名单

Harvey "Chip" Cole III, MD, FACS
Emory University, 5505 Peachtree Dunwoody Road, Suite 640, Atlanta, GA 30342, USA
hpcolemd@oculusplasticsurgery.com

Steven M. Couch, MD
Department of Ophthalmology, Washington University, 4921 Parkview Place, St. Louis, MO 63110, USA
smcouchmd@gmail.com

Craig N. Czyz, DO, FACOS
Assistant Clinical Professor of Ophthalmology, Ohio University College of Osteopathic Medicine, Columbus, OH, USA
Chair, Division of Ophthalmology Section Head, Oculofacial Plastic and Reconstructive Surgery, Ohio Health Doctors Hospital, Columbus, OH, USA
dsp4000@aol.com

Christopher M. DeBacker, MD, FACS
University of Texas Health Science Center at San Antonio, 1314 E. Sonterra Blvd. Suite 5104, San Antonio, TX 78258, USA
University of California, San Francisco, CA, USA
debackermd@gmail.com

Jill Annette Foster, MD, FACS
Department of Ophthalmology, The Eye Center of Columbus, The Ohio State University Medical Center, 262 Neil Avenue Suite 430,Columbus ,OH 43215 ,USA
fosterj@jillfoster.com

Mark J. Glasgold, MD
Robert Wood Johnson Medical School, University of Medicine and Dentistry of New Jersey, Piscataway, NJ, USA Private Practice, 31 River Road, Highland Park, NJ 08904, USA
drmark@glasgoldgroup.com

Robert A. Glasgold, MD
Robert Wood Johnson Medical School, University of Medicine & Dentistry of New Jersey, Piscataway, NJ, USA Private Practice, 31 River Road, Highland Park, NJ 08904, USA
drrobert@glasgoldgroup.com

Morris E. Hartstein, MD, FACS
Department of Ophthalmology and Division of Plastic Surgery, Saint Louis University School of Medicine, St. Louis, MO 63105, USA
Ophthalmic Plastic and Reconstructive Surgery, Assaf Harofeh
Medical Center, Zerifi n, Israel
mhartstein@earthlink.net

David Hendrick, MD
Salina Surgical Arts Center, 200 S 5th Street, Salina, KS 67401, USA
drdhendrick@yahoo.com

David E.E. Holck, MD, FACS
University of Texas Health Science Center at San Antonio, 1314 E. Sonterra Blvd. Suite 5104, San Antonio, TX 78258, USA
dh_holck@grandecom.net

John B. Holds, MD, FACS
Department of Ophthalmology and Otolaryngology – Head and Neck Surgery, Saint Louis University, 12990 Manchester Rd #102, Des Peres, MO 63131, USA
jholds@sbcglobal.net

Nicanor Isse, MD
Assistant Clinical Professor, Department of Plastic Surgery, UCLA, Los Angeles, CA, USA
Professor of University of Padua, Padua, Post Graduate Courses, Italy Suite 307,1441 Avocado Road, New Port Beach, California
drissenewport@sbcglobal.net

Amir M. Karam, MD
Carmel Valley Facial Plastic Surgery,
4765 Carmel Mountain Road, Suite 201, San Diego, CA 92130, USA
md@drkaram.com

Aayesha Khan , MD
Saint Anthony's Physician Group, Saint Anthony's
Health Center, 2 Saint Anthony's Way, Suite 305,
Alton, IL 62002, USA

Don O. Kikkawa , MD
Shiley Eye Center , 9415 Campus Point Drive, La Jolla ,
CA 92093 , USA
dkikkawa@ucsd.edu

Bobby S. Korn , MD, PhD, FACS
Division of Oculofacial Plastic and Reconstructive
Surgery, UCSD Department of Ophthalmology , Shiley
Eye Center , La Jolla , CA 92093-0946 , USA
bkorn@ucsd.edu

Brad T. Kovach , MD
Florida Coastal Surgery Center , 801 Anchor Rode
Drive, Suite 100, Naples , FL 34103 , USA
bradleydovach@gmail.com

Samuel M. Lam , MD, FACS
Willow Bend Wellness Center , 6101 Chapel Hill
Boulevard, Suite 101 , Plano , TX 75093 , USA
samlammd@yahoo.com

Seongmu Lee , MD
Department of Ophthalmology , Cullen Eye Institute,
Baylor College of Medicine , 6565 Fannin NC-205,
Houston , TX 77030, USA

Doug Marx , MD
Department of Ophthalmology , Cullen Eye Institute,
Baylor College of Medicine , 6565 Fannin NC-205,
Houston , TX 77030 , USA

Guy G. Massry , MD
Ophthalmic Plastic Surgery, Spalding Drive Cosmetic
Surgery and Dermatology , 1205 Spalding Drive #315,
Beverly Hills , CA 91604 , USA
gmassry@aol.com

Asa D. Morton , MD
Eye Care of San Diego, Sharp Memorial and Scripps
Mercy , 3939 Third Avenue, San Diego , CA 92103 ,
USA
admorton@aol.com

Laxmeesh Mike Nayak , MD
Nayak Plastic Surgery , 607 S. Lindbergh,
St. Louis , MO , USA
St. Louis University , St. Louis , MO 63131 , USA
questions@nayak.org

Sang-Rog Oh , MD
Shiley Eye Center , 9415 Campus Point Drive, La
Jolla, CA 92093 , USA
sangrogoh@gmail.com

Rakesh Patel , MD
Department of Ophthalmology , Montefi ore Medical
Center, Albert Einstein College of Medicine , 50 E
79th Street, New York , NY 10075 , USA
Xrakesh33@gmail.com

Allen M. Putterman , MD
University of Illinois College of Medicine, 111 N.
Wabash Suite 1722, Chicago , IL 60602 , USA
puttennanmd@hotmail.com

Oscar M. Ramirez , MD, FACS
Cleveland Clinic Fort Lauderdale , Weston , FL , USA

Johns Hopkins University School of Medicine ,
Baltimore , MD , USA Ramirez Plastic Surgery, 500 S
Ocean Blvd, Suite 903, Boca Raton,
FL 33432, USA
drramirez@ramirezmd.com

Robert M. Schwarcz , MD, FACS
Division of Oculofacial Plastic and Reconstructive
Surgery , Montefi ore Medical Center/Albert Einstein
College of Medicine , 50 E 79th Street, New York ,
NY 10075 , USA
rschwarczmd@gmail.com

Roberta S. Sengelmann , MD, FAAD
Mohs & Cosmetic Dermatologic Surgery, Santa
Barbara, CA & St Louis, MO, USA
Department of Dermatology , University of California
Irvine , Irvine , CA 92697 , USA
rsendmd@gmail.com

Pooja Sharma , MD
Department of Ophthalmology , Drexel University
College of Medicine , 219 N Broad Street, 3rd Floor,
Philadelphia , PA 19107 , USA
psharma4781@gmail.com

Kenneth D. Steinsapir , MD
Division of Ophthalmic Plastic and Reconstructive
Surgery , Jules Stein Eye Institute, David Geffen
School of Medicine at UCLA , 11645 Wilshire Blvd,
Suite 750, Los Angeles ,
CA 90025, USA
kenstein@ix.netcom.com

Katherine M. Whipple, MD
Shiley Eye Center , 9415 Campus Point Drive, La Jolla ,
CA 92093 , USA
whipplekatherine@yahoo.com

Allan E. Wulc, MD, FACS
Associate Clinical Professor of Ophthalmology,
University of Pennsylvania
Associate Clinical Professor of Ophthalmology and
Otolaryngology,
Drexel University
Associate Surgeon, Department of Ophthalmology and
Otolaryngology, Abington Memorial Hospital
awulcmd@gmail.com

Michael T. Yen , MD
Department of Ophthalmology , Cullen Eye Institute,
Baylor College of Medicine , 6565 Fannin NC-205,
Houston ,
TX 77030 , USA
myen@bcm.tmc.edu

译者名单

荣誉主审　　丁芷林　北京黄寺医疗美容医院
主　　审　　蒋文杰　中国医学科学院整形外科医院
主　　译　　堵顶云　郭　伟　邵　宏
副 主 译　　任学会　杜建龙　郭昌灏　冯庆亮

参 译 者（按姓名汉语拼音排序）：

堵顶云　北京航天总医院

杜建龙　保定蓝山整形医院

冯庆亮　北京京美医疗美容

郭　伟　北京航天总医院

郭向阳　北京一美医疗美容医院

郭昌灏　北京成好医疗美容诊所

郭　宇　北京航天总医院

何琦蕾　衡阳美莱医疗美容医院

郝　俊　石家庄万瑞医疗美容医院

姜　凯　北京幸福医疗美容医院

李　倩　湖南省常德市德美整形美容

李秋凤　常州施尔美医疗美容医院

连喜艳　北京俪美汇医疗美容门诊部

卢建伟　郑州星韵整形门诊部

罗筱眉　贵州省贵阳市甄美纪医疗美容门诊部

马　涛　首都医科大学附属同仁医院

马双飞　北京成好医疗美容诊所

孟明星　郑州明星整形美容机构

曲　胜　邯郸曲胜星范医疗美容门诊部

任学会　北京禾美嘉医疗美容诊所

邵　宏　义乌欧莱美医疗美容医院

王　博　北京博瑞娜医疗美容

王玉婷　贵州省贵阳市甄美纪医疗美容门诊部

夏秉成　辽宁省葫芦岛龙港区颜图医疗美容门诊部

谢一棣　北京美中宜和妇儿医院丽都院区整形美容中心院

熊　师　上海曜影医疗美容外科

主译简介

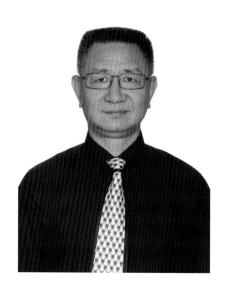

　　堵顶云，男，湖南常德人，主任医师，1987年毕业于苏州医学院，为北京航天总医院整形美容科创建者、科主任。一直致力于美容外科新技术的开展与研究以及临床疗效的提升，在面部年轻化、线雕微创面部提升、自体脂肪移植、鼻及眼综合美容手术、乳房美容整形、微创面部年轻化等方面均具有丰富的临床经验和独到的见解。对自体脂肪移植面部年轻化及自体脂肪丰胸进行了临床应用研究，并积累了大量的临床经验。在线雕美容方面进行了较深入的临床研究，在面部线雕提升中强调由线到面的提升，使治疗效果更持久、更自然、更符合美学要求。多次赴韩国、澳大利亚、日本、新加坡等国进行学术交流。为《中面部年轻化》的主译、《整形美容诊疗精粹》的副主编、《面部容量填充术》的译者。发表论文10余篇。

　　现任：中国中西医结合学会医学美容专业委员会线雕美容分会主任委员、脂肪学组副主任委员、中国整形美容协会中西医结合分会微整形年轻化专业委员会副主任委员、中国整形美容协会中西医结合分会常务委员、中国中西医结合学会医学美容专业委员会委员。

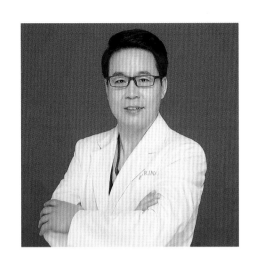

郭伟，北京航天总医院整形美容科主诊医师，20余年潜心医美事业，先后在北京整形医院、中日友好医院整形美容中心进修学习，能熟练进行整形美容常见手术的操作，对脂肪移植及线雕提升等美容技术有独特见解。他提倡及应用的多维线雕技术和全封闭脂肪移植技术得到业内专家的一致好评。曾多次与澳大利亚、韩国、日本等国专家进行学术交流并得到行业专家的肯定。在临床上积累了大量经验，提出最适宜患者本人的美丽定制设计，并能在手术中精准操作，达到较好效果。

擅长项目：

面部年轻化抗衰（面部线雕结合脂肪加减法），面部平衡，五官美容手术（眼鼻综合：重睑术、开眼、去眼袋、隆鼻、缩小鼻翼、隆下颏等），全身吸脂塑形，乳房整形，脂肪注射隆乳、隆臀、丰手，微创腋臭切除，瘢痕修复，男女私密整形，等等。

学界职位：

中国整形美容协会中西医分会脂肪专业委员会常务副主任委员兼秘书长

中国中西医结合学会医学美容专业委员会线雕分会秘书长

中国医师协会美容与整形医师分会脂肪亚专业委员会第一届委员会委员

中国整形美容协会中西医分会微整形年轻化专业委员会常务委员

中国中西医结合学会医学美容专业委员会鼻整形委员

中国整形美容协会中西医分会乳房与私密整形专业委员会常务委员

世界内镜医师协会微创脂肪整形分会常务委员

世界内镜医师协会眼整形分会委员

国际医疗美容整形协会第一届理事会委员

中华医学会陕西省医学美学与美容学分会医学美学培训中心客座教授

从医感言：练就医术没有捷径可走，必须脚踏实地进行钻研，尽善尽美地做好每一台手术，时间久了，技术必然水到渠成。

主要著作：

主编：《实用线雕美容技术》

副主编：《新编整形美容烧伤外科治疗学》

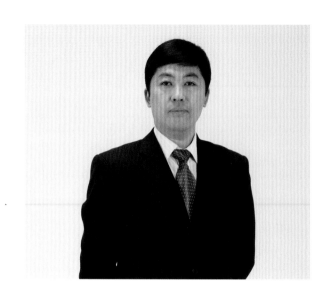

邵宏，副主任医师，美容外科主诊医师。从事美容外科27年。东南美容专修学院兼职教授，义乌欧莱美医疗美容医院首任院长。

擅长项目：

注射及微创整形、眼鼻部综合整形、自体脂肪干细胞移植及面部年轻化等。

学界职位：

中国整形美容协会医学美学设计与咨询分会副会长

中国整形美容协会中西医结合分会常务理事

中国整形美容协会中西医结合分会微整形年轻化专业委员会主任委员

中国整形美容协会中西医结合分会脂肪专业委员会副主任委员

中国中西医结合学会医学美容专业委员会第四届全国委员

美学医生与 整形艺术分会副主任委员兼秘书长

中西医结合学会医学美容专业委员会眼整形分会副主任委员

中西医结合学会医美专业委员会线雕分会副主任委员

中西医结合学会医美专业委员会微整形分会常务委员

中西医结合学会医美专业委员会干细胞分会常务委员

中西医结合学会医美专业委员会乳房整形分会常务委员

中国整形美容协会第二届理事会理事

中国整形美容协会损伤救治康复分会常务理事

世界内镜医师协会中国整形外科内镜与微创专业委员会微创注射整形分会主任委员

NAB微创面部年轻化整体设计理念创始人，NAB注射提升技术发明人。

译者序

　　爱美之心，人皆有之。永葆靓丽的青春形象是无数人的梦想和追求，而面部衰老却又是成年人随着年龄增长所呈现出来的必然的面貌表现，因此，抗衰老及面部年轻化治疗自然成为美容外科医师与求美者永恒的话题。随着我国居民生活水平的不断提高，人们对生活质量改善的需求也日渐增长，面部年轻化手术及治疗也被越来越多的求美者所接受。目前无论何种年轻化的治疗方式或手段都不能彻底解决面部衰老的问题。面部年轻化的手术和治疗也因此成为整形美容外科领域的极大挑战之一，寻求效果确切、可靠、安全、持久的年轻化治疗手段成为我们的终极目标。

　　众所周知，面部美学改造基本上都是基于解剖学，中面部年轻化手术及治疗也不例外。这要求医师不仅需要有扎实的解剖学知识，还必须有坚实的整形外科基本功并掌握手术的原理，两者充分结合方能取得很好的手术效果。

　　本书详尽地介绍了中面部的解剖结构、麻醉方法、病理生理以及许多不同的中面部治疗方法。中面部年轻化方法的多样性基于对区域衰老的独特理解的不断深入及对病理生理方面的矫正措施的不断发展，读者可从这些方法中获得启发并得到有效的经验。

　　由于东西方人种在解剖学上存有细微的差异，东西方文化和人体皮肤结构也略有不同，临床应用中切忌生搬硬套。此外，译者水平有限，翻译过程中难免会有一些错误和不足之处，希望读者不吝赐教，在此表示由衷的感谢。

北京航天总医院整形美容科

堵顶云

前　言

人类在进化过程中面部特征发生了许多变化，甚至人类个体在胚胎到成年至衰老的过程中面部也发生了变化。

面部老化是在内在因素和外在因素等多种因素的影响下发生的过程，这些因素包括基因、发育、种族、营养和环境等。个体面部表情肌的变化也起着重要作用，因为其与下方骨骼的作用逐渐影响了肌肉／骨骼表面，导致表面畸变及面部骨骼因软组织影响而发生变化，最终产生了面部解剖学变化。

回顾中面部提升术的发展历史及不同手术医师介绍的多种方法，我们意识到了面部解剖的复杂性，动力系统的多样性，以及眶周、颧弓部位的解剖标准。

回顾历史，手术方法、手术剥离和软组织复位的发展有着不一样的变化：

·长切口及广泛剥离时期：常用双冠状切口、传统面部提升术切口（经颞和耳前），或联合其他方法。

·直视下通过下睑和齿龈沟切口时期。

·内镜时期。

·于下睑和口内切口利用外源性移植物剥离颧弓。

·注射法中面部年轻化，补充容量缺失，通过自体脂肪注射，利用外源性材料注射。

·经皮组织复位和容量恢复，利用缝线悬吊和非剥离的方法进行颧部软组织复位。

·通过造成皮肤表浅层损伤提高皮肤质地和松弛度的方法，例如皮肤收紧术。这些方法称为皮肤光电技术，包括皮肤磨削术、激光抚平术。

我敬佩本书作者处理此类主题的勇气。作为第一部综合介绍所有中面部手术的图书，本书包括多种手术方法、处理中面部皱纹的新方法、详尽的解剖学描述、面部老化的病理和形态学变化以及各种方法利弊的讨论等内容。

本书还介绍了面部重建和面部美容的长期经验，这些经验是通过作者们的"眼、脑、手"而得到的，未来的中面部手术将从现在开始。

Nicanor Isse, MD

序 言

衰老中面部的年轻化美容手术的发展还不到30年。我们对于解剖学的了解和衰老的病理变化的认知，以及下睑和颊部以上组织三维形态的美容性认知进一步增加，这都让我们有更多的手段来处理中面部的年轻化问题。

眼整形医师，在上睑和下睑进行手术时不能忽视由中面部下垂和容量缺失导致的面部衰老特征。面部整形或美容医师若想通过面部提升术来全面解决颊部问题，或者皮肤科医师准备处理鼻唇沟、泪沟和颊部的衰老问题时，都必须认识到各种因素导致的中面部衰老的过程。首先让患者进入美容医师的诊室，美容医师需要全面了解矫正中面部问题的治疗选项。

中面部也是学术界一直有意见分歧的整形区域。在过去20年中，许多中面部年轻化手段和术式都是复杂的，有艰难的认知过程和新出现的并发症，并且许多并发症很难处理。许多医师对此区域手术的效果维持时间存在质疑。许多人为了某些原因放弃中面部手术而选择了其他治疗方式。例如倒刺线，一开始由美国食品和药品监督管理局（FDA）批准进行中面部操作，现在已经不再用于进行中面部提升了。轮廓线可以提供长时间的效果，我们期待有更多的埋线方法的研究。我们不认为本书中包含全部已发表的临床经验。毫无疑问，还有许多其他设备、方法、移植物、材料会在今后陆续出现。

本书的目的是详尽地介绍解剖结构、麻醉方法、病理生理学，以及涉及中面部的许多不同治疗方法。其中一些方法是经眼睑入路；另一些方法经颞部入路，或进行面部提升。每个作者描述的手术方法都基于他们对该区域衰老的独特理解，突出了对病理生理方面的矫正措施。我们需要谨慎地保留每位作者基于中面部衰老的解剖学描述。再学习会更加了解这个复杂的区域，我们的目的是让读者了解每一章作者进行操作的逻辑，而不是让读者割裂地精读每一个章节。

常言道：如果解决一个问题需要多个手术方法，那么没有任何一种方法是完全有效的。中面部手术的成功可以通过许多方法来实现，读者可以从这些方法中得到有效的经验。

未来中面部手术中必定会出现新技术和新设备，它们会简化手术。毫无疑问，我们还需要继续阐明中面部衰老的更新变化和原因。未来的研究将利用基于循证医学的方法来对比中面部手术方法的效果维持时间。

中面部手术还会继续。我们希望本书的内容对于初学者和经验丰富的医师都有意义。

St. Louis, MO, USA   Allan E. Wulc

San Antonio, TX, USA   Morris E. Hartstein

致 谢

我很感谢我的导师和楷模 Arthur S. Grove 和 John J. Woog，以及为此书的出版付出辛劳的我的大学同事、我的妻子 Elisa 和孩子 Eliana、Dalia、Zack 和 Jonah。

Morris E. Hartstein

感谢我的导师 Bob Dryden 和 John Wright，他们在基于手术方法的解剖学和病理解剖学方面为我提供了很多帮助。感谢导师 Byron Smith 让我有能力认识到何时这些方法不起效，何时需要更加务实的方法。感谢 David Furnas 传授给我的面部解剖学的基础知识。感谢亦师亦友的 Nicanor Isse，他在中面部手术领域是传奇人物，我们关于中面部骨膜上的手术方法与其传授给全世界专科整形医师的方法在本质上是相同的。我还要感谢我的妻子 Carol 和孩子 Dan、Andrew，感谢他们给予我理解和容忍。

Allan E. Wulc

目　录

第一章　中面部解剖

Katherine M. Whipple , Sang-Rog Oh , Don O. Kikkawa , Bobby S. Korn

关键字：面神经、中面部解剖、眶颧韧带、软组织萎缩、SMAS

摘　要：

对面部骨骼、肌肉、血管、神经、脂肪垫及支持韧带的全面认知是打造精确、可塑及美观的美容手术的基石。在中面部，详细了解这些结构的解剖更加紧要，因为此区域的肌肉筋膜层（SMAS）内含有所有的表情肌。因此，一条肌肉收缩会影响整个中面部皮肤，导致面部出现表情。中面部对于面部表情、眼睑闭合、眼睑位置、语言清晰表达度至关重要。 美容方面，颧沟纹、鼻唇沟纹、下颌纹都是中面部衰老的标志。近年来，年轻化技术从拉紧和切除技术转换到对解剖结构的复位。本章将回顾中面部解剖，只有详细了解此区域的解剖才会为美容手术提供强有力的知识储备，内容包括此区域的衰老变化及如何选择最适合的中面部年轻化手术方法。

定义及轮廓

要说明中面部的解剖结构，就需要确定中面部的边界和外形框架。

在解剖上，中面部的上界为内眦到外眦的水平连线。下界为耳屏前与口角外侧缘的连线。中面部可以通过眶外侧缘到口角的连线分为前部和外侧部。中面颊指的是下睑到鼻唇沟的前中面部三角形区域。在内侧界，中面颊毗邻鼻部。在外侧界，中面颊与颧弓交界。 中面部的轮廓随时间而改变。在年轻时，中面部饱满、均匀、圆润。颧部呈现三角形，其顶点在上颌骨与颧骨交界处。随着年龄的增长，中面部萎缩，导致颧部出现双凸形，泪沟、颧沟及鼻唇沟变得明显。随着时间的推移，内侧泪沟、上外侧睑颊沟和下侧的中颊沟组合呈现典型的"Y"形（图1.1）。

骨骼

虽然大多数中面部美容手术都关注于软组织，但其下方的骨结构极大地影响了此区域的外观。骨骼异常与面部外观之间关系的重要性在上颌骨发育不全的面部畸形中得到证实。中面部有14块骨骼，其中6块是成对的，包括鼻骨、上颌骨（图1.2）、腭骨、泪骨、颧骨、下鼻甲。不成对的犁骨及下颌骨组成了中面部其余的部分。在几何图形上，中面部骨骼在冠状位呈"V"形，从眶骨和颧弓到上颌骨外侧缘。上颌骨位于眶骨下方，与向前突出的鼻骨一起为中面部提供垂直方向的外观。

成对的上颌骨构成了中面部的绝大多数区域，在眼眶和口腔之间提供过渡，对中面部外观最有影响。颧骨向上颌骨过渡处与上颌骨向颧骨过渡处交会形成三角形外观，称为颧突。上颌骨的上部构成大部分眶底及内侧眶壁。上颌骨2/3的上内侧缘构成梨状孔的外缘。在中央，2块上颌骨融合构成穹

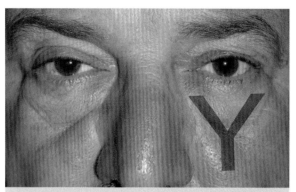

图1.1 典型的"Y"形沟,由内侧泪沟、上外侧睑颊沟和中颊沟组成

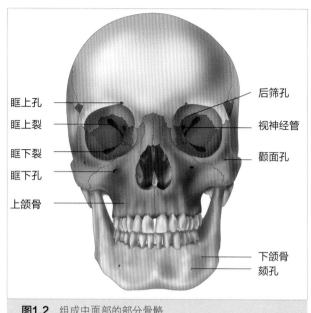

眶上孔
眶上裂
眶下裂
眶下孔
上颌骨

后筛孔
视神经管
颧面孔

下颌骨
颏孔

图1.2 组成中面部的部分骨骼

顶,容纳16颗牙齿。此融合的上缘形成鼻嵴。

　　2块鼻骨在中线处构成鼻上部。鼻骨向上与额骨衔接。在其后方,鼻骨与筛骨相连。在后外侧,鼻骨与上颌骨额突相连。鼻骨的内侧与超过鼻骨下缘的软骨延伸构成鼻梁。梨状孔上缘由鼻骨构成,下缘及外侧缘由上颌骨构成,在中线处鼻腔形成鼻嵴(图1.3)。在后方,鼻腔终于梨状孔后方,梨

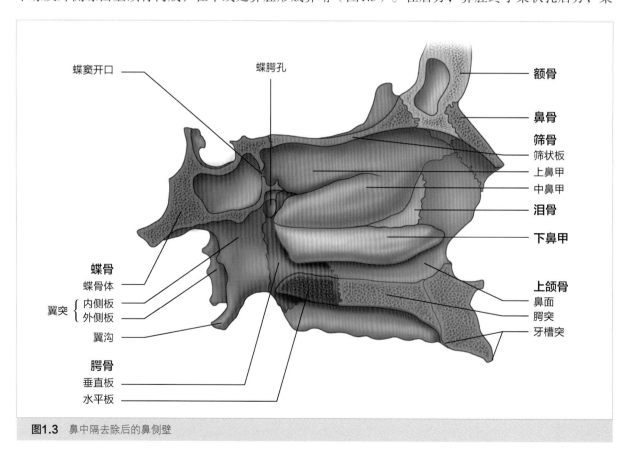

蝶窦开口
蝶腭孔
额骨

鼻骨

筛骨
筛状板
上鼻甲
中鼻甲

泪骨

下鼻甲

蝶骨
蝶骨体
翼突 { 内侧板
外侧板
翼沟

腭骨
垂直板
水平板

上颌骨
鼻面
腭突
牙槽突

图1.3 鼻中隔去除后的鼻侧壁

状孔后方有2块成对的腭骨在面中部相连。鼻腔由鼻中隔软骨在中央处分割，其后方与底部由犁骨构成。犁骨由筛骨垂直板到上颌骨的鼻嵴延伸而来。在上方及前方，梨状孔由筛骨垂直板构成，其与鼻骨相连。鼻腔的侧壁由上颌骨、泪道、筛骨、腭骨、翼突内侧板及下鼻甲构成。

最终，下颌骨与上颌骨在两侧下颌关节处相连。下颌骨是面部唯一一块可以移动的骨骼，可容纳16颗牙齿。

肌肉

中面部肌肉可以分为两类：浅层肌肉和深层肌肉。浅层肌肉由表情肌构成（图1.4B），深层肌肉由咀嚼肌构成。

本章重点关注表情肌。因为其包含在表浅肌肉腱膜系统（SMAS）中，中面部的肌肉功能很容易预估。

眶周肌肉

在解剖上，仅眼轮匝肌的下部包含在中面部。眼轮匝肌从内侧眶缘发出，分为睑部、眶部、泪

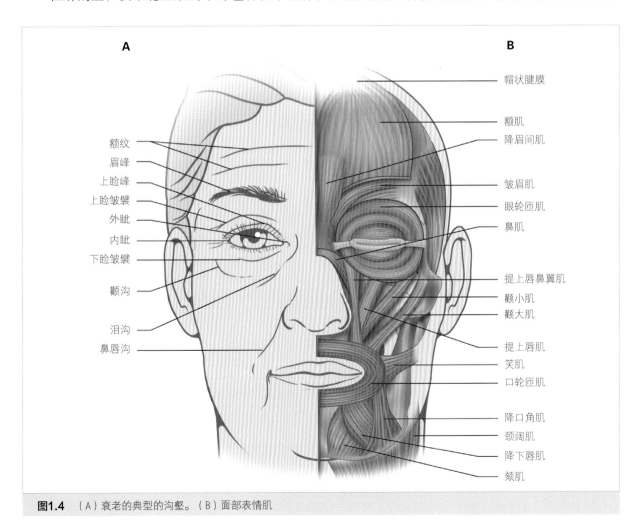

A

额纹
眉峰
上睑峰
上睑皱襞
外眦
内眦
下睑皱襞
颧沟
泪沟
鼻唇沟

B

帽状腱膜
额肌
降眉间肌
皱眉肌
眼轮匝肌
鼻肌
提上唇鼻翼肌
颧小肌
颧大肌
提上唇肌
笑肌
口轮匝肌
降口角肌
颈阔肌
降下唇肌
颏肌

图1.4 （A）衰老的典型的沟壑。（B）面部表情肌

囊部。睑板前部眼轮匝肌在外侧与Whitnall结节相连，并与睑板紧密连接。眶隔前部与眶部眼轮匝肌于颧骨的睑外侧缝相连。眼轮匝肌的功能是开合眼睑。睑板前部和眶隔前部眼轮匝肌一般负责非用力闭眼，比如眨眼。用力闭眼则是眶部眼轮匝肌的功能。在此平面，眶部眼轮匝肌越过眶下缘与其他面部肌肉相延续。

提唇肌

面部有5条肌肉负责提唇及口角，证明口唇在表达情绪中有重要作用。

提上唇肌由内侧眶缘向下发出，穿过眶下孔的下外侧，终于唇外侧口轮匝肌。其功能主要是在垂直方向上提唇。

提上唇鼻翼肌从上颌骨额突发出，向下走行后分出内侧头及外侧头，与上唇及外侧鼻翼相连。其功能是张开鼻翼与提唇。

在提唇肌后方为提口角肌。其从上颌骨眶下孔1cm处发出进入唇外缘及口角轴。其功能是提升口角。当其反复收缩时可形成鼻唇沟。

颧大肌起自颧弓，进入口角轴。其向外、向上提唇，是提唇肌中最外侧的肌肉。当其收缩时可形成特有的酒窝，在一些人中是明显的面部特征。颧小肌起自颧骨的上颌突，进入唇部，在提上唇肌外侧。

口周肌肉

口轮匝肌由肌肉和其他肌肉进入口轮匝肌的纤维构成。因此，口轮匝肌的起点包括：周围肌肉发出的纤维，尤其是颊肌；上颌骨的齿槽部，鼻中隔；下颌骨切牙窝的纤维。口轮匝肌与真皮直接相连，当其收缩时皮肤有显著的移动，可表达情绪。

笑肌起自咬肌筋膜，进入口角。其位于颈阔肌上方，收缩时横向后拉扯口唇，但是不向上提升口角。

颊肌前方起自上颌骨与下颌骨的齿槽外表面，后方起自翼状下颌韧带的表面。因为颊肌接近口角，其下方纤维向上呈一定角度，与口角轴的上方部分相延续。颊肌的上方纤维向下与口轮匝肌下方相延续。颊肌是脸颊的主要肌肉，但是位于表情肌深部，被颊脂肪垫分割。颊肌收缩时脸颊与牙齿紧贴，帮助将空气从口腔中排出，如吹气动作。

鼻部肌肉

鼻肌的功能是降低鼻的软骨部，将鼻翼向鼻中隔拉近。鼻肌有两个头：第一个为横向的，起自上颌骨牙槽窝外侧，从后方向中央延伸，到达鼻背前方，与对侧横向肌肉相连；第二个为鼻翼部，与大翼软骨处的皮肤相连。前、后鼻孔开大肌是鼻肌的一部分，都有开大鼻孔的功能。降鼻中隔肌起自上颌骨尖牙窝；其纤维向上进入鼻翼和鼻中隔，功能为收缩鼻孔。

所有面部表情肌由面神经（第7颅神经）支配。每条肌肉都从其背面受支配，除了颊肌和提口角肌，从皮下层面剥离这些肌肉时不会影响其神经支配。

咀嚼肌

咀嚼肌包括咬肌、颞肌、翼内肌和翼外肌。这些肌肉走行在深筋膜深面，连接颅骨和中面部，共同构成支持面部浅层的支持平面并控制咀嚼。

结缔组织

中面部的解剖结构复杂，仍是解剖学研究的主题。然而，在此区域进行手术时会有一些基本原则。

中面部由5层与面部其他区域相同的组织构成：皮肤、皮下组织层、肌肉腱膜层、疏松网状组织滑动层、深筋膜和骨膜层（图1.5）。中面部的解剖复杂是因为深层的独特性。在面部其他区域，最深层为骨膜，中面部深层覆盖软组织，例如腮腺和咀嚼肌。仅跨越颧弓处有致密脂肪，由浅筋膜束缚，是进入颧大肌和颧小肌的起点。解剖学家对这个独特的深层进行了特别强调。中面部的表层和深层在胚胎学上由不同鳃弓发育而来。尤其在中下面部近口腔前庭区域，此处筋膜的深层结构在胚胎学上由第一鳃弓发育而来，因此由三叉神经上颌支支配。

皮下组织

颧脂肪垫

在颧部，在表浅肌肉腱膜系统（SMAS）上层和下层都有脂肪组织富集。皮下脂肪被称为颧脂肪垫，由鼻唇沟、中下面颊、眶下脂肪垫组成。所有这些结构位于SMAS上层。在年轻人中，颧部突出在外眦下方40mm处，随着年龄的增长而位置下降。最终，颧脂肪垫的下垂变成面部轮廓最明显的特征。

表浅肌肉腱膜系统

面部表情肌包裹在一层纤维肌性罩内，即SMAS。皮肤纤维韧带穿过皮下组织连接真皮与SMAS。

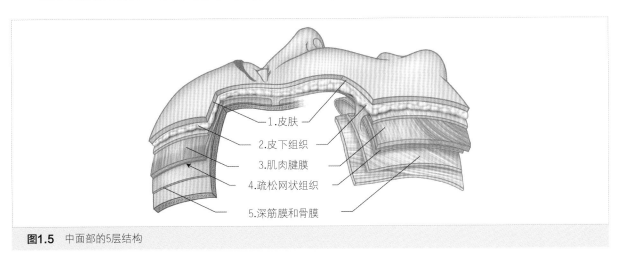

1.皮肤
2.皮下组织
3.肌肉腱膜
4.疏松网状组织
5.深筋膜和骨膜

图1.5　中面部的5层结构

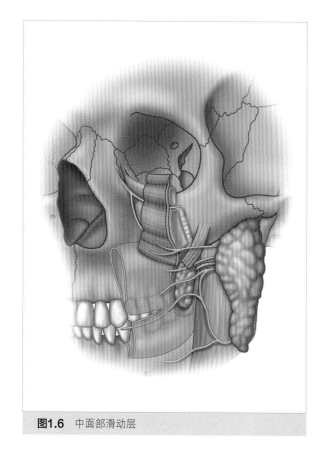

这样可以将表情肌的收缩传递到皮肤上。随着年龄的增长皱纹和沟壑会产生，例如鼻唇沟。相比之下，随着年龄的增长，皮肤纤维会受拉伸、断裂，导致皮下组织下垂和出现褶皱。

面部不同区域的SMAS的厚度不同，腮腺处的最厚，鼻子中线处的最薄。此外，仅有几个位置的SMAS与骨膜相锚定，使其很容易受到重力影响。在颞上部，SMAS与近颧额缝处的颞上筋膜融合。这些紧密的连接标志着SMAS的终点。在此处之上，颞上筋膜继续与额肌连续。在上中面部，SMAS覆盖眼轮匝肌并跨越眶下缘。在外侧，SMAS与腮腺融合。在中面部，SMAS在接近鼻部的过程中慢慢变薄。在下面部，SMAS与颈阔肌相连续。除支持韧带外，中面部仅有的SMAS与骨膜的坚固锚定是通过颧大肌、颧小肌、提上唇肌实现的，这些肌肉从背面进入SMAS。

疏松结缔组织和支持韧带

中面部支持韧带位于SMAS与骨膜或腺体组织的牢固锚定处。中面部的3处主要支持韧带是眶颧韧带、颧弓韧带和咬肌韧带。这些韧带锚定某处皮肤和肌肉，在仅有的破坏面部滑动层的地方，因此可以限制面部移动。SMAS在颞部和咬肌部也有致密的附着处，这些附着处在面部衰老中最终会有沟壑形成。另一方面，没有致密附着的SMAS常会呈袋状，因为SMAS和皮肤都会因为弹力缺失向前下方下垂。了解这些韧带是了解中面部衰老改变的基础。在这些韧带间为疏松结缔组织，能够让面部浅层组织无阻力地在深层组织上滑动，即为滑动层（图1.6）。这些层面的顶层是表情肌筋膜和SMAS，其底层为深筋膜和骨膜。随着年龄的增长，这些滑动层因为底层松弛变大，加重了面部向前下方松垂。在

图1.6 中面部滑动层

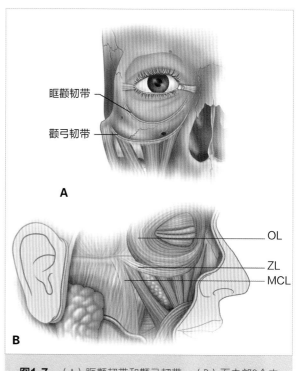

图1.7 （A）眶颧韧带和颧弓韧带。（B）面中部3个支持韧带的侧面观：眶颧韧带（OL）、颧弓韧带（ZL）、咬肌韧带（MCL）

手术中剥离这些区域时，理解血管和神经不进入滑动层是很重要的，因此剥离此层没有出血和神经损伤的风险。

眶颧韧带

在下侧和外侧眶缘，眶颧韧带与上颌骨骨膜致密附着（图1.7）。此韧带从眶下缘发出，穿过包含眼轮匝肌的SMAS和皮下脂肪，以紧密的方式进入皮肤。这些皮肤附着范围从眶外侧壁外5mm到鼻唇沟，跨越前泪腺。此韧带的外侧部位最坚韧。眶颧韧带在颧突处悬吊皮下组织和皮肤，是悬吊中面部的主要韧带。随着时间的推移，皮肤、皮下组织和韧带弹性流失并下垂，后果是眶缘更加明显，眶隔变薄使眶隔脂肪脱垂。这些衰老的变化造成的眼袋是患者主要寻求美容重建的部位。对此韧带的再悬吊是中面部提升重建中的重要方法。

颧弓韧带

SMAS坚韧地附着在颧骨上，在颧大肌起点外侧，耳屏前44mm。有趣的是，此韧带在自然情况下为曲线形，向前越过颧小肌的起点，向下越过颧大肌的起点，到达颧弓下缘。其平均宽度接近14.6mm。

咬肌韧带

咬肌发出的坚韧纤维，穿过SMAS到达真皮，在耳屏前近42mm及咬肌前缘后25mm处构成咬肌韧带。此韧带，向上几乎到达颧弓，向下超过下颌下缘。

这些与皮肤附着紧密的中面部韧带是面部老化过程中沟壑形成的主要因素，在中面部提升术中为了使皮肤回到年轻时的位置，一般会对这些韧带进行离断。

脂肪垫

脂肪垫的散布增加了中面部解剖的复杂性。许多人认为中面部组织容量的保持是取得年轻外观的关键。面部脂肪可以简单地分为SMAS浅层的皮下脂肪和SMAS深层的骨膜上脂肪。皮下脂肪垫的厚度和位置因人而异，因此皮下脂肪是动态的，厚度多变，位置与年龄和体重有关。颧脂肪垫位于SMAS的浅层，我们在前面有所讨论。

眼轮匝肌下脂肪垫

眼轮匝肌下脂肪垫是一层脂肪，夹在眼轮匝肌和眶下缘骨膜之间，位于眶颧韧带尾部。近期的解剖学研究显示，眼轮匝肌下脂肪垫由两个脂肪垫构成。外侧眼轮匝肌下脂肪垫以上侧眶外侧壁的一条假想线为界。在颞部，外侧眼轮匝肌下脂肪垫毗邻颞深脂肪垫。在中央，外侧眼轮匝肌下脂肪垫与中央脂肪垫相接。内侧眼轮匝肌下脂肪垫的边界为颊部深层脂肪。眼轮匝肌下脂肪垫的下边界为泪沟。在上侧，眼轮匝肌下脂肪垫的中央跨过眶下缘向睑板延伸。

SMAS下颧脂肪垫是一个大脂肪垫，与其下的颧弓骨膜附着，其表面部分与SMAS附着。外侧，

SMAS下颧脂肪垫被SMAS与颧骨的骨膜附着。SMAS下脂肪垫终于提上唇鼻翼肌外侧缘近鼻唇沟处。在上方，SMAS下脂肪垫在颧骨区域跨过眶下缘与下睑眼轮匝肌相延续。在中下侧，颧脂肪垫在眼轮匝肌后延伸到上唇。在下外侧，颧脂肪垫与颊脂肪垫浅层相延续。

颊脂肪垫

颊脂肪垫的体量较大，位于眶骨骨膜间隙，可以分为前叶、中叶和后叶。前叶为三角形，位于口腔上，向上延伸跨越眶下孔，内侧位于颊肌前缘、颧大肌后。腮腺导管、面前静脉、眶下动脉、眶下神经都穿过颊脂肪垫的前叶。中叶位于上颌骨外侧壁与颊脂肪垫的后叶之间。儿童颊脂肪垫的中叶较成人明显。后叶较大，从颞肌延伸到眶下孔，下至下颌缘。

神经分布

在过去，因为担心损伤面部神经，中面部年轻化的治疗集中于骨膜下入路。随着中面部解剖研究的深入，年轻化的治疗已经转换为SMAS提升，现在，人们主要是担心在剥离滑动平面过程中损伤面神经。然而，因为面神经在滑动层之外，安全剥离是可行的。支配肌肉的神经在滑动层上沿着这些平面分布。

中面部表情肌的所有运动功能受面神经（第7颅神经）支配。面神经有两个神经根：运动根和感觉根（即中间神经）。感觉神经根支配味觉、普通感觉和副交感神经的纤维。两条神经根起自脑桥和下小脑脚之间，进入内耳道，后进入颞骨岩部的面神经孔，在鼓膜后向下转向，由茎乳孔出颅。在转向处，两条神经在膝状神经节（即面部的感觉神经节）处融合。在进入腮腺后，面神经从上到下分为5支：颞支、颧支、颊支、下颌支和颈支。

颧支和颊支支配下睑眼轮匝肌。在中面部的大部分区域，受支配的区域互相覆盖。中面部主要

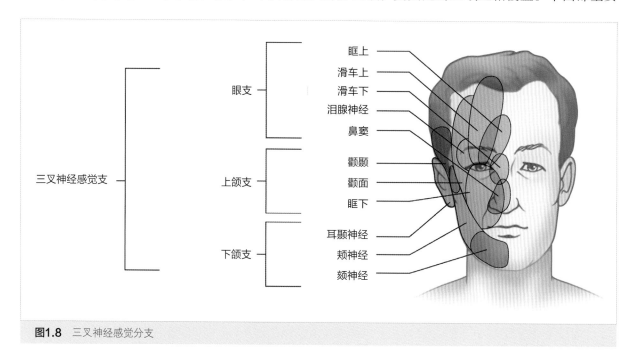

图1.8 三叉神经感觉分支

受面神经颊支支配；具体来说，颊支支配颧大肌、颧小肌、颊肌、眼轮匝肌、提口角肌、提上唇肌、提上唇鼻翼肌、笑肌、降眉间肌、鼻肌。笑肌受面神经颊支和下颌支支配。除了颊肌和提口角肌，表情肌从其背侧受神经支配。因此，手术剥离平面在皮下组织前面，不用担心支配肌肉的面神经受损。

　　中面部皮肤感觉由三叉神经上颌支支配，包括下睑、颊部、鼻侧、鼻前庭以及上唇皮肤和黏膜的感觉（图1.8）。三叉神经支配面部大部分区域的感觉以及牙齿的感觉，与支配咬肌的神经伴行。其感觉根与运动根都发自脑桥。感觉根在运动根外侧接收来自三叉神经结的感觉传导。三叉神经结发出3支感觉支：眼支、上颌支、下颌支。上颌支通过圆孔走行于颅内，穿过海绵窦，通过眶下裂进入眼眶。上颌支继续走行在眶下沟中，成为眶下神经，通过眶下孔穿行在上颊部，支配下睑、颊部和上牙槽的感觉。上颌支的两个小分支还与面部感觉有关。颧颞神经通过颧部的颧颞孔支配颞部的感觉。颧面神经通过颧面孔支配颊部的颧骨区域的感觉。 三叉神经的下颌支支配下面部感觉，还支配咀嚼肌的运动功能，是三叉神经最大的分支。三叉神经的两个分支起自脑桥，在卵圆孔分开成为两支。

血管

动脉血供

　　中面部的血供主要由颈外动脉提供，少量由颈内动脉供给（图1.9）。每个人的解剖差异很大，在此区域进行手术时所有的差异都需注意。在中面部有横向、纵向大量吻合支形成的侧支循环，这就

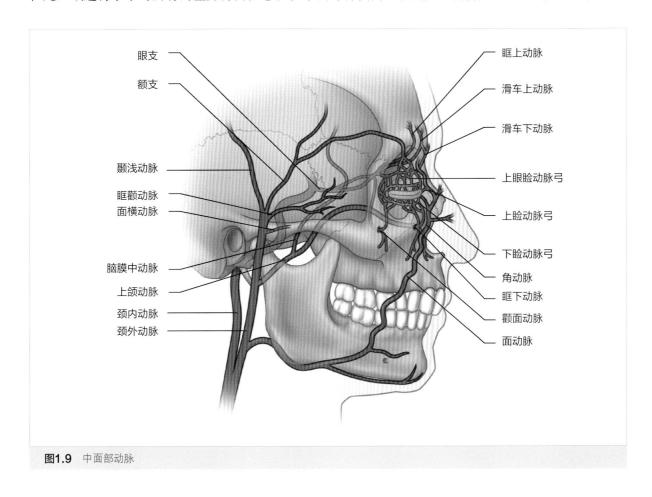

图1.9　中面部动脉

使此区域皮瓣的应用没有较多血供的限制。

面动脉由颈外动脉分支，然后分支为舌动脉及沿下颌缘走行的动脉，走行在下颌骨和颌下腺之间。从下颌角到下颏2/3处，面动脉分出颏下动脉，沿下颌缘走行，然后向上方泪沟方向走行。沿着其上升支，发出上、下唇动脉，各自供应上、下唇口轮匝肌。其还发出颊动脉，在颊肌表面与上颌动脉吻合。最终，面动脉汇入角动脉，其在内眦内6~8mm、泪湖前5mm处。角动脉与上内侧的眶周动脉吻合。

上颌动脉在颧颞交界处由颈外动脉分支，向内走行，分出许多重要分支，包括眶下动脉。眶下动脉穿过眶下裂，走行在眶下孔内。最终，其通过眶下孔为颊部、下睑和结膜提供血供。颞浅动脉是颈外动脉的终末动脉。在几乎所有案例中，面横动脉都被描述为颞浅动脉的分支。然而，有文献显示，在35%的人群中，面横动脉是颈外动脉的直接分支。还有一些人发现，面横动脉在所有尸体解剖中都可见；另一些研究显示，只有75.5%的人群可见。但是有些学者报道，在大多数人（70.5%）中，面横动脉是颞浅动脉的下级分支，其在腮腺下分出上支和下支，上支与面神经颧支相伴行。

面横动脉支配区域上到颧弓上1~2cm，前到外眦和颧突，下到下颌缘下2cm的平面，后到耳前1~2cm。此动脉在面部除皱和面部移植手术中深受关注。也就是说，面横动脉是外侧面部的主要供血动脉。其位于腮腺内面神经的深部，但是横向支配SMAS及外面部的血供。其手术风险为在SMAS提升术中结扎此动脉会造成耳前缺血。

静脉回流

面部的静脉回流与身体其他部分不同。面部静脉的一个特点是没有静脉窦，在动脉出血时回流很方便。然而，没有静脉窦也使得感染很容易扩散。面部静脉的另一个特点是静脉不与动脉相伴行。中面部静脉回流是通过眼下静脉进入翼静脉丛，以及通过面部静脉回流进入颈外静脉。

淋巴

中面部淋巴回流从真皮的毛细淋巴管开始，收集淋巴液最终进入淋巴结。与身体其他部位相比，淋巴管遍布于整个面部区域。面部淋巴管与面部静脉的异同：二者回流路径的口径相同，但淋巴回流有淋巴结促进非直接回流。在理论上，下外侧眼睑淋巴回流进入耳前淋巴结，中下眼睑回流进入下颌淋巴结。淋巴管还从鼻周、口周和下颌周围发出。这些淋巴管进入皮下组织，最后进入下颌下淋巴结。然而，每个前哨淋巴结都可能与邻近淋巴结相通。淋巴系闪烁造影术证明，面部淋巴管回流入颈部淋巴结或者颈部深淋巴结，完全绕开了下颌下淋巴结。这些吻合可导致癌灶前哨淋巴结活检不准确。既往研究仅用临床检验方法发现，前哨淋巴结假阴性率高达34%。这就证明了每个病损的淋巴系闪烁造影术的重要性，因为其关乎转移扩散。

鼻腔和鼻窦

鼻腔由软骨性前庭和中隔软骨构成，外被黏膜。筛骨的中央延伸部分构成中鼻甲和上鼻甲，每个鼻甲窝内都有自己的鼻道，是鼻旁窦的出口。下鼻甲是3个鼻甲中最大的，由自身的一块骨构成。鼻甲位于鼻腔的外侧壁，向内下延伸，逐渐蜷缩。这些鼻甲的功能是增加空气接触面积，加温湿化空气。上鼻甲与后筛窦气房相通。中鼻甲位于中鼻拱的深面，直接或间接地与后筛窦气细胞、额窦、上颌窦（通过上颌窦口）相通。如前所述，泪道在下鼻甲下开口。

面部窦腔中最大的是上颌窦，其顶构成眶底。在下内侧鼻窦开口到半月孔裂，位于钩状突后侧，穿过筛窦注入中鼻甲。因此，如果筛窦阻塞，上颌窦也一样受影响而阻塞。筛窦陷入鼻和中鼻甲，但独立发育。在完全发育后，筛窦形成盒状向后扩展。前鼻窦和上鼻窦汇入中鼻甲，后鼻窦汇入下鼻甲。眼眶蜂窝组织炎大多数情况下由筛窦疾病穿过筛板直接蔓延而来。

蝶窦从鼻顶部向外突出，单独发育。蝶窦外侧壁构成视神经管内侧壁和颈内动脉内侧壁。在治疗严重蝶窦疾病患者中应谨慎监测其视力。

讨论

中面部解剖具有的挑战性我们将在医学研究中继续讨论。此外，其解剖单位也错综复杂。因此，当患者抱怨其眼睑有"袋"时，此衰老过程包括中面部许多解剖单位的功能异常。尽管如此，熟知中面部每层的解剖将帮助术者了解疾病变化和衰老的细微变化。这种"熟知"在施行功能复位性面部美容手术时是必要的，将确保手术可靠、可重复、精确。

参考文献

[1] Mendelson BC, Jacobson SR. Surgical anatomy of the midcheek: facial layers, spaces, and the midcheek segments. Clin Plast Surg. 2008;35(3):395–404.

[2] Lucarelli MJ, Khwarg SI, Lemke BN, Kozel JS, Dortzbach RK. The anatomy of midface ptosis. Ophthal Plast Reconstr Surg. 2000;16(1):7–22.

[3] Kikkawa DO, Lemke BN, Dortzbach RK. Relations of the superfi cial musculoaponeurotic system to the orbit and characterization of the orbitomalar ligament. Ophthal Plast Reconstr Surg. 1996;12(2):77–88.

[4] Korn BS, Kikkawa DO, Cohen SR. Transcutaneous lower eyelid blepharoplasty with orbitomalar suspension: retrospective review of 212 consecutive cases. Plast Reconstr Surg. 2010;125(1):315–323.

[5] Furnas DW. Festoons, mounds, and bags of the eyelids and cheek. Clin Plast Surg. 1993;20:367–385.

[6] Rohrich RJ, Arbique GM, Wong C, Brown S, Pessa JE. The anatomy of the suborbicularis fat: implications for periorbital rejuvenation. Plast Reconstr Surg. 2009;124(3):946–951.

[7] Zhang HM, Yan YP, Qi KM, Wang JQ, Liu ZF. Anatomical structure of the buccal fat pad and its clinical adaptations. Plast Reconstr Surg. 2002;109(7):2509–2518. discussion 2519–2520.

[8] Houseman ND, Taylor GI, Pan WR. The angiosomes of the head and neck: anatomic study and clinical applications. Plast Reconstr Surg. 2000;105(7):2287–2313.

[9] Banks ND, Hui-Chou HG, Tripathi S, Collins BJ, Stanwix MG, Nam AJ, et al. An anatomical study of external carotid artery vascular territories in face and midface fl aps for transplantation. Plast Reconstr Surg. 2009;123(6):1677–1687.

[10] Yang HJ, Gil YC, Lee HY. Topographical anatomy of the transverse facial artery. Clin Anat. 2010;23:168–178.

[11] Cormack GC, Lamberty BGH. The arterial anatomy of skin fl aps. Edinburgh: Churchill Livingstone; 1986. p. 114–130.

[12] Pinar YA, Govsa F. Anatomy of the superfi cial temporal artery and its branches: its importance for surgery. Surg Radiol Anat. 2006;28(3):248–253.

[13] Renshaw A, Whitwell KA, Berger L, Butler PE. The use of color Doppler ultrasound in the assessment of vessels for facial transplantation. Ann Plast Surg. 2007;59(1):82–86.

[14] Whetzel TPMD, Stevenson TRMD. The contribution of the SMAS to the blood supply in the lateral face lift fl ap. Plast Reconstr

Surg. 1997;100(4):1011–1018.

[15] Matusz P. A new perspective regarding the topographical anatomy of the transverse facial artery. Clin Anat.2010;23:460–461.

[16] Thomas W, Thomas S. The contribution of the SMAS to the blood supply in the lateral face lift fl ap. Plast Reconstr Surg. 1997;100:1011–1018.

[17] Pan WR, Suami H, Taylor GI. Lymphatic drainage of the superficial tissues of the head and neck: anatomical study and clinical implications. Plast Reconstr Surg. 2008;121(5):1614–1624. discussion 1625–1626.

[18] Uren RF, Howman-Giles RB, Chung D, Thompson JF. Role of lymphoscintigraphy for selective sentinel lymphadenectomy. Cancer Treat Res. 2005;127:15–38.

[19] Uren RF, Thompson JF, Howman-Giles RB. Lymphatic drainage of the skin and breast. Sydney: Harwood Academic; 1999. p. 110–118.

[20] Nerad JA. Techniques in ophthalmic plastic surgery. London: Elsevier; 2010. p. 54–55.

第二章　中面部老化的解剖学基础

Allan E. Wulc , Pooja Sharma , Craig N. Czyz

关键字：老化理论、中面部老化、外观改变、病因

"在你20岁时拥有一张大自然给你的脸庞，30岁时生命与岁月会塑造你的面貌，50岁时你会得到一张你应得的脸。"

—— Coco Chanel

面部老化是多因素造成的，是三维的解剖学、生物化学、基因学相关的过程。许多外在因素和内在因素可以显著地影响人的感知年龄。日光暴晒、吸烟、服用药品、喝酒、体重指数失衡、内分泌紊乱都是加速皮肤和皮下组织老化的因素，这些因素互相作用导致了面部老化改变。Chanel在20世纪对面部老化的认知是正确的。 在大多数人群中，中面部老化是最可以预知的。中面部红斑会在40多岁时出现。中面部各个解剖结构都会出现退化性改变，包括颅骨退化、重力引起的软组织下垂、脂肪萎缩、皮肤外表的退化。下睑及周边组织一般是患者最先忧虑的地方。 本章将回顾衰老中面部的外观改变，讨论基于解剖的中面部衰老病理改变。我们将呈现面部老化的完整理论。

外观改变

中面部老化与发生眶周和颊部改变直接相关。"年轻的眼睛"的特点是内眦到外眦稍有倾斜，下睑位于瞳孔下缘下1~2mm，与颊部有顺滑的曲线连接。年轻时颊部是饱满的，颧突被颧脂肪垫覆盖

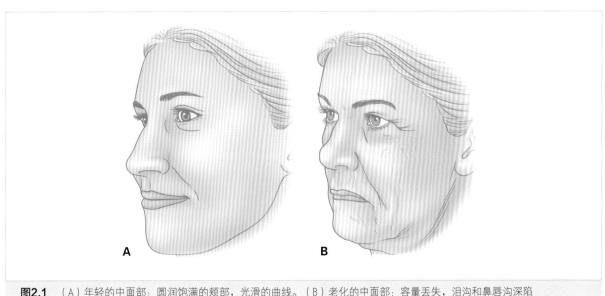

图2.1　（A）年轻的中面部：圆润饱满的颊部，光滑的曲线。（B）老化的中面部：容量丢失，泪沟和鼻唇沟深陷

（图2.1A）。中面部为心形形状，心形的边界在下颏和颧弓跨越下外侧眶缘的突出处。此处高光可更突出明显，令颊部更加有光泽。在年轻状态下，从下睑到颊部和鼻翼外侧的过渡区域是顺滑的，没有明显的暗影。

中面部美容性衰老变化从40多岁开始呈现，美容亚单位开始失去其独特性（图2.1B）。外侧鼻翼前上颌的顺滑过渡失去，变成曲线。睑板前呈现眼轮匝肌卷曲，外眦部出现皱纹。下睑下方形成鼻颊沟，也叫"泪沟"，鼻唇沟变长、变深。皮肤失去光泽变得更加灰黄、粗糙，出现色斑、皱纹。

等到50多岁的时候，下睑出现袋状突起，与颞部、鼻部、下睑中央脂肪垫衰老保持一致。泪沟变长，下睑缘变得清晰可见。泪沟下方中内侧颊部出现凹陷，称为"V"形畸形，颊部失去立体感。颧袋，即眶下缘下的松弛会出现在中面部。鼻唇沟变得明显，中面部向下和鼻部方向下垂。受下垂的中面部脂肪垫和口角纹的影响，口角向下倾斜。中面部年轻的形态变为梨形（图2.2）。

眶周组织

可视化跟踪研究显示，眶周有年龄增长的可视的变化线索。与衰老相关的眶周组织变化，例如眼袋和皱纹，呈现明显的老化损伤。这些可见的外观线索在不知不觉中慢慢发展。泪沟，中面部老化的起始征象，是在下睑脂肪突出部位下出现的凹陷。最初由Loeb描述，泪沟的发病归因为3个解剖因素：①眶隔与中内侧眶缘紧密连接。②眼轮匝肌、内侧提上唇肌、提上鼻翼肌形成的三角形间隙。③下眼轮匝肌毗邻的中内侧脂肪和组织缺失。Freeman认为，弓状缘水平的脂肪缺失是泪沟形成的主

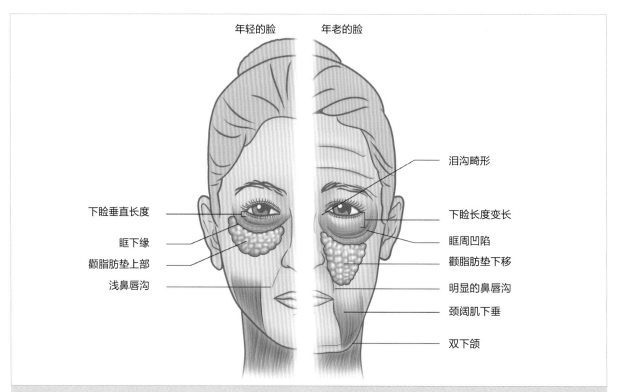

图2.2 年轻和年老的面部特征。在年轻的脸上，颧骨脂肪覆盖着颧骨的突出部分，颧骨的中部呈心形，下颌处是"心"的尖端。随着年龄的增长，颧脂肪垫下降，显露眶下缘，形成鼻唇沟。下眼睑的垂直长度似乎增加了。下垂状况在眉毛和下面部也很明显

要因素，通过对有无泪沟人群的手术及尸体解剖已得到证实。

许多人随着年龄的增长，下睑脂肪突出变得明显。Hamra指出，在老化过程中下睑轮廓发生改变，即双突畸形，突出的下睑脂肪与泪沟凹陷并存。脂肪突出的原因仍有争议。可能的原因包括眶隔脂肪的伪疝出或者下睑脂肪组织的增多。在一项纳入167人的CT成像的研究中，Chen等证明，下睑脂肪随老化而疝出，眶隔变薄会是假性疝出的因素之一。De la Plaza认为，眶周支持结构（例如眶隔、睑筋膜囊、外眦腱）的扩张，导致眼球下垂眶隔受压向前移位。同时，中面部区下垂对眶隔施加的拉力向前牵引眶隔及其后的脂肪，因此增加了下睑脂肪的可见度。

一些研究者认为，在老化的眶周，眶脂肪的体积有所增加。Darcy等用高分辨率MRI研究了40位患者，证明随着年龄的增长，眶隔脂肪会扩张，下睑软组织向前移位。然而，研究结果是局限性的，因为单独的MRI影像仅可用来预测眶体积的改变。作者假定是由于脂肪细胞增殖或体积增加以及流动性的改变导致了眶隔脂肪的增加。

在所有的可能性中，下睑最重要的改变是下睑深层被覆组织的改变以及眶下缘容量的丢失。因为中面部容量减低给眶隔和弓状缘施加向下牵拉导致眼眶垂直方向上的变宽，暴露泪沟甚至眶下缘。下睑脂肪因为年轻时的颧脂肪垫的缺失变得突出。这与本章讨论的Lambros的容量缺失的理论相一致。

骨骼

随着年龄的增长，中面部骨骼"塌陷"：眶下缘重塑（图2.3）、前缘回缩、中面部垂直高度缺失、梨状孔凹陷。CT研究显示，眶周和上颌骨的骨骼改变可以预知。中面部骨骼的衰退从60岁开始，男性较女性更加容易观察出来。围绝经期骨骼吸收增加也许会是导致女性骨骼比男性更加衰退的原因。

Kahn和Shaw利用CT三维容积重建技术发现，在老年男性和女性中，眼眶容积和宽度都增加。Woodward等在样本为50名男性和50名女性的回顾性CT研究中证实了上述理论。他们的研究证实，随着年龄的增长，梨状孔和眶下缘都回缩，下睑浅层的脂肪垫变得更为突出。研究者认为，眶下缘的向下和向后移位将眶脂肪推向前，导致下睑退缩和下眶隔的退化。他们还推测这种向下移位牵拉下睑向

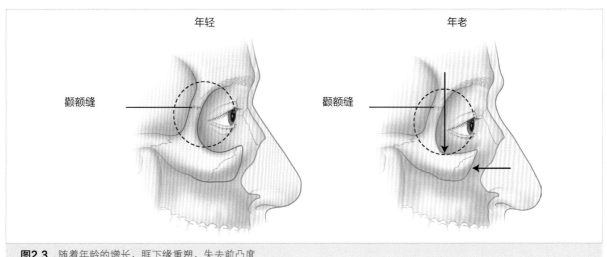

图2.3 随着年龄的增长，眶下缘重塑，失去前凸度

后，导致老年性下睑退缩。

Pessa等进行了一项纳入30名男性的面部CT影像研究，结果显示，在眼眶老化的过程中，上颌骨垂直径缩短，这些变化与颅骨的重塑有关。研究者猜测，眼眶变大与上颌骨垂直径缩短导致了中面部所支持的其上软组织的"塌陷"。这种现象称为"手风琴效应"，因为骨骼支持和维持表面软组织的能力降低。在Pessa等的研究中，因为眶下缘和颊部组织的衰老性变化，导致了眼球前突。研究者推测上颌骨的后缩与衰老后鼻唇沟的加深有关。

牙齿

如前所述，上颌的骨性退化可能与牙齿缺失后产生的齿槽缺失有关。

Bartlett等研究了160个人类颅骨发现，面部长度减低，尤其是上颌骨和下颌骨与牙齿的缺失相关。仅牙齿缺失就影响面部颅骨骨皮质的厚度，在无牙齿的人中可以观察到明显的骨皮质减少和牙齿槽吸收。无牙齿状态下压力的缺失可能导致上齿槽的吸收，这种面颅的变化贯穿人的一生。同样的，营养的缺失减少了牙齿的血供，可能导致成骨细胞活动和新陈代谢的减弱。这个过程与先天性眼眶缺失类似。总之，牙齿的缺失影响下颌骨多于上颌骨，影响女性多于男性。

肌肉

衰老导致整个身体肌肉提肌的缺失和强度的减低，人们已经在中面部研究了这些肌肉的变化。口轮匝肌随着年龄的增长变薄，而眼轮匝肌不会。

对不同年龄人群的MRI影像学研究发现，衰老后中面部肌肉变短、变直，如痉挛般。Le Louarn认为，这种痉挛会使中面部深层脂肪下垂，在生命过程中，中面部的收缩是连续的过程。Owsley和Roberts对中面部组织学标本和MRI影像进行了分析认为，提上唇鼻翼肌的反复收缩会增加其上颧脂肪垫的膨胀力量，使其向下移位。这些发现支持了Le Louarn的理论。

脂肪组织

Rohrich和Pessa最近的研究已经明确了面部的脂肪间隔及其临床重要性。中面部表浅脂肪垫包括内、中、外侧三部分。内侧深层脂肪垫位于中侧表浅脂肪垫下。在尸体上给内侧深层脂肪垫注入盐水，可以消除"V"形畸形，减轻鼻唇沟，减少泪沟畸形。基于此研究和其他解剖学观察，研究者认为中面部深层脂肪的体积缺失是中面部衰老表现的主要原因。由于体积减小而导致的中面部突出部分的缺失凸显了鼻唇沟和颧突，这种下垂实际上是面部萎缩造成的假性下垂。

这些中面部脂肪的研究证明，面部衰老与脂肪室有关（图 2.4）。面部衰老并不是连续的，而是每一个脂肪室相对独立的改变。相邻脂肪室之间的剪切力也是衰老过程中软组织移位的原因。深部脂肪室的移位与体积缺失一同导致了衰老过程中的假性下垂。这些因素使表浅和深层脂肪室间产生了"沟"（例如鼻唇沟）。

Gosain等用高分辨率MRI研究了20名年老女性和年轻女性，评估了中面部衰老的容量变化。基于他们的发现，作者推测，在年老患者中，表浅脂肪垫的靠上部分有选择性地萎缩，随着年龄的增长，脂肪发生了重新分布，可能与鼻唇沟渐进性明显有关。此研究利用MRI在患者仰卧位时进行，有可能影响研究的准确性，因为其消除了重力对组织的影响。

Owsley和Robert探讨了他们在中面部提升领域的广泛经验，用Gosain的理论假设了鼻唇沟形成的病理机制。他们认为，面部自然情况下脂肪位置的改变，导致脂肪垫下移。在生命过程中，长时间的肌肉缩短导致纵向扩张和颧下脂肪垫的拉长。脂肪垫的变长导致颊部向下移位和鼻唇沟的形成。

Lambros认为面部的衰老改变，尤其是中面部，是因为容量缺失所致。根据Lambros的理论，衰老性鼻唇沟加深是因为容量缺失和萎缩的组织下移，不是因为重力影响的软组织下移。这与Owsley和Robert的理论相反，他们认为重力性颊部脂肪下移的影响较中面部脂肪萎缩更重要。很明确的是，在中面部衰老的病理过程中，皮下和深部脂肪改变都起作用，这些改变的具体机制（脂肪移位VS萎缩）还有待继续探讨。在所有的可能性中，人们认为这些机制一起作用于中面部衰老过程。

表浅肌肉腱膜系统

Lockwood等在文章中描述了表浅肌肉腱膜系统。此系统为面部所有，由Mitz和Peyronie首次提出，Rohrich将其详细描述。SMAS是中层的肌肉腱膜层，将面深脂肪与表浅脂肪分开。更重要的是，面部皮下脂肪被结缔组织分成连续的脂肪室（图2.4）。供应这些脂肪和皮肤的血管垂直走行于这些

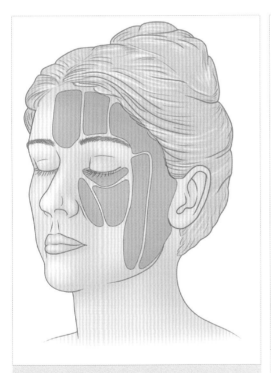

图2.4 面部皮下脂肪室，如Rohrich等所述。面部皮下脂肪室位于相对一致的、由结缔组织分隔开的解剖分区内

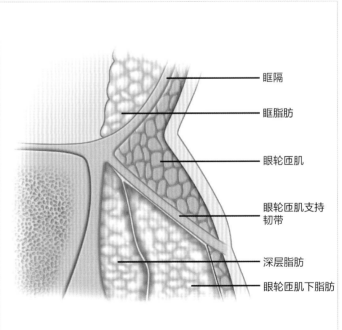

眶隔

眶脂肪

眼轮匝肌

眼轮匝肌支持韧带

深层脂肪

眼轮匝肌下脂肪

图2.5 横截面上的眼轮匝肌支持韧带是一层双层膜，它分隔了眶隔前和颧前间隙。它在眶下区域悬吊着表浅筋膜和深层脂肪垫。眼轮匝肌支持韧带的中心松弛使下眼睑脂肪下降到上脸颊，形成眼睑-脸颊交界处的"V"形畸形

纤维结缔组织中。

大量研究表明，SMAS的解剖结构对面部衰老的影响很大。解剖表明，SMAS在单个个体的不同面部区域以及个体之间给定的解剖位置存在相当大的变异性。Macchi等假设，SMAS与皮下结缔组织纤维形成一个3D网络，并最终与真皮连接。在他们的估计中，SMAS及其三维网状结构的黏弹性性质的变化最终导致了上睑下垂。Owsley和Roberts的组织学分析也显示，表浅筋膜和皮肤的弹性蛋白流失与中面部衰老和鼻唇沟加重有关。

中面部的SMAS没有面部其他部分的SMAS明显，在手术和尸体解剖中，其真皮连接也不容易找到。研究显示，SMAS从腮腺的最厚处向鼻唇沟的最薄处演变，鼻唇沟处几乎不可分辨SMAS。关于SMAS的研究很多，并不是所有的文献都认可SMAS的存在，尤其在中面部。有研究利用组织塑化技术，也没有在中面部见到明显的SMAS，除了邻近腮腺的区域；SMAS在中面部和颈部的存在没有得到研究的证实。中面部SMAS的缺失以及随着年龄增长而变薄，都是中面部早期和进行性老化的因素。未来的研究需阐明中面部衰老过程中SMAS的影响。

韧带

Furnas首先描述了面部的韧带，他指出，提升面部的纤维韧带其实是骨皮和肌皮支持结构。这些韧带与SMAS、下眼睑及外眦的关系都有广泛的研究，但命名不一致。基本上，眼轮匝肌由颞肌支持，颊部由颧颊韧带支持。眶下缘浅部和深部脂肪垫由起自弓状缘的韧带支持，名为"眼轮匝肌支持韧带"（图2.5），或者以眼科的叫法命名为眶颧韧带。Pessa描述的下眼轮匝肌韧带，也被命名为"眶颧韧带"。这也是颊部血肿和蜂窝组织炎边界得以确定的基础。

Mendelson详细地说明了眉部、眶周和中面部的骨附着、韧带及隔膜。他推测韧带松弛可能是面部衰老的首要原因。Mendelson认为，韧带维持了年轻人的面部，但是持续的肌肉活动及直接的老化改变导致了韧带支持度的减弱。因此，面部表情产生的面部软组织短暂的移位，逐步地拉伸了面部韧带，导致了面部软组织的逐渐下垂。

皮肤

面部皮肤衰老开始于40岁，包括下眼睑和眶外侧区域的纤维性皱纹、色素沉着和质地的改变。基因、激素的影响和环境因素都是造成面部皮肤老化的原因。皮肤内部的衰老性变化包括皮下组织减少、真皮层变平、真皮和皮下组织萎缩。显微镜下可见弹性蛋白和胶原蛋白数量减少和质量下降，产生组织学变性。成纤维细胞产生的 I 和 III 型胶原减少。真皮乳头层的成纤维细胞相较于网状层中的成纤维细胞有选择性地功能丧失和数量减少。

紫外线暴露是外表衰老的主要原因。Kligman和Kligman认为，中面部不可避免地暴露在阳光下产生光老化。光老化让皮肤出现粗糙、产生深皱纹、皮肤变厚等各种问题。这些问题是独立于老化的额外情况，皮肤变得干燥萎缩，纹路变深和松弛度增加。UVA和UVB造成基底层、真皮表皮结合处及皮下组织的放射性改变。UVA产生弹性组织变性，UVB导致真皮和表皮损伤。皮肤长期暴露在紫外线下会代谢加速，异常弹性蛋白和黏多糖增多。炎症、红血丝、异常胶原的产生和降解在暴露于阳光下的皮肤中都有存在。其他光照引起的改变包括激素水平降低、选择性脂肪流失和脂肪沉积。血糖水平升高导致皮肤蛋白的糖基化，对紫外线更加敏感。

流行病学显示，吸烟对皮肤有危害，可导致皮肤皱纹增加。在一项研究中显示，皮肤皱纹的增加与烟龄有关，在排除了光照、年龄和性别影响后也有同样的结论。光照也是皱纹产生的危险因素，与吸烟因素合并后，对皮肤有更加复杂的影响。实验室研究显示，烟草成分通过损伤胶原合成可加快蛋白代谢，造成皮肤提前老化，导致异常弹性蛋白合成和蛋白聚糖减少。紫外线和吸烟各自独立地通过加快成纤维细胞的代谢增加皮肤皱纹，同时有互相增进作用。

面部衰老的体积理论

Lambros建立了中面部和眶周衰老的理论，包括了所有的解剖单位，尤其是对于中面部老化过程的阐释。其2007年的文章展示了其患者年轻时到年老时的照片，以观察面部随时间的改变。

Lambros的分析称，睑颊结合部随着年龄的增长是很稳定的。在对比了83例患者的睑颊结合部之后，仅发现3例出现了下垂。使用图片分析后，Lambros认为，皮肤表面标志物（例如痣和皱纹）在眶周和上中面部是不变的，没有随着时间的推移而出现下垂。基于这些发现，Lambros认为，皮肤和皮下组织垂直向的下降不是中面部衰老的主要因素。他认为，如果面部确有松弛，应是皮肤表面标志物发生了改变。

Lambros将睑颊结合部的衰老归根于下睑脂肪突出而造成的阴影，其增加了下睑的垂直距离，放大了泪沟凹陷。此外，下睑皮肤与颊部皮肤相比来说不同，下睑皮肤会随着年龄的增长变薄、变暗。下睑皮肤的下垂是由于皮肤颜色、质地和组织投影随着年龄的增长而发生的变化。Lambros推测，中面部老化前后体积的变化比软组织下垂起到更加重要的作用。Lambros的理论由Pessa的理论支持，Pessa认为，颅骨骨骼的重塑也许可以用来解释中面部体积的变化。

面部老化的重力理论

接受Lambros的理论是可行的，其与许多研究者的观察一致，他们认为，重力也参与面部老化的进程。

我们观察到，将衰老患者"倒过来"拍照（在仰卧位和头低脚高位拍照），发现其照片容貌年轻10～15岁（图2.6A、B）。此体位下泪沟减少，眶脂肪突出变得不明显，颊部恢复到其正常位置；虽然在仰卧位时下睑及嘴唇的容量缺失更加明显，许多衰老面部提升的其他特征显现。因此衰老是有重力因素参与的，面部容量必须保持而不是丢失，因为当仰卧位时容量就可回复常状。

我们同意Mendelson的意见，面部韧带随着年龄的增长而退化。这些韧带组成支持系统悬吊中面部脂肪，韧带的退化导致面部脂肪容量的重力性下垂。在我们的患者中，我们观察到颧部痣随着时间的推移而下垂，与Lambros描述的皮肤没有下垂的结果相反（图2.7A、B）。因此，不仅是容量缺失，重力也是中面部老化的原因。

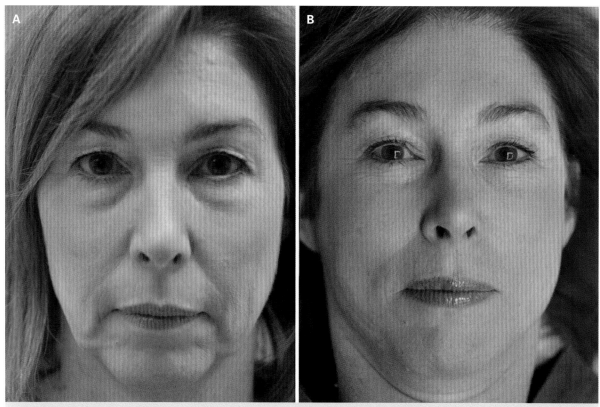

图2.6 51岁女性。（A）俯卧位。（B）仰卧位。仰卧位时，泪槽减少，眼眶脂肪脱垂减少，鼻唇沟弱化

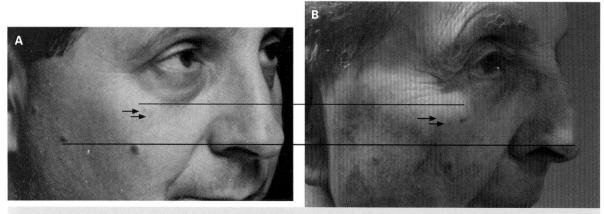

图2.7 男性在（A）50多岁和（B）80多岁时。上线为颧突的最上点，下线为鼻孔的下点。两个黑色箭头指示的是位于眼睑交界附近的痣。这些痣似乎随着年龄的增长而减少

　　重力影响了整个面部，但是影响面部的因素不单单是重力。重力引起的改变不如面部韧带锚定真皮和骨膜的部位带来的影响重要。在睑颊结合部，面部容量可以降低而没有明显的变化，因为致密的眶周韧带悬吊了皮肤。睑颊结合部在中内侧由致密的眶周韧带悬吊，外侧在外眦增厚处被韧带悬吊，产生了两个可靠的固定点：内眦和外眦。这些结缔组织附着有"吊带"和"悬索"作用悬吊着皮肤。如此，这个区域受重力的影响比中下面颊少。因此，睑颊结合部衰老的标志不是容量缺失，而是皮肤的堆积和前面讨论的"吊带"。类似的眶隔松弛让眶脂肪向前下突出，由眼轮匝肌限制了韧带。

韧带网支持了中下面颊，使其更加紧致。随着时间的延长，面部韧带松弛，面部容量减低，皮肤下垂（图2.8A、B）。在睑颊结合部的下方，尤其是外侧区域，眼轮匝肌支持韧带并不紧密，可以看到脂肪室向下移位（图2.8C）。颧弓韧带和肌肉的退化，或SMAS到皮肤的附着退化都加速了这种移位。

Lucarelli也支持这些理论，他认为8/10的人中面部下垂是由于眶颧韧带松弛所致。此外，中面部下垂的人，颧弓和咬肌皮下韧带或者退化，或者在30%~40%的人中缺失。Raskin和Latrenta的研究对我们的研究进行了远期支持。次级支持韧带的退化在相关的中面部老化尸体中可以看见。此外还有研究显示颧脂肪垫的韧带退化。

Stuzin、Baker和Gordon已经描述了面部筋膜、肌肉、脂肪垫在面部提升术中的关系，研究者认为：颧弓韧带的重要性在于其可以越过颧突悬吊颧部软组织。在老年的人群中，颧部支持结构退化很常见，导致了颧部软组织下移。这种软组织下移发生在沿着鼻唇沟的肌肉附近。不是随着老化鼻唇沟变深，而是颧部软组织在鼻唇沟外侧的堆积令鼻唇沟更加明显。

Owsley和Roberts认为，由颧弓韧带导致的颧脂肪垫的下移，使鼻唇沟明显，造成相关面部老化。其确证了Stuzin、Baker和Gordon关于中面部衰老的解释。同样，Mendelson和Jacobson解释了睑颊结合部为什么随着时间的改变而下垂。他们认为眼轮匝肌支持韧带退化，但是依旧附着在眶隔和眶下缘，其结果是眶脂肪呈袋状畸形，即使睑颊结合部是稳定的。眶下缘骨量的流失、骨骼的下移及面部容量的改变，都是出现下睑及泪沟改变的原因。

韧带裂开的概念将Lambros的发现与我们的发现统一起来，即中面部脂肪和软组织容量随着衰老出现缺失使中面部下垂。如Lambros所述，皮肤有保持原位的趋势，尤其是睑颊结合部，因为其在眶周支持组织的表面。然而，真皮下面部容量会随着时间流逝而凹陷。面部容量因其毗邻的结缔组织和韧带退化也会减少。骨容量减低及中面部深层和浅层脂肪的移位和萎缩与重力一起造成了中面部的衰老性改变。

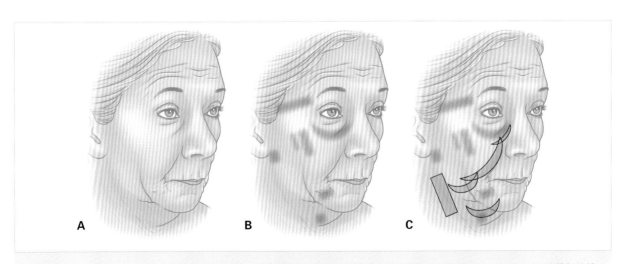

图2.8　（A）该名女性表现出明显的衰老特征，包括泪沟畸形、脸颊凹陷、鼻唇沟皱褶、嘴角纹和双下颌。（B）随着年龄的增长，面部凹陷往往发生在韧带的骨性起源部位。（C）老化的面部（以橙色月牙形和长方形为代表）在韧带衰减区域内形成隆起，由于缺乏支撑，脂肪室发生移位

讨论

中面部老化是多种因素引起的三维过程，包括容量缺失、面部下垂、皮肤改变。中面部每个解剖单位都受影响。本章讨论了中面部衰老的形态特征，回顾了研究衰老因素的主要文献。

参考文献

[1] Guyuron B, Rowe DJ, Weinfeld AB, et al. Factors contributing to the facial aging of identical twins. Plast Reconstr Surg. 2009;123(4):1321–1331.

[2] Rexbye H, Petersen I, Johansens M, et al. Infl uence of environmental factors on facial ageing. Age Ageing. 2006;35(2):110–115.

[3] Makrantonaki E, Zouboulis CC. Molecular mechanisms of skin aging: state of the art. Ann NY Acad Sci. 2007;1119:40–50.

[4] Yin L, Morita A, Tsuji T. Skin aging induced by ultraviolet exposure and tobacco smoking: evidence from epidemiological and molecular studies. Photodermatol Photoimmunol Photomed. 2001;17(4):178–183.

[5] Morita A. Tobacco smoke causes premature skin aging. J Dermatol Sci. 2007;48(3):169–175.

[6] Danby FW. Nutrition and aging skin: sugar and glycation. Clin Dermatol. 2010;28(4):409–411.

[7] Makrantonaki E, Zouboulis CC. Androgens and ageing of the skin. Curr Opin Endocrinol Diabetes Obes. 2009;16(3):240–245.

[8] Nkengne A, Bertin C, Stamatas GN, et al. Infl uence of facial skin attributes on the perceived age of Caucasian women. J Eur Acad Dermatol Venereol. 2008;22(8): 982–991.

[9] Rexbye H, Povlsen J. Visual signs of ageing: what are we looking at? Int J Ageing Later Life. 2007;2(1): 61–83.

[10] Loeb R. Naso-jugal groove leveling with fat tissue. Clin Plast Surg. 1993;20(2):393–400.

[11] Freeman MS. Transconjunctival sub-orbicularis oculi fat (SOOF) pad lift blepharoplasty: a new technique for the effacement of nasojugal deformity. Arch Facial Plast Surg. 2000;2(1):16–21.

[12] Hamra ST. Repositioning the orbicularis oculi muscle in the composite rhytidectomy. Plast Reconstr Surg. 1992;90(1):14–22.

[13] Chen YS, Tsai TH, Wu ML, Chang KC, Lin TW. Evaluation of age-related intraorbital fat herniation through computed tomography. Plast Reconstr Surg.2008;122(4):1191–1198.

[14] de la Plaza R, Arroyo JM. A new technique for the treatment of palpebral bags. Plast Reconstr Surg. 1988;81(5):677–687.

[15] Huang T. Reduction of lower palpebral bulge by plicating attenuated orbital septa: a technical modifi cation in cosmetic blepharoplasty. Plast Reconstr Surg. 2000;105(7):2552–2558.

[16] Mühlbauer W, Holm C. Orbital septorhaphy for the correction of baggy upper and lower eyelids. Aesthetic Plast Surg. 2000;24(6):418–423.

[17] Richard MJ, Morris C, Deen BF, Gray L, Woodward JA. Analysis of the anatomic changes of the aging facial skeleton using computer-assisted tomography. Ophthal Plast Reconstr Surg. 2009;25(5):382–386.

[18]. Darcy SJ, Miller TA, Goldberg RA, et al. Magnetic resonance imaging characterization of orbital changes with age and associated contributions to lower eyelid prominence. Plast Reconstr Surg. 2008;122(3): 921–929.

[19] Goldberg RA. The three periorbital hollows: a paradigm for periorbital rejuvenation. Plast Reconstr Surg. 2005;116(6):1796–804.

[20] Lambros V. Observations on periorbital and midface aging. Plast Reconstr Surg. 2007;120(5):1367–1376.

[21] Zadoo VP, Pessa JE. Biological arches and changes to the curvilinear form of the aging maxilla. Plast Reconstr Surg. 2000;106(2):460–466.

[22] Pessa JE, Desvigne LD, Lambros VS, Nimerick J, Sugunan B, Zadoo VP. Changes in ocular globe-toorbital rim position with age: implications for aesthetic blepharoplasty of the lower eyelids. Aesthetic Plast Surg. 1999;23(5):337–342.

[23] Pessa JE, Zadoo VP, Yuan C, et al. Concertina effect and facial aging: nonlinear aspects of youthfulness and skeletal remodeling, and why, perhaps, infants have jowls. Plast Reconstr Surg. 1999;103(2):635–644.

[24] Levine RA, Garza JR, Wang PT, Hurst CL, Dev VR. Adult facial growth: applications to aesthetic surgery. Aesthetic Plast Surg. 2003;27(4):265–268.

[25] Kahn DM, Shaw Jr RB. Aging of the bony orbit: a three-dimensional computed tomographic study. Aesthet Surg J. 2008;28(3):258–264.

[26] Pessa JE. An algorithm of facial aging: verifi cation of Lambros's theory by three-dimensional stereolithography, with reference to the pathogenesis of midfacial aging, scleral show, and the lateral suborbital trough deformity. Plast Reconstr Surg. 2000;106(2):479–488.

[27] Doual JM, Ferri J, Laude M. The infl uence of senescence on craniofacial and cervical morphology in humans. Surg Radiol Anat. 1997;19(3):175–183.

[28] Glowacki J. Impact of postmenopausal osteoporosis on the oral and maxillofacial surgery patient. Oral Maxillofac Surg Clin North Am. 2007;19(2):187–198.

[29] Pessa JE, Zadoo VP, Mutimer KL, et al. Relative maxillary retrusion as a natural consequence of aging: combining skeletal and soft-tissue changes into an integrated model of midfacial aging. Plast Reconstr Surg. 1998;102(1):205–212.

[30] Xie Q, Wolf J, Ainamo A. Quantitative assessment of vertical heights of maxillary and mandibular bones in panoramic radiographs of elderly dentate and edentulous subjects. Acta Odontol Scand. 1997;55(3): 155–161.

[31] Bartlett SP, Grossman R, Whitaker LA. Age-related changes of the craniofacial skeleton: an anthropometric and histologic analysis. Plast Reconstr Surg. 1992;90(4):592–600.

[32] Schwartz-Dabney CL, Dechow PC. Edentulation alters material properties of cortical bone in the human mandible. J Dent Res. 2002;81(9):613–617.

[33] Dechow PC, Wang Q, Peterson J. Edentulation alters material properties of cortical bone in the human craniofacial skeleton: functional implications for craniofacial structure in primate evolution. Anat Rec. 2007;293(4):618–629.

[34] Kennedy RE. The effect of early enucleation on the orbit in animals and humans. Adv Ophthalmic Plast Reconstr Surg. 1992;9:1–39.

[35] Xie Q, Ainamo A, Tilvis R. Association of residual ridge resorption with systemic factors in home-living elderly subjects. Acta Odontol Scand. 1997;55(5):299–305.

[36] Grimby G, Saltin B. The ageing muscle. Clin Physiol. 1983;3(3):209–218.

[37] Stalberg E, Borges O, Ericsson M, et al. The quadriceps femoris muscle in 20-70-year-old subjects: relationship between knee extension torque, electrophysiological parameters, and muscle fi ber characteristics. Muscle Nerve. 1989;12(5):382–389.

[38] Brooks SV, Faulkner JA. Skeletal muscle weakness in old age: underlying mechanisms. Med Sci Sports Exerc. 1994;26(4):432–439.

[39] Thomason DB, Booth FW. Atrophy of the soleus muscle by hindlimb unweighting. J Appl Physiol.1990;68(1):1–12.

[40] Abe Y, Inamura H, Koshu H, et al. Effects of aging on facial nerve and facial mimetic muscles-investigation of facial wrinkles and CMAPS. Facial Nerve Res.2005;25:29–41.

[41] Wohlert AB, Smith A. Spatiotemporal stability of lip movements in older adult speakers. J Speech Lang Hear Res. 1998;41(1):41–50.

[42] Penna V, Stark GB, Eisenhardt SU, Bannasch H, Iblher N. The aging lip: a comparative histological analysis of age-related changes in the upper lip complex. Plast Reconstr Surg. 2009;124(2):624–628.

[43] Pottier F, El-Shazly NZ, El-Shazly AE. Aging of orbicularis oculi: anatomophysiologic consideration in upper blepharoplasty. Arch Facial Plast Surg.2008;10(5):346–349.

[44] Le Louarn C, Buthiau D, Buis J. Structural aging: the facial recurve concept. Aesthetic Plast Surg. 2007;31(3):213–218.

[45] Le Louarn C. Muscular aging and its involvement in facial aging: the Face Recurve concept. Ann Dermatol Venereol. 2009;136 Suppl 4:S67–72.

[46] Owsley JQ, Roberts CL. Some anatomical observations on midface aging and long-term results of surgical treatment. Plast Reconstr Surg. 2008;121(1):258–268.

[47] Rohrich RJ, Ahmad J, Hamawy AH, Pessa JE. Is intraorbital fat extraorbital? Results of cross-sectional anatomy of the lower eyelid fat pads. Aesthet Surg J.2009;29(3):189–193.

[48] Rohrich RJ, Arbique GM, Wong C, Brown S, Pessa JE. The anatomy of suborbicularis fat: implications for periorbital rejuvenation. Plast Reconstr Surg. 2009;124(3):946–951.

[49] Rohrich RJ, Pessa JE. The anatomy and clinical implications of perioral submuscular fat. Plast Reconstr Surg. 2009;124(1):266–271.

[50] Rohrich RJ, Pessa JE. The retaining system of the face: histologic evaluation of the septal boundaries of the subcutaneous fat compartments. Plast Reconstr Surg. 2008;121(5):1804–1809.

[51] Rohrich RJ, Pessa JE. The fat compartments of the face: anatomy and clinical implications for cosmetic surgery. Plast Reconstr Surg. 2007;119(7):2219–2227.

[52] Rohrich RJ, Pessa JE, Ristow B. The youthful cheek and the deep medial fat compartment. Plast Reconstr Surg. 2008;121(6):2107–2112.

[53] Gosain AK, Klein MH, Sudhakar PV, Prost RW. A volumetric analysis of soft-tissue changes in the aging midface using high-resolution MRI: implications for facial rejuvenation. Plast Reconstr Surg. 2005;115(4): 1143–1152.

[54] Lockwood TE. Superfi cial fascial system (SFS) of the trunk and extremities: a new concept. Plast Reconstr Surg. 1991;87(6):1009–1018.

[55] Mitz V, Peyronie M. The superfi cial musculo-aponeurotic system (SMAS) in the parotid and cheek area. Plast Reconstr Surg. 1976;58(1):80–88.

[56] Schaverien MV, Pessa JE, Rohrich RJ. Vascularized membranes determine the anatomical boundaries of the subcutaneous fat compartments. Plast Reconstr Surg. 2009;123(2):695–700.

[57] Stuzin JM, Baker TJ, Gordon HL. The relationship of the superfi cial and deep facial fascias: relevance to rhytidectomy and aging. Plast Reconstr Surg. 1992;89(3):441–449.

[58] Macchi V, Tiengo C, Porzionato A, et al. Histotopographic study of the fi broadipose connective cheek system. Cells Tissues Organs. 2010;191(1):47–56.

[59] Thaller SR, Kim S, Patterson H, Wildman M, Daniller A. The submuscular aponeurotic system (SMAS): a histologic and comparative anatomy evaluation. Plast Reconstr Surg. 1990;86(4):690–696.

[60] Gosain AK, Yousif NJ, Madiedo G, et al. Surgical anatomy of the SMAS: a reinvestigation. Plast Reconstr Surg. 1993;92(7):1254–1263.

[61] Ghassemi A, Prescher A, Riediger D, Axer H. Anatomy of the SMAS revisited. Aesthetic Plast Surg. 2003;27(4):258–264.

[62] Gardetto A, Dabernig J, Rainer C, et al. Does a superfi cial musculoaponeurotic system exist in the face and neck? An anatomical study by the tissue plastination technique. Plast Reconstr Surg. 2003;111(2):664–672.

[63] Furnas DW. The retaining ligaments of the cheek. Plast Reconstr Surg. 1989;83(1):11–16.

[64] Furnas DW. Festoons, mounds, and bags of the eyelids and cheek. Clin Plast Surg. 1993;20(2):367–385.

[65] Muzaffar AR, Mendelson BC, Adams Jr WP. Surgical anatomy of the ligamentous attachments of the lower lid and lateral canthus. Plast Reconstr Surg.2002;110(3):873–884.

[66] Ghavami A, Pessa JE, Janis J, et al. The orbicularis retaining ligament of the medial orbit: closing the circle. Plast Reconstr Surg. 2008;121(3):994–1001.

[67] Kikkawa DO, Lemke BN, Dortzbach RK. Relations of the superfi cial musculoaponeurotic system to the orbit and characterization of the orbitomalar ligament. Ophthal Plast Reconstr Surg. 1996;12(2):77–88.

[68] Pessa JE, Garza JR. The malar septum: the anatomic basis of malar mounds and malar edema. Aesthet Surg J. 1997;17(1):11–17.

[69] Mendelson BC, Jacobson SR. Surgical anatomy of the midcheek: facial layers, spaces, and the midcheek segments. Clin Plast Surg. 2008;35(3):395–404.

[70] Mendelson BC, Muzaffar AR, Adams Jr WP. Surgical anatomy of the midcheek and malar mounds. Plast Reconstr Surg. 2002;110(3):885–896.

[71] Mendelson BC. Surgery of the superfi cial musculoaponeurotic system: principles of release, vectors, and fi xation. Plast Reconstr Surg. 2001;107(6):1545–1552.

[72] Uitto J. The role of elastin and collagen in cutaneous aging: intrinsic aging versus photoexposure. J Drugs Dermatol. 2008;7(2 Suppl):s12–16.

[73] Varani J, Dame MK, Rittie L, et al. Decreased collagen production in chronologically aged skin: roles of age-dependent alteration in fi broblast function and defective mechanical stimulation. Am J Pathol. 2006;168(6):1861–1868.

[74] Mine S, Fortunel NO, Pageon H, Asselineau D. Aging alters functionally human dermal papillary fi broblasts but not reticular fi broblasts: a new view of skin morphogenesis and aging. PLoS One. 2008;3(12):e4066.

[75] Kligman LH, Kligman AM. The nature of photoaging: its prevention and repair. Photodermatol.1986;3(4):215–227.

[76] Cavarra E, Fimiani M, Lungarella G, et al. UVA light stimulates the production of cathepsin G and elastaselike enzymes by dermal fi broblasts: a possible contribution to the remodeling of elastotic areas in sun-damaged skin. Biol Chem. 2002;383(1):199–206.

[77] Hachiya A, Sriwiriyanont P, Fujimura T, et al. Mechanistic effects of long-term ultraviolet B irradiation induce epidermal and dermal changes in human skin xenografts. Am J Pathol. 2009;174(2):401–413.

[78] Morita A, Torii K, Maeda A, Yamaguchi Y. Molecular basis of tobacco smoke-induced premature skin aging. J Investig Dermatol Symp Proc. 2009;14(1):53–55.

[79] Yin L, Morita A, Tsuji T. Tobacco smoke extract induces age-related changes due to modulation of TGF-beta. Exp Dermatol. 2003;12 Suppl 2:51–56.

[80] Kadunce DP, Burr R, Gress R, et al. Cigarette smoking: risk factor for premature facial wrinkling. Ann Intern Med. 1991;114(10):840–844.

[81] Lucarelli MJ, Khwarg SI, Lemke BN, Kozel JS, Dortzbach RK. The anatomy of midfacial ptosis. Ophthal Plast Reconstr Surg. 2000;16(1):7–22.

[82] Raskin E, Latrenta GS. Why do we age in our cheeks? Aesthet Surg J. 2007;27(1):19–28.

第三章　下睑及中面部评估

Katherine M. Whipple，Sang-Rog Oh，Don O. Kikkawa，Bobby S. Korn

关键字：判断、评估、中面部判断、中面部评估、方法

引言

医师的专业领域不同，对患者下睑和中面部手术评估也不同。

许多寻求下睑手术的患者出现在眼科或者整形科医师的办公室，决定行下睑手术作为上睑手术的附加手术，来矫正外观。一般来说，上睑手术更为重要，而患者的要求是希望平衡上、下睑的改善程度。

下睑和中面部评估前，以及进行其他美容手段前，都需在常规条件下行眶周眼部检查。

一般来说在美容外科的诊室，患者与医师经常会讨论美容手术的问题。因为，改善外观是美容医师的主要职责，每个患者的期望是不同的，一般很高，而且有时难以理喻。患者希望美丽、年轻，并为相关干预手段付费。这些患者一般事业成功，工作繁忙，不愿也不能忍受恢复时间较长。这些患者一般能接受所有可能改善外观的治疗，并且美容咨询也会相应调整。

下睑及中面部美容手术前评估需完成几项内容。首先，确定患者是本人，患者必须从心理上适合手术，患者必须身体健康，没有明显禁忌证。必须进行眼睑及眼球检查，确保患者没有可能影响本次手术治疗的既往病史或手术史，例如干眼症或近期的视力矫正手术。由经验丰富的眼科医师进行眼科检查是避免术后并发症的重要手段。其次，是决定应施行什么手术。过去外科医师的手术方法比较受限——经结膜入路眼睑整形、肌皮瓣法眼睑整形、皮瓣法眼睑整形，然而目前有了更多治疗方法的选择，从激光外眦缩紧术到非手术软组织填充剂注射、微粒脂肪注射、眶隔重置、带蒂脂肪移植、SOOF提升或中面部提升。中面部提升可采用许多方法，包括内镜或非内镜手段，骨膜上手术，骨膜下手术，经眼睑手术，各种移植物的中面部手术。其他各种手段的联合应用也很多。再次，是告知患者为什么要从众多手术中选择某一项手术。最后，在市场环境竞争激烈的情况下，必须让患者相信你选择的方法是正确的，并跟随你完成手术。

在医疗行为中，咨询始于主诉、过去史、医疗史等。在系统的检查后，才能开始美容检查。标准化拍照及灯光系统也是必需的。诊断方法、治疗策略方面，也应该与患者讨论。

病历

在美容咨询时，让患者拿着镜子，说明哪里需要改善，这很重要。

患者对于下睑的主诉一般是：①不喜欢下睑的外观。②有皱纹。③有眼袋。④有色沉。皱纹在

做表情动作时更加明显，尤其是笑的时候。眼袋在早晨、疲劳时，以及食用较咸的食物后更重。色沉则沿着泪沟加重。其他主诉则包括有明显的鼻唇沟、嘴角下垂和木偶纹。应引出这些主诉并记录。

我们的患者中没有一个主诉中面部下垂和泪沟畸形的，除了那些利用互联网信息进行自我诊断的。

询问患者为什么要掩饰他们的眼睑问题。许多患者通过佩戴眼镜来掩饰眼眶高度和眼袋问题。女性会用化妆品来掩饰泪沟，患者经常推挤颊部或外眼睑来拉平眼袋、皱纹和鼻唇沟，提升中面部。这些策略的实施会帮助医师明确手术的目的，无论是增加泪沟的容量还是提升中面部。

一旦记录了主诉，应询问美容手术病史。作为病史的一部分，这些询问内容应该包括：既往美容治疗，包括填充剂和神经毒素注射史，及是否应用在下睑区域；既往皮肤护理史，包括换肤手术史；既往美容手术史，包括时间、地点、医师，是否满意，尤其是下睑手术；皮肤病史，包括维A酸的应用、口唇疱疹史。医师在询问后应了解：曾经接受过的美容手术但对效果不满意的患者会对你的工作不满意，无论你的工作多么出色；既往眼睑手术失败的患者面临瘢痕的挑战，也会在术后恢复阶段变得沮丧。

既往病史是决定手术复杂程度的关键，包括高血压、糖尿病、甲状腺疾病、血液病、自身免疫病。

既往的眼部病史和手术史也很重要，用以排除并发的眼部问题，如干眼、过去的面部麻痹、以前的创伤、眼部及眼眶手术。隐形眼镜的佩戴是术后即刻的问题，需要商讨，也包括手术后可能需要改变镜片的弧度和硬度，极少情况下会要求不能佩戴隐形眼镜。近期（1年内）近视手术是许多手术的禁忌证，因为会加速干眼症状。青光眼、白内障手术、以前的视网膜脱落都不是手术的禁忌证。对于单侧功能性视力减弱患者，需要其签署特殊的知情同意书和进行非常细致的术后护理。

既往病史和手术史还应包括术后出血情况或与手术相关的并发症，应仔细地询问患者关于愈合、增生性瘢痕或者其他在术后出现的情况。

患者的服药史也应仔细记录。在麻醉服用了单胺酶抑制剂的患者时应小心。还应在手术前停用抗凝药物，如果患者的内科医师允许，从术前一段时间到术后一段时间都应停用抗凝药物。大多数患者不知道阿司匹林影响凝血，或者不知道其商品名。也应询问患者中草药的服用情况；一般来说，患者在做记录或回答问题时不会考虑到中草药。患者应避免服用易出血、易刺激的中草药，因为会在术中及术后影响凝血，我们一般建议停用时间为2周。同时患者也不可服用鱼油和抗氧化剂，如维生素E。医师不要提前假设，应尽量多问。

还应记录患者的相关社会关系。例如患者是否有良好的家庭支持，配偶是否对手术认可。近期丧偶或者离异都是美容手术的动力。我们也应询问患者的职业，停工期的允许期限，及需要多长时间才能继续工作。我们应严格记录饮酒史和吸烟史。吸烟史对于眼睑中面部手术很重要，因为手术部位血供很丰富。我们经常遇到愈合缓慢或者经过数次手术者，对其治疗时应避免去除大量的眼睑皮肤。

术前检查

美学设计是非常重要的，为了整体平衡面部的软组织，决定哪里需要进行调整。在美学设计后，需要关注眼睑及眶周。紧接着进行相关测量，包括眼球运动测试、视力测试、裂隙灯检查等。最后进行泪液分泌试验、泪湖试验、结膜的Schirmer试验等。

特别是要进行如下评估：

·脸型：在老化过程中瘦长脸更容易有中面部问题，而圆脸，尤其是颧间距较宽者，可能仅需要进行眼睑手术（图3.1A、B）。

·眉毛与下睑缘的关系：评估患者是否有下睑退缩的风险（图3.2）。

·颧骨高度。

·颧骨与中面部的关系：是颊脂垫下移还是颧突不明显（图3.3A、B）。

·颧下沟：颧下移植是否有帮助（图3.4）。

·面部组织缺失：是否需要通过脂肪移植来调整容量（图3.5）。

·眶周丰满（下睑前突）还是有凹陷（图3.6）。

·重力导致中面部下垂的程度（图3.7A、B）

然后需要进行如下眼睑美学检查：

·上、下睑的关系。

·外眦的位置。

·皱纹，包括静态的皱纹和动态的皱纹。

·眼袋位置、大小、突出度，医师可以实现的患者未来的外观。

·泪沟、面中沟、中面部颊脂肪垫缺失。

·鼻唇沟深度。

·睑裂大小、MED1、提肌功能、下睑位置与角膜的关系。

为了量化中面部下垂，我们测量了从角膜外侧到下垂的颧脂肪垫上缘的长度（下睑长度）、外眦到颧突的长度、鼻翼外侧到颧突的距离（图3.8）。这些数据仅提示衰老性的眼睑弧度畸形。下睑长度12mm或者更短是年轻面部的特征，而大于23mm时则可见中面部下垂。这些数据非常有用。然而，目前还没有任何准确的数据来定义中面部的位置。

面神经的评估通过令患者抬眉、皱眉、闭眼、微笑等动作来完成。重要的是要评估所有面神经

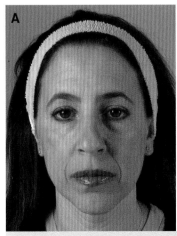
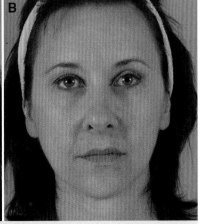

图3.1 （A）面部瘦长，颧骨发育不全，伴有中面部下垂。（B）患者脸较宽，面颊突出，中面部下垂较少

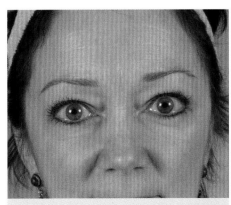

图3.2 眼球相对突出。这些患者，特别是那些下眼睑巩膜显露的患者，在中面部和下眼睑手术中有发生眼睑外翻的危险，尤其是进行下眼睑皮肤手术时

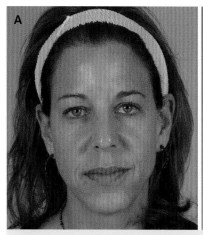
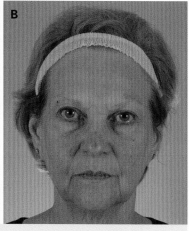

图3.3 （A）颧骨轻微突出的患者，颊脂肪在数量和位置上是正常的。（B）颊脂肪垫下垂患者。颧骨足够突出

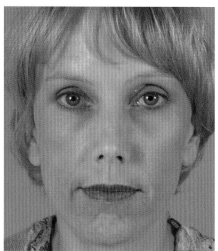

图3.4 颧下沟

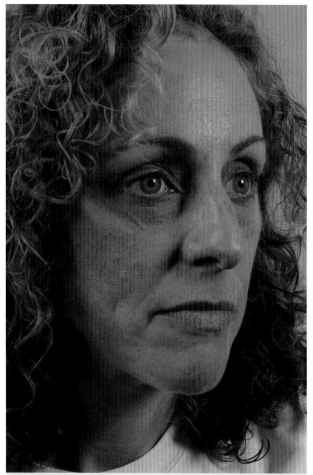

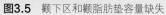

图3.5 颧下区和颊脂肪垫容量缺失

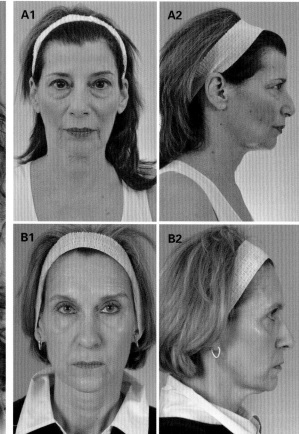

图3.6 （A1、A2）下睑饱满和下睑沟。（B1、B2）下睑空虚和下睑沟

功能，而不仅仅是眼睑部的面神经功能，因为我们曾经有患者认为其笑容不对称不是术前就不对称而是手术原因所致。在手术前要向患者指出其面部的不对称。此时，我们评估Bell现象及患者睁眼时眼轮匝肌的强度。眼轮匝肌薄弱者需独立进行保守治疗或者手术治疗。

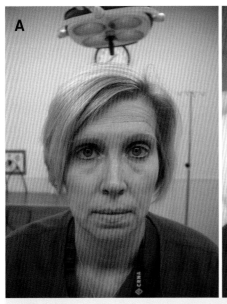
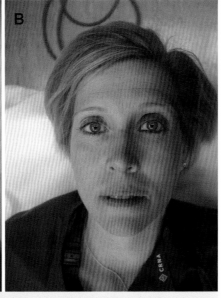

图3.8　中面部下垂的测量：下睑长度（黄线），外眦到颧突的长度（红线），鼻翼外侧到颧突的长度（蓝线）。注意两边的不对称。中面部的一侧比另一侧下垂更重，右侧眼眶略高，左侧脸颊更丰满

图3.7　（A）患者坐位时面部状态。（B）患者卧位时，中面部下垂和泪沟消失

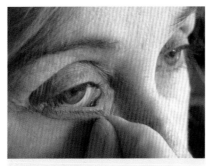

图3.9　下睑牵拉试验。将眼睑从眼球上拉起

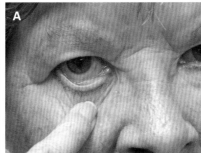
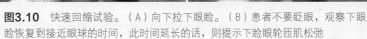

图3.10　快速回缩试验。（A）向下拉下眼睑。（B）患者不要眨眼，观察下眼睑恢复到接近眼球的时间，此时间延长的话，则提示下睑眼轮匝肌松弛

对下睑松弛进行判断是决定是否需要提紧下眼睑的关键。下睑牵拉试验通过从角膜反向牵拉而行。从眼球处向外牵拉眼睑可达1cm是眼睑松弛的指征，大多数情况下需要通过手术提紧眼睑，如果同时行美容性手术，则要同时进行（图3.9）。

快速回缩试验也是决定是否需要提紧眼睑的检查方法。向下拉眼睑，并嘱患者不要眨眼。如果患者眼睑回缩到眼球的时间大于5s，则建议在下睑手术时行下睑提紧（图3.10A、B）。

然后我们评估颊部，如果减低颊部容量，患者会更显年轻。让患者平卧下去除重力影响评估下面部及颈部情况。平卧会影响眼袋并提升颊部。这些现象经常提示我们，患者或许需要进行中面部提升及为什么颊部提升会重塑眼睑。

一般的眼科检查尤其是裂隙灯检查是需要的，可用试验方法来评估干眼症表现。使用裂隙灯可评估泪膜及眨眼功能。常规进行泪液分泌试验。

标准化照相技术

患者不同年龄的旧照片对于评估个体衰老改变很有帮助。患者中学时代就开始的眉毛低垂让我

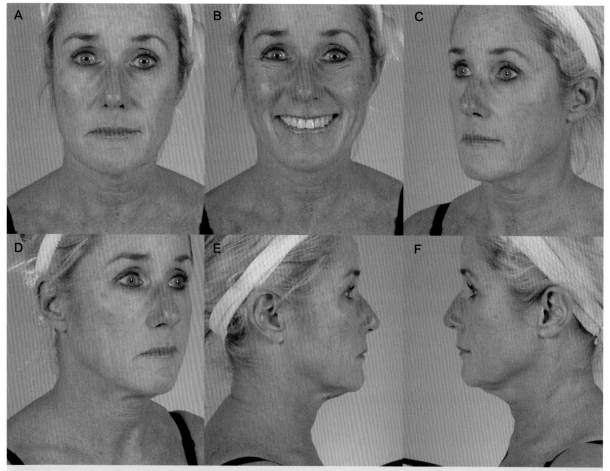

图3.11 （A~F）标准的术前照片：正位照片、正位微笑照片、左右3/4侧位照片、双侧位照片

们知道在其中面部提升中不需要进行眉提升手术。许多患者在20多岁时有眼轮匝肌肥厚，我们应向其指出这个问题。许多人存在先天的不对称，我们不应该执着于矫正它们。

在进行任何美容手术前拍摄照片都是必需的。不仅需要在正规的工作室拍照，标准的相机和其他参数的正规设置也是需要的。拍摄前应除去化妆品和装饰，头发应向后梳到发际线之后。一般中面部照片包括正位照片、正位微笑照片、左右3/4侧位照片和双侧位照片。经典的中面部提升照相取的角度是45°，即鼻背对准内眦的角度。在术后也要拍摄与术前相同的照片（图3.11A~F）。

我们倾向于在患者卧位时确定中面部复位的位置，此时很容易评估出重力的影响下的面部容量缺失（图3.7A、B）。

照相对于记录患者情况、评估手术质量效果及处理术后纠纷都很有必要。

手术决定

每一台中面部及下睑手术都需要必要的手术设备支持。没有一项手术是适合所有患者的。我们将手术目的和患者的术前检查及旧照片相结合，决定施行什么手术来进行美容年轻化，以及了解中面部随时间衰老的复杂过程。

表3.1记录了不同症状的手术方案。

表3.1 不同症状的手术方案	
症状	手术方案
下睑松弛	下睑收紧
眼袋	脂肪切除（或移位）
静态性皱纹	激光除皱／皮肤切除
动态性皱纹	肉毒素注射
眼轮匝肌肥厚	电刀切除
皮肤色沉	激光、IPL、剥脱
眶周凹陷	脂肪移植、注射瑞蓝
泪沟畸形	脂肪移植、注射瑞蓝
中面部下垂	中面部提升
中颊部脂肪凹陷	脂肪移植
外侧颊脂肪垫凹陷	脂肪移植、颊部移植物植入
颧下区凹陷	脂肪移植、颧下区移植物植入

我们并不需要完全释放泪槽韧带、颧弓韧带、眶韧带和眶隔，因为这样会引起长时间的水肿，而且我们已经可以用微创手段进行处理了。

虽然手术医师可能知道何种手术对患者是有益的，但是患者也可能有自己的想法，他们不想施行医师建议他们施行的手术的原因可能来自各种媒介的宣传，包括互联网、朋友的手术经历及手术效果、费用等。在我们的经验中，大多数患者都不想植入固体移植物，但是都可以容忍短暂性填充剂或者脂肪注射治疗。矛盾的是：患者不喜欢的固体移植物是可以取出并可使面部恢复到术前状态的，但是脂肪和一些填充剂植入后则不好取出且取出后无法彻底恢复至面部术前状态。

一旦患者有了选择的概念，了解患者的偏好才是医师真正与患者建立一致目标的开始，是决定手术成败和未来医患关系好坏的重要基础。

术前讨论、手术通知、术后随诊

在选择了合适的手术后，医师需要负责地向患者交代手术风险和手术益处，以及为什么选择相关手术来应对患者的症状，及术后恢复的时间等问题。

以我们的经验，我们给患者出示相同年纪和面部结构的典型病例照片，让他们知道手术过程，帮助他们明白为什么需要选择这些治疗。我们还会出示不同恢复期的照片，以便于患者清楚不同的恢复阶段。因为许多患者对医师抱有偏见，我们可提供以前患者的电话号码，让其自己联系他们并讨论手术经历。

在这个阶段，还需要讨论手术费用问题。在我们的经验中，会有中介一同讨论费用问题。如果患者需要，中介会收取押金并且安排手术日期。大多数患者此时都没有做决定，我们需要等待，不给其压力，让其自行决定。

我们向患者发消息解释术中发现及处理，鼓励患者向家人和朋友询问相关问题。医师在1周之后会进行电话回访，确定患者的恢复情况，及安排随诊。

讨论

对基本正常的面部结构进行操作，使它们变得更加美丽，这使医师的责任很大。在这种竞争激烈的环境中，在一个相对较短的会诊时间内，患者选择你作为她/他们的整形医师，这是她/他们对你的信任。会诊会为医患关系以及所有的手术问题和术后的考虑奠定基础。手术对患者来说是一个艰难的心理问题，患者需要了解术后早期可能会有瘀伤、不适和初期矫治过度。尽量让患者为手术后的"冒险"做好准备，以改善外观。医师自己也要做好准备。同时准备好自己的相关文件、记录以及术后评估。

参考文献

[1] Korn BS, Kikkawa DO, Schanzlin DJ. Blepharoplasty in the post-laser in situ keratomileusis patient: preoperative considerations to avoid dry eye syndrome. Plast Reconstr Surg. 2007;119(7):2232–2239.

第四章　经颞部骨膜下中面部提升

David E. E. Holck , Christopher M. DeBacker , Harvey "Chip" Cole III

关键字： 生物可吸收性移植物、Leash、鼻唇沟、面中沟、骨膜下中面部提升、颞肌筋膜

随着对面部老化改变和中面部解剖的不断深入了解，中面部手术在处理下睑、面部重建和年轻化方面有了很大的发展。在下睑重建和退缩手术中，中面部皮肤的补充可以通过垂直方向上的提升来降低植皮的必要性。自Shorr描述了相关标志后，经眼睑骨膜下中面部提升联合下睑脂肪移植成为处理下睑退缩的有效方法。这种效应是在进行颧脂肪垫提升时偶然被医师们发现的。

中面部区域的提升可以改善下面部除皱的部位。标准的面部提升术并不足以改善外眦到口角内的区域。通过外侧面部除皱切口和以双方向或者多层次来提升中面部仅有部分效果。这些有限效果也促进了经眼睑下中面部提升术的发展。

根据Hester等的描述，中面部年轻化的正确方法是垂直方向提升。这种垂直方向提升手术可以通过皮下或骨膜下方法来实现。此外，中面部手术可以通过经眼睑或者颞部入路来实现。在美容手术人群中，下睑退缩、失神经化、下睑外翻可见于大范围的眼睑剥离术后。我们发现，经颞部入路手术可以直接进行中面部提升而不需经过眼睑。经颞部入路的方法在近垂直位上提升可以使中面部成为复合瓣。骨膜下中面部提升中必须剥离释放颧皮韧带，以获得足够的软组织以及长时间的面部位置改变。在经颞部切口的中面部提升中，需要进行骨膜下剥离释放颧韧带和眼轮匝肌韧带。

手术方法

中面部可以在面部年轻化手术中作为一个独立的单元来进行治疗，衰老性改变一般呈现于面部的上1/3，包括前额和眉毛，通常需要同时处理。在美容患者中，这种改变可使面部更加协调。

在镇静麻醉或者插管全麻后，进行局部注射或者神经阻滞麻醉，患者进行手术常规准备。手术采用标准的内镜下眉部提升术。在颞部发际线内1.5~2cm做4~5cm长的切口。切口的位置在鼻翼到外眦的连线上。剥离层次深达颞肌筋膜。一旦达到颞肌浅面，应在此平面向外侧眼轮匝肌方向剥离。在颞浅筋膜和颞深筋膜位置的疏松结缔组织较易剥离。如果行眉部手术，进行骨膜下剥离，应在眼轮匝肌/弓状缘上释放骨膜，并牵拉开肌肉组织。

向前剥离到眶外水平和颧弓内侧（图4.1）。在颧弓上几毫米处，颞肌筋膜跨过中央脂肪垫，在此处切开，然后在骨膜下向颧弓下剥离。需要用锐性的剥离子在内镜下剥离骨膜。骨膜下剥离对象仅限于最内侧颧弓，避免粗暴操作，以免损伤面神经颞支。应在术前标记颧弓外侧骨膜下剥离范围，大约在外眦外3cm。剥离操作不应该超过此界，以防损伤面神经。剥离时应避开颧脂肪垫以防损伤哨兵静脉。此外，要避免张力过大，以减少损伤颞面、颧颞神经血管的危险。

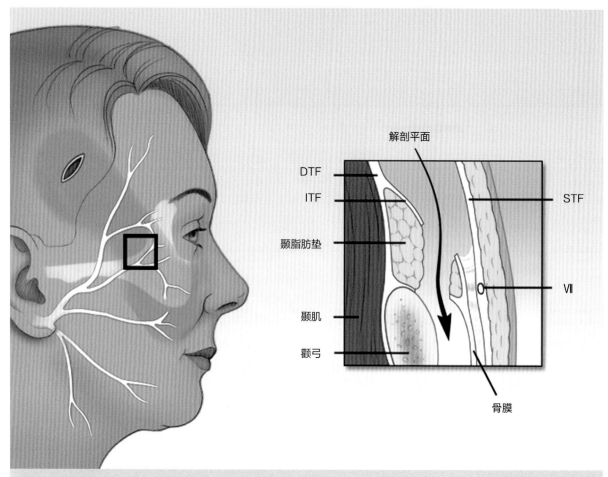

图4.1　骨膜下剥离和从颞深筋膜到颧弓和中面部骨膜下的通路区域。DTF：颞深筋膜。STF：颞浅筋膜。ITF：颞中筋膜。Ⅶ：面神经额支，第7对颅神经

在眶外侧水平，骨膜下剥离应沿着眶外侧向下，释放眶颧韧带。用两根手指抵住眶缘，确保在正确平面进行剥离。应跨越前2/3颧弓剥离。骨膜下剥离继续向下到达中面部，跨越颧上颌韧带。在剥离颧突前，应使用下端弯曲的骨膜剥离子到达面颊区（图4.2A、B）。剥离释放了颧大肌和颧小肌的起点，术后可能有不自然的外观。因为这种提升要求不可过度，我们还没有发现不自然的情况出现。

如果需要，通过上牙龈的切口可以加速剥离。通过这个切口可以直视剥离平面，也可以放置颊部移植物。在黏膜下注射含副肾的利多卡因，开口位于第一磨牙顶端，颧骨区域高处，在颊黏膜交会处上10~15mm，用高频电刀垂直向上剥离1cm。垂直方向的切口有助于预防牙龈沟回缩及闭合困难。注意保护腮腺导管开口。应向前、向下剥离，直到接近眶下孔，距离齿龈沟大约5mm，避免损伤鼻肌。

在直视下，应超越眶下缘剥离，显露眶下神经孔。向内侧到达梨状孔边缘和前鼻嵴。在外侧，应超越颧弓剥离，显露咬肌内侧缘。可以从内侧安全地剥离咬肌皮肤韧带来释放组织。直视下通过齿龈沟的入路可以完全进行骨膜下释放。

一旦剥离中面部软组织，可在直视下通过齿龈沟切口放置颧部移植物，在弓状缘切开后可以在

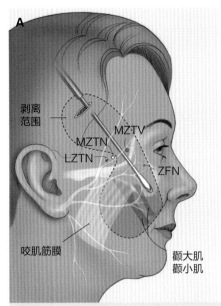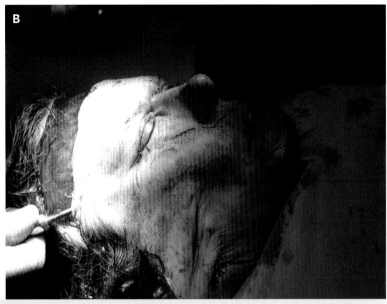

图4.2　（A）骨膜下向鼻侧梨状孔方向剥离，越过咬肌纤维向外5mm，以及齿龈沟的下方。除了需要进行颊部移植物放置时，我们不做齿龈沟切口。（B）照片中是一位眉部提升术后行骨膜下中面部提升术的患者。注意骨膜剥离子在齿龈沟的位置

直视下处理下睑眶隔脂肪及下眶隔。脂肪可以切除或者移位。

一旦剥离，可在垂直方向提升中面部。利用口腔切口，用3-0 PDS线或者相似的缝线在眶下缘眶脂肪水平及鼻翼沟到口内切口水平穿过骨膜，用长持针器把缝线穿过颞部切口，挂住颞深筋膜。中面部软组织提升并不要求很明显，一般仅5mm的垂直向提升足以提供有效的中面部提升效果。此外，根据需要提升的要求来放置缝线。

另一种可选的方法是单纯经颞部中面部提升术，没有用齿龈沟切口。整个骨膜下剥离完全通过颞部或者冠状切口进行，避免了口内切口的并发症，例如感染或者瘘管。经颞部切口，剥离是在骨膜下完成的，损伤眶下孔的危险性很小。在齿龈沟平面（LeFort Ⅰ平面），用向上的骨膜剥离子剥离骨膜平面。中面部软组织得到了最大的释放。在足够的剥离后，中面部即向上推进。

最近，我们用可吸收材料进行中面部提升。这些材料可以通过颞部或者上唇入路放置。安多泰ST可吸收移植物有4.5mm长的齿钩，可在骨膜下钩抓住中面部的软组织。移植物有11.5cm长，中间有缝合孔，可以缝合到颞深筋膜上（图4.3）。中面部移植物的优点包括更加快速的植入而且不需要采用齿龈沟切口。此外，悬吊带可以使软组织更加均匀地分布到悬吊区域，理论上比直接缝合到颧肌筋膜上更有强度。移植物6个月后可被吸收。中面部软组织和骨膜在颧脂肪垫平面挂住（图4.4）。悬吊带在垂直方向上经颞部切口得到提升（图4.5）。悬吊带可用3-0 PDS或者薇乔线固定到颞深筋膜上，多余的悬吊带在缝合后可剪除（图4.6）。我们发现这种可吸收的中面部提升材料是可靠的和可预测的，在垂直方法上可提升中面部（图4.7）。这些材料可以用于进行对称性中面部提升，此外，在无须下眼睑切口的情况下可以用于提升下眼睑。其缺点是花费较高。

如果需要，用4-0可吸收缝线缝合齿龈沟切口，小心处理，防止张力过大。在缝合前，黏膜和中面部腔隙应用抗生素冲洗。用钛夹封闭颞部切口。术后，如果有口腔切口，应使用口腔抗生素，在颞部也应用抗生素。头部包扎48h，7~10天后移除钛夹。

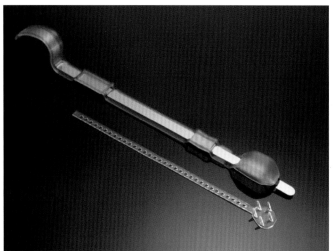

图4.3 安多泰ST可吸收移植物有4.5mm长的齿钩，可在骨膜下固定提升中面部软组织。移植物有11.5cm长，中间有缝合孔，可以固定到颞深筋膜上。旁边是带有圆头的植入器，防止软组织在完全固定前被抓牢

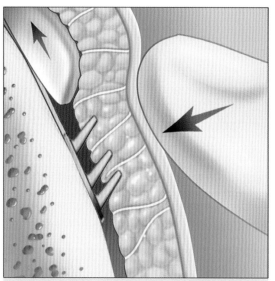

图4.4 在移除移植物后，中面部软组织在颊脂肪垫水平被挂住

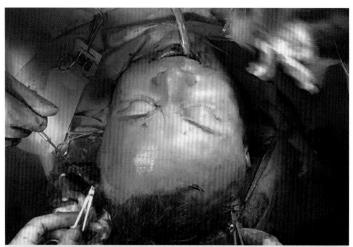

图4.5 中面部右侧得到提升，左侧没有提升

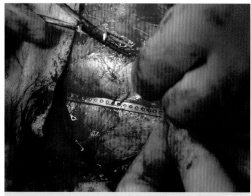

图4.6 在放置在合适的位置后，使用多股2-0或3-0 PDS线或者薇乔线将悬吊带固定在深筋膜上。修整多余的悬吊带

讨论

经颞部骨膜下中面部提升在中面部年轻化方面有几个优势。此手术在一个安全的解剖平面上快速剥离，并且很容易与其他面部年轻化手术（包括眉提升术、面部除皱术、颞部移植物植入、脂肪移植、皮肤磨削）联合应用，避免了经下睑切口，消除了由于神经支配或瘢痕导致的下睑退缩风险。此手术可在正确的平面剥离，释放眶颧韧带及颧弓韧带，使中面部得到整体提升（图4.8A、B）。

必须注意两侧的对称性，避免矫正不足或者是过度矫正。应用此技术可成功地进行包括LeForte Ⅰ平面骨膜释放后广泛的潜行剥离，以提供足够的中面部软组织拉力，在缝合或者植入移植物后应评估对称性，使用适合的固定技术。

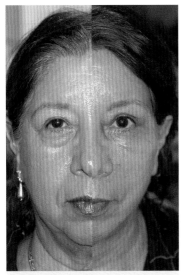
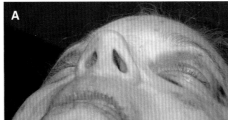
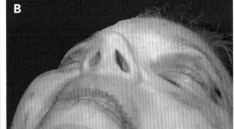
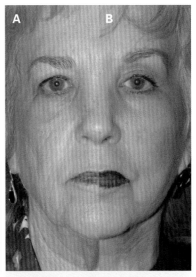

图4.7　使用此装置进行中面部提升术前和术后1个月。此患者还进行了内镜下眉提升术。

图4.8　（A、B）术中观察剥离后右侧中面部提升后的改变，发现有明显的中面部容量的改变

图4.9　（A、B）经颞部骨膜下中面部提升前后

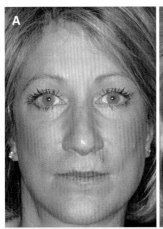
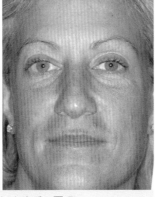
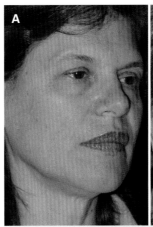

图4.10　（A）术前正面观。（B）术后正面观

图4.11　（A）术前侧面观。（B）术后侧面观

　　我们发现，单独应用这项技术不能解决鼻唇沟问题。补充技术包括鼻唇沟脂肪填充、注射剂填充，或者植入移植物。

　　中面部年轻化的重点是面部年轻化手术需要有连续性。在求美者人群中，必须避免出现下睑退缩、露白、神经损伤的风险。骨膜下中面部提升术为处理中面部美容性及功能性要求提供了基础。经颞部中面部提升入路提供了安全、可靠的中面部提升平面，避免了经眼睑提升的局限性和并发症（图4.9～图4.11）。

参考文献

[1]　Shorr N, Fallor MK. "Madame Butterfl y" procedure combined with cheek and lateral canthal suspension procedure for post

blepharoplasty "round eye" and lower eyelid retraction. Ophthal Plast Reconstr Surg. 1985;1:229.

[2] Shorr N, Goldberg RA. Lower eyelid reconstruction following blepharoplasty. J Cosmet Surg. 1989;6:77–82.

[3] Shorr N, Cohen MS. Cosmetic blepharoplasty. Ophthalmol Clin North Am. 1991;4:17–33.

[4] Shorr N. Madame Butterfl y procedure with hard palate graft: management of postblepharoplasty round eye and sclera show. Facial Plast Surg. 1994;10:90–118.

[5] Shorr N. "Madame Butterfl y" procedure. Total lower eyelid reconstruction in three layers utilizing a hard palate graft: management of the unhappy postblepharoplasty patient with round eye and sclera show. Int J Aesthetic Restor Surg. 1995;3:3–26.

[6] Hamra ST. Arcus marginalis release and orbital fat preservation in midface rejuvenation. Plast Reconstr Surg. 1995;96:354–362.

[7] Hamra ST. Repositioning the orbicularis oculi muscle in composite rhytidectomy. Plast Reconstr Surg. 1992;90:14.

[8] Owsley JQ, Fiala TG. Update: lifting the malar fat pad for correction of prominent nasolabial folds. Plast Reconstr Surg. 1997;123:1167–1172.

[9] Baker SR. Triplane rhytidectomy. Combining the best of both worlds. Arch Otolaryngol Head Neck Surg. 1997;123:1167–1172.

[10] Hester TR, Codner MA, McCord CD, et al. Transorbital lower lid and midface rejuvenation. Op Tech Plast Reconstr Surg. 1998;5:163–185.

[11] Goldberg R. Transconjunctival orbital fat repositioning: transposition of orbital fat pedicles into a subperiosteal pocket. Plast Reconstr Surg. 2000;105:743–748.

[12] McCord CD, Groessl SA. Lower lid dynamics: infl uence on blepharoplasty and management of lower eyelid retraction. Op Tech Plast Reconstr Surg. 1998;5:99–108.

[13] Byrd HS, Andochick SE. The deep temporal lift: a multiplanar lateral brow, temporal and upper facelift. Plast Reconstr Surg. 1996;97:928–937.

[14] Byrds HS, Salomon JA. Endoscopic midface rejuvenation. Op Tech Plast Reconstr Surg. 1998;5:138–144.

[15] Ramirez OM. The subperiosteal rhytidectomy: the third generation facelift. Ann Plast Surg. 1992;28:218–232.

[16] Ramirez OM. Three-dimensional endoscopic midface enhancement: a personal quest for the ideal cheek rejuvenation. Plast Reconstr Surg. 2002;109:329–340.

[17] Hwang K, Lee DK, Lee EJ, et al. Innervation of the lower eyelid in relation to blepharoplasty and midface lift: clinical observation and cadaveric study. Ann Plast Surg. 2001;47:1–7.

[18] McCord CD, Ellis D. The correction of lower lid malposition following lower lid blepharoplasty: fascia sling. Plast Reconstr Surg. 1993;92:1068.

[19] Tessier P. The subperiosteal facelift. Ann Chir Plast Esthet. 1989;34:193.

[20] Hamra ST. Prevention and correction of the "facelifted" appearance. Facial Plast Surg. 2000;16:215–230.

[21] Hamra ST. The zygorbicular dissection in composite rhytidectomy; an ideal midface plane. Plast Reconstr Surg. 1998;102:1646–1657.

[22] Little JW. Discussion: three dimensional endoscopic midface enhancement: a personal quest for the ideal cheek rejuvenation. Plast Reconstr Surg. 2002;109:341–343.

[23] Steinsapir KD. Aesthetic and restorative midface lifting with hand carved, expanded polytetrafl uoroethylene orbital rim implants. Plast Reconstr Surg. 2003;111:172–173

[24] Anderson RD, Lo MW. Endoscopic malar/midface suspension procedure. Plast Reconstr Surg. 1998;102(6):2196–2208.

第五章　颊部中面部提升术

Allen M. Putterman

随着年龄的增长，颊部向下方和鼻侧移动，加重了下睑区凹陷、下眼睑及颊部的圆圈状态、颊部扁平、颊袋以及鼻唇沟。在过去，这些问题通过面部除皱、颊袋切除、颊部移植物植入等方法来处理。

Hester和McCord用外侧眼睑入路行中面部提升术。此项技术开始是把SOOF提升到正常位置以全层组织支撑下眼睑，以稳定眼睑。手术方式经多次调整，目前，作者通过结膜切口在骨膜下释放颞部，通过复合组织瓣来悬吊眼部。手术将下垂的颊部置于正常的位置，减轻颊袋，用颊部脂肪弥补眶下凹陷，让中面部更加有弧度，减轻了鼻唇沟下垂。其还会影响颊部位置，为治疗下睑瘢痕性退缩增加额外皮肤，减轻因脂肪去除过多而产生的下睑凹陷。

此手术有时联合下睑脂肪切除，有时联合眶隔脂肪弓状缘释放。睑板条法可以稳定下睑，阻止下睑退缩或外翻。

术前准备

患者全面部用碘伏消毒，铺巾。两眼滴丁卡因。用角膜保护罩保护角膜，预防患者角膜损伤，同时减轻操作期间患者的压力。在外眦处画线，从外眦开始，横向延伸1~2cm。

手术方法

0.5%利多卡因40mL加1：200 000的肾上腺素，加入0.5%的丁哌卡因4mL，形成混合局麻药。注射几毫升的混合局麻药，通过皮下注射和下眼睑扩散。

用25G 1.5cm长的针头从鼻侧下眼睑进针到达眶下缘，然后跨越眶下缘向下，避开眼球。向下1cm注射0.5~1mL的麻药。在中央和颞侧同样操作。

用蓝色记号笔在眶下孔处标记，围绕眶下神经出口注射混合好的局麻药。大约20mL的麻药以骨膜下注射的方式从脸颊向下注入上牙龈和鼻唇沟区域，大约0.5mL的麻药被注射到下睑中心区域的皮下。

用4-0黑色丝线在中央区域穿过上眼睑皮肤、眼轮匝肌及睑板浅层，留置缝线，用止血钳夹住上提眼睑。用4-0黑色丝线穿过下睑中央皮肤、眼轮匝肌及睑板前层，以向下牵引。

用15号刀片沿标记线横向切开，超越外眦1~2cm。用剪刀剪开外眦。开始用针从外眦穿过皮肤切口。剪断外眦韧带下支（图5.1），用眼睑拉钩牵拉下睑。从下睑板开始向下穹隆结膜下注射少许麻药。用电离子针从泪阜到颞侧眼睑在睑板到下穹隆中间切开皮肤。手术医师拉开下睑结膜下边缘，

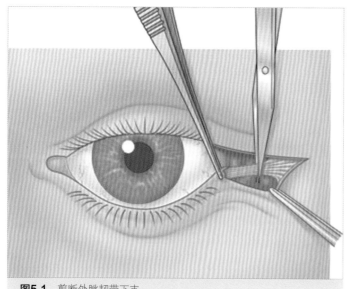

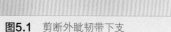

图5.1 剪断外眦韧带下支

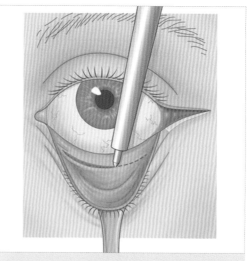

图5.2 用电离子针从下睑颞侧划开下睑结膜，在睑板下缘和下穹隆之间

助手牵拉周围更深组织。用电离子针划开下睑结膜（图5.2），穿过Muller肌和下睑缩肌直到见到眶脂肪。

以4-0双股丝线穿过结膜下缘、Muller肌和下睑缩肌。将缝线向上拉，用止血钳固定。如果需要，暴露在外的针都要用胶布粘贴好，以防刺伤。一般情况下，针头会被从手术区域移走。

用小的睑板拉钩牵拉结膜边缘、Muller肌和下睑缩肌，向下拉以暴露眶脂肪。用剪刀和纱布钝性剥离三部分眶脂肪。中央和内侧脂肪由下斜肌分开，从内路切口可以清楚看到，应予以保护。此外，与外入路相比，中央和内侧脂肪更靠近颞侧。

颞侧突出的脂肪是独立的，给眼球施加一定的压力后脂肪突出，用止血钳夹住后用电刀切除。然后用纱布衬于止血钳下方，电凝灼烧脂肪断端。手术医师在脂肪缩回眶内前用夹子夹住脂肪，以防断端出血造成球后血肿。在切除第一团颞侧脂肪后，按压眼球，决定是否切除第二团颞侧脂肪。如果发现有第二团颞侧脂肪，以相同方式切除。

有时要移除中央和内侧脂肪，有时要用脂肪重置填充眶下缘凹陷。这种手术判断取决于术前判断脂肪的量和眶下缘凹陷深度以及鼻面沟范围。如果决定移除脂肪，鼻侧和中央侧脂肪与颞侧脂肪的移除方式相同。如果决定重置鼻侧和中央侧脂肪，应推迟此项手术操作，避免先将脂肪缝合。

颊部骨膜剥离

用中等大小的拉钩拉开结膜、Muller肌和下睑缩肌。用光滑的骨膜剥离子剥离眶下缘和外侧眶缘。于眶缘下几毫米处用电刀从鼻侧开始切开眶下缘全部骨膜，到达外侧眶缘。用锋利的骨膜剥离子从切口处向下掀开骨膜到达颊部（图5.3）。手术医师应避免损伤眶下孔及眶下神经，在术前应初诊眶下孔并用标记笔标记。大多数时候，没有必要剥离鼻侧到眶下孔的骨膜，使其作为颊部提升的支点。然而，如果手术的目的是弥补下睑缺失的皮肤以治疗瘢痕性下睑退缩或者重置鼻侧和中央侧眼睑脂肪，则应进行鼻侧到眶下孔的骨膜分离（图5.4）。在骨膜下剥离，小动脉例如颧面动脉会被破坏，用电凝灼烧此区域可防止出血。此外，在颊部骨骼其他区域的任何出血部位都应该用电凝灼烧。骨膜剥离现在向下到达颊部凹陷内，接近上牙龈。向鼻侧和内侧，骨膜剥离延伸到鼻唇沟，手术医师应该小心，不要穿入鼻腔剥离。可通过皮肤触诊骨膜剥离子来判断鼻唇沟的剥离位置。此外，鼻唇沟区域的表浅剥离会降低鼻唇沟褶皱。使用扁头剥离子向外、向下剥离到可视单元。用11号刀片在骨膜瓣下缘应该在颊部骨骼向内部凹陷的区域切开骨膜（图5.5）。剥离子应该小心地穿过骨膜并且不损伤任何其他表浅的组织。一旦骨膜被整体横向切开，用骨膜拉钩向上拉伸1cm。当这一步完成时，手术医师将其指头深入骨膜下腔隙，释放骨膜切口边缘位置，向上外侧提升骨膜（图5.6）。用这种方法，手术医师应该能感受到组织释放到患者颊部可以向上外侧移动的程度。可用安德森镊完成操作，向上外侧牵拉外眦处眼轮匝肌。用4cm×4cm的湿纱布混合麻药塞入骨膜下止血。此时，手术医师对另一侧下睑及颊部区域进行操作并塞入混合了麻药的纱布10~15min来止血。移除纱布后用拉钩暴露剥离区域，并彻底止血。

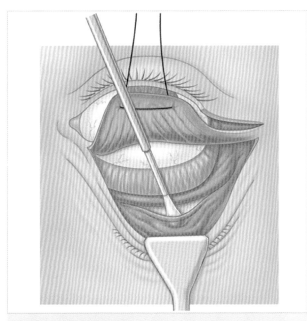

图5.3　用锋利的骨膜剥离子从下外侧眶缘掀起骨膜。用大的睑板牵引器来牵开下睑组织和眶周组织

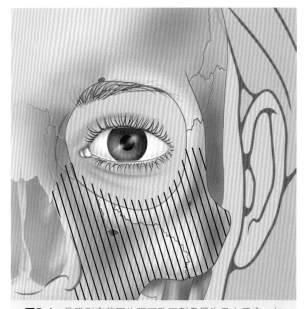

图5.4　骨膜剥离范围为眶下孔下到鼻唇沟及上牙床。如果有下睑退缩或瘢痕性睑外翻，或者需要重置鼻侧或中央眶脂肪，则需要在眶下缘剥离骨膜到神经

睑板条法

移除角膜保护器。用镊子夹住下睑睑板，向颞侧牵拉直到眼睑有轻微张力。用11号刀片在眼睑边缘颞侧方向切开眼睑。用尺子测量颞侧到下睑边缘切口位置的距离，这取决于睑板条长度（最好张力不要太大，否则易造成外眦畸形）。

手术医师应用精细剪把将要切除的睑板部位从颞侧沿着灰线切开。用精细剪从睑板前移除皮肤和眼轮匝肌，暴露外眦韧带。用电刀从结膜面切除Muller肌、睑板缩肌和睑板下缘。用电刀控制出血。手术医师用15号刀柄衬垫角膜，防止损伤角膜。

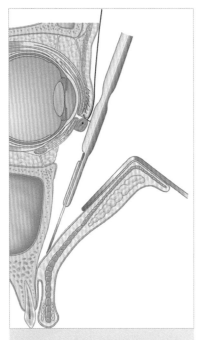

图5.5 用11号刀片在骨膜瓣下缘切开骨膜，用牵引器将颊部组织拉向外侧

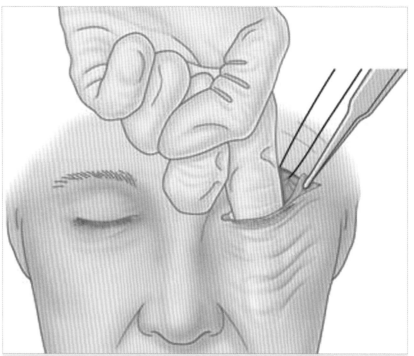

图5.6 手术医师用手指放在骨膜瓣下钝性剥离并掀起骨膜。如果有任何下睑颊部组织向上移动的阻碍，可晃手指来向上释放骨膜瓣

用4-0聚丙烯双臂缝线的两个针分别从内向外穿过下睑板条，将睑板条拉向颞侧，接近眶外缘，直到睑板条向内外侧到达一个合适的位置。颞侧下睑应接触眼球，而不是离开眼球。如果患者眼球前突，如患有甲状腺疾病，睑板条的放置应更向前。一旦到达合理的位置，将4-0聚丙烯线从内向外穿过眶外侧骨膜或者外眦并打结（图5.7）。第一个结是4-0缝线的活结，调整后才打外科结（这条线大约5cm长，上面没有针）。放置下睑板的位置很重要，可以让下睑在远期不退缩。眼睑过大的张力可以导致下睑退缩。对侧进行同样的操作。

患者从手术床上坐起，与对侧对比外眦位置。用金属尺测量内眦到外眦的距离并记录。下睑和眼球的位置也应记录。如果外眦过高、过低或者太近、太远，则用镊子向外牵拉缝线，松解活结。缝线从外眦或上外侧的结需移除并固定到新位置。此过程需重复，直到到达合适的位置。

鼻侧和中央脂肪垫的重置

如果鼻侧和中央脂肪垫已经移除，此时可以关闭结膜。然而，如果面中沟或者眶下缘较深，鼻侧和中央脂肪垫则需要重置。

用镊子抓住4-0缝合线的每一端，释放睑板。打开鼻侧和中央脂肪垫的外囊，用棉签插入并进行钝性剥离，形成鼻侧及中央脂肪移植垫。每个脂肪垫应该能被轻松容易地移动到眶下缘凹陷处。用4-0尼龙线穿过每个脂肪垫。针线应穿过脂肪的末端，挂住尽量多的脂肪。鼻侧双股4-0线到达颧骨凹陷部位，然后穿过骨膜、眼轮匝肌和皮肤。另一个穿过中央脂肪垫的缝线以同法操作（图5.8）。

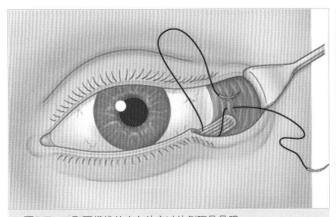

图5.7 用聚丙烯线从内向外穿过外侧眶骨骨膜

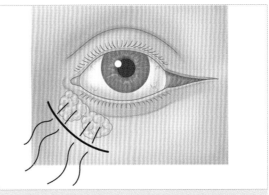

图5.8 用4-0普灵线穿过鼻侧和中央脂肪，并穿过上颌骨内侧凹陷处，然后穿过骨膜、眼轮匝肌和皮肤

此时针头在皮肤外固定。

关闭结膜

用4-0缝线缝合Muller肌和下睑缩肌。结膜用6-0缝线包埋缝合。睑板处用5-0慢吸收线穿过睑板鼻侧的灰线，从距睑板条灰线几毫米处穿出。缝线穿过上睑边缘并从颞侧上睑穿出形成一个结。这个结穿过上睑边缘，在颞侧上睑边缘穿出。当这个结打紧后，可重塑外眦角度，然后包埋线结。

穿过睑板的缝线打4个结。用4-0薇乔线穿过邻近的骨膜和颞侧打活结。然后从内到外侧穿过睑板并打结。此缝线可以保证远期睑板和骨膜的粘连，然后包埋缝线。最后剪断睑板连接颞侧的可吸收线。

形成眼轮匝肌瓣

用镊子夹住外眦处的眼轮匝肌向上拉。用精细剪从轮匝肌处剪开颞侧下睑和外眦处的皮肤。在眼轮匝肌被拉起时，将小的眼睑拉钩置于皮瓣上，用电凝止血。用4-0双股缝线穿过外眦眶缘骨膜邻近睑板的位置。用镊子夹住眼轮匝肌瓣向上、向外牵拉，直到颊部和中面部处在合适的位置，眶下缘凹陷就得到了解决。这个步骤会决定缝线穿过眼轮匝肌的位置。

4-0可吸收线的一个臂由内向外从外眦处的眼轮匝肌瓣穿过，然后在同位置从外向内穿。在4-0缝线上打3个结，留下5cm长的线。对侧同样操作。然后患者坐起，对比双侧颊部和中面部的位置。如果有一边高一边低的情况，则移除线结重新调整，直到满意。一旦完成，移除外部缝线并打4个结。另一条4-0缝线穿过第一个缝线的颞侧的颞肌筋膜。缝线的一个臂从内向外穿过眼轮匝肌瓣，然后从外向内穿过，上提眼轮匝肌后打结，牢固固定眼轮匝肌瓣。如果在皮肤上出现任何褶皱，则应剥离眼轮匝肌，直到褶皱消失（图5.9）。

切除外眦外多余的眼轮匝肌并仔细止血。眼轮匝肌下脂肪垫到达了正常的位置。用6-0薇乔线从

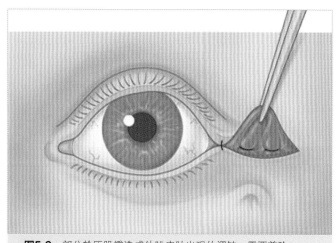

图5.9 部分轮匝肌瓣造成外眦皮肤出现的褶皱，需要剪除

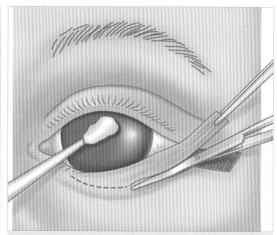

图5.10 沿下睑睫毛边缘剪除多余的皮肤

上方穿过外眦，然后从外向内穿过眼轮匝肌瓣。这样可确保眼轮匝肌拉紧牢固，覆盖下面的线结。

皮肤剥离

是否进行皮肤剥离决定于术前皮肤多余程度或者有无"皮肤皱纹"。如果有中度到重度的富余皮肤，建议从眼轮匝肌上广泛剥离皮肤；如果有小量富余皮肤，建议要么忽略，要么从眼轮匝肌上做少量皮肤剥离。用15号刀片，切开睫毛缘下2mm处，切口从泪阜外1~2mm延伸到外眦外2~3mm。用精细剪从眼轮匝肌表面剥离皮肤。通过观察，用钝性剪刀头经皮判断正确的剥离平面。将剪刀的一个边置于皮下，另一个边置于皮缘，离断皮下组织。一般钝性剥离眼轮匝肌到眶缘。如果眼轮匝肌有隆起，则从上缘切除一小部分眼轮匝肌，用电凝止血。然后将皮瓣跨越切口边缘，助手轻压眼球，手术医师将下睑向上推并维持其在比较高的位置。沿着下睑睫毛去除多余的三角形皮肤（图5.10）。为了防止下睑退缩，最好以外眦方向收紧皮肤而不是以垂直方向。

皮肤缝合

用6-0丝线穿过颞侧外眦处的皮肤，带少量眼轮匝肌及外眦腱。拉紧缝线，打3个结，剪掉最后一个结。用6-0薇乔线穿过颞侧下睑皮肤边缘，带一点儿下睑板边缘。当拉紧线结时，其将颞侧皮肤拉到下睑边缘，防止下睑皮肤堆积。用另一些6-0薇乔线穿过颞侧外眦皮肤。用6-0丝线连续缝合从外眦到颞边缘。用另一些6-0尼龙线连续缝合鼻侧到颞侧的皮肤，因为这些切口有轻微的张力。

脂肪重置的完成

如果脂肪已经重置，则可用两条4-0缝线穿过鼻侧和中央脂肪垫，与皮肤表面凹陷处预置的棉团一并缝合（图5.11）。移除角膜保护器，并在缝线处和眼内涂抹消炎乳膏。冷敷。

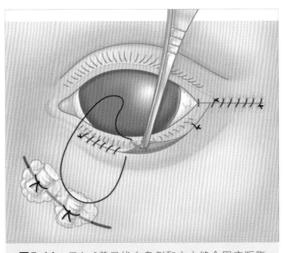

图5.11　用4-0普灵线在鼻侧和中央缝合固定眶脂肪，外部固定棉团

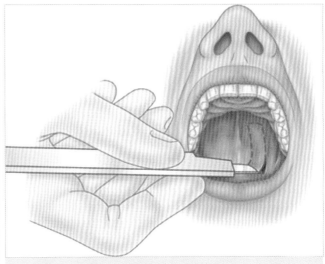

图5.12　从患者硬腭部位采集移植用的黏膜

处理下睑退缩和瘢痕挛缩过程中的颊部提升

对于有瘢痕性下睑退缩的患者，一般需要从其耳后区取皮进行皮肤移植、睑板移植和眼睑缝合。然而，如果退缩量是小到中等的，颊部提升中可以通过从颊部增加下睑皮肤来解决瘢痕性退缩。

为了治疗瘢痕性眼睑退缩，以中面部下垂为治疗点的手术关键如下：①结膜面不用缝合。②下睑皮肤不用剥离或者切除。③用4-0丝线穿过颞侧和鼻侧下睑皮肤和眼轮匝肌时，可以见到下睑灰线。然后将这些缝线穿过颞侧和鼻侧眉弓上方的眼轮匝肌。将缝合线的线结打到棉团上，将下睑向上拉。

如果有轻度下睑退缩，治疗瘢痕性下睑退缩的方法也适用。如果有中到重度的退缩，可在颊部提升过程中添加硬腭黏膜或者真皮（作者个人倾向于用真皮）。

术前准备（用硬腭移植物）

在选择硬腭黏膜作为间隔移植物的手术前一段时间，作者一般会与牙科医师合作，他会用患者认可的材料构建一个定制的塑料板，修补口腔上壁。这个材料通过塑料板延伸到牙齿。在获得硬腭材料后，将其与可吸收明胶一起填塞，插入到口腔黏膜顶层。此材料可以防止血肿，提供舒适感觉。

固定硬腭移植物

用口腔拉钩拉开口腔。用口腔拉钩将舌头向下拉。然后用4cm×4cm的纱布擦干硬腭。用亚甲蓝标记笔标记硬腭移植物的尺寸，一般在硬腭移植物与上牙龈之间的沟后面标记。移植物的颞侧一般为硬腭的颞侧，位于硬腭中央偏颞侧几毫米。后侧一般位于硬腭与软腭交界处。通常情况下，需要取2片硬腭黏膜，每侧眼睑1片。这些区域也在硬腭上用标记笔标记出。

在这些区域内将2%混有肾上腺素的利多卡因注射到标记处黏膜下区域。我们通常在植入硬腭移植前10min进行注射，这样有利于肾上腺素发挥止血作用。用15号刀片切开供区硬腭，取下黏膜移植物（图5.12）。助手将患者舌头向下拉并用吸引器吸血。吸引器必须置于咽部，以防止患者吞咽血液。

用吸收性明胶海绵擦拭供区。偶尔，必须用少量止血剂。手术医师用手指向上顶住吸收性明胶海绵几秒钟，移除口腔拉钩。然后，用术前准备的硬腭支具顶住上腭。

修剪移植物，去除多余组织，仅保留口腔黏膜和硬腭组织。将移植物在庆大霉素中浸泡几分钟后置于平衡盐溶液中。

测量异种真皮移植物模型

当使用硬腭移植物时，对移植物大小的评估是基于下眼睑的收缩程度。通常情况下，移植物的水平尺寸与结膜切口的宽度非常接近（切口可以从远内侧延伸到外侧眼角），垂直尺寸大约是眼睑收缩量（以毫米为单位）的2倍。在施行手术前，尺寸合适的移植物需要在稀释的抗生素中浸泡，直到受区准备完成并测量完移植区尺寸。

缝合硬腭移植物到下睑缩肌和睑板

移植物的下边缘用5-0可吸收缝线从颞侧到鼻侧缝合于下睑缩肌（图5.13）。每条线都要穿过下睑缩肌和移植物边缘。要保证移植物的黏膜面朝向眼球。移除角膜保护器，将下眼睑置于正常位置。手术医师者评估硬腭移植物超过下眼睑边缘的部分，并修剪。因为一般下睑移植黏膜需要多一些，减除多余组织时应谨慎。下一步，用5-0慢吸收线将硬腭移植物固定于下睑板边缘（图5.14）。从鼻侧到颞侧进行缝合，深埋缝线。

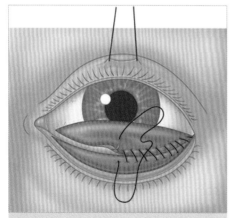

图5.13 切断的结膜缘、Muller肌，睑筋膜囊用硬腭黏膜移植，黏膜面向眼球

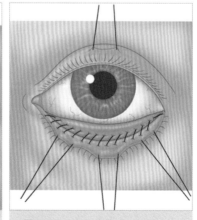

图5.14 将硬腭黏膜缝合到下睑板边缘

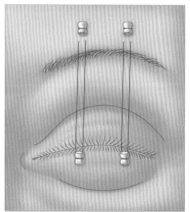

图5.15 用4-0黑丝线缝合，使下睑向上覆盖眼球

用两条4-0丝线在鼻侧和颞侧做挂睑板缝合。每条线都穿过皮肤、下睑轮匝肌和灰线。将缝线缝合固定于眼轮匝肌和皮肤上（图5.15）。

移除角膜保护器，包扎24~48h，减轻眶周不适。线结打于棉花团上，以确保下睑向上提拉。用消炎乳膏涂抹眼部和线结。

将异体真皮缝合于下睑缩肌和睑板

此移植物很像硬腭移植物，仅仅是移植效果不如硬腭移植物。在治疗瘢痕性挛缩时，并不进行皮肤剥离和去除，需进行鼻侧和颞侧睑缘缝合。保留睑缘缝合1周，但是如果挛缩或退缩是中度或重度，作者会保留睑缘缝合至少2周。

口腔护理

在植入硬腭移植物之后，患者在2天后可移除塑料支持物。他们可为了吃饭而移除支持物。患者每天应用消毒漱口水漱口两次，如十六烷基吡啶（Cepacol）漱口水，也可用带有麻药的漱口水，例如2%利多卡因漱口水。大多数患者在术后1周移除塑料支持物，之后供区切口会初步恢复。上腭的肉芽通常在术后1个月出现。

术后护理

术后不包扎。患者被要求在眼睑上敷4cm×4cm规格的冰垫，冰垫要用盐水和冰水浸泡，敷上后轻轻按压眼睑。当垫子变暖时，再次将冰垫浸入盐水和冰水中，然后再次敷上。24h内重复这一过程。术后最初几小时内相当稳定。之后，大约敷15min，中间有15min的休息时间，直到就寝。

为了减轻术后水肿，患者应取头高脚低位休息，头抬起呈45°。作者会常规使用激素和抗生素药物。护士应在术后3h内每15min检查出血相关的症状，直到患者离开医院。

在卧床休息期间，家属和患者应时刻保持清醒，检查不正常的眼球突出和疼痛。如果患者不能保持清醒或者有眼球突出或者疼痛，家属应带患者到急诊室。如果有球后血肿，应快速察觉并打开切口。在术后第6天拆除6-0黑色丝线。缝合脂肪的4-0线也同时拆除。如果还没有吸收，在3周后拆除6-0可吸收缝线。

并发症

患者应该知道他们在术后短暂的时间内可呈现亚洲人外观特征，这样的外观特征会逐渐消退。最常见的患者抱怨是外眦或者眼睑颞侧变厚。这种现象经常发生在广泛剥离下睑皮肤时，因此，如果患者没有特别多余的皮肤和很多的皮肤褶皱，作者还是会很谨慎地完成此步骤。此状况一般会在术后数月恢复正常。如果没有恢复，作者会沿睫毛缘切开下睑皮肤，从眼轮匝肌表面剥离皮肤，去除膨隆的眼轮匝肌或瘢痕组织，然后重新分布和关闭皮肤切口。此时，作者还会折叠眼轮匝肌到骨膜。

偶尔，还会出现皮肤袋状水肿或突出，造成了下睑袋状外观，一般会自行恢复。如果没有，作者会在皮下、肌肉层或者更深层注射稀释的激素。作者用浓度为10mg/mL的曲安奈德0.1mL添加0.9mL利多卡因，用螺旋注射器和30G针头注射。即使这种浓度的注射后很少有并发症发生，也必须提前告知患者可能会出现皮肤变薄或者发红情况。如果注射成功，并存在一些水肿，在1~2个月后可以重复注射。有经验的按摩师的淋巴按摩或者超声波治疗也是治疗手段。

偶尔，埋置线结处会有不舒服感觉或者过敏反应。如果这样，可以移除缝线。在睫毛下缘的切口一般愈合很好。如果在外眦处有不寻常的瘢痕，可以通过切除修复。

作者治疗的患者中，有一些患者在术后颊部区域有感觉异常，这会在1个月内恢复正常。还有一些患者在外眦处会有褶皱，这是对外眦、颞侧皮肤和结膜缝合的外在反应。还有一个患者在修复瘢痕性挛缩时发生了复视。以上这些状况都会慢慢恢复正常。

在作者所有施行的手术中，未见长时间的并发症。

结果

作者治疗的患者中，有500多例患者获得了良好的治疗效果（图5.16～图5.21），患者的满意率一直很高。最初的抱怨主要是皮肤皱缩，大部分情况下可以通过广泛的眼轮匝肌剥离和眼轮匝肌切除来解决。此外，对于一些患者，作者不得不移除埋置的聚丙烯缝合线，修改外眦赘皮的瘢痕，并进行外眦切除术以消除圆形外眦。

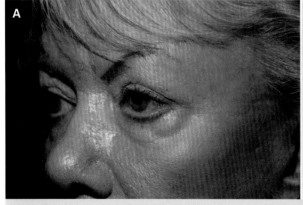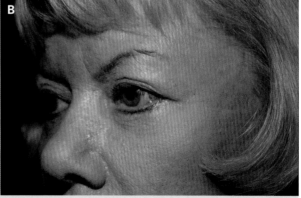

图5.16 （A）颊部下垂，眶缘深陷的患者术前照片，同时存在上睑下垂。她曾于其他医师处行面部提升术和下睑整形术。（B）同一个患者行中面部和颊部提升术后。颊部在一个更高偏颞侧的正常位置，类似于植入颊部移植物后。此外，眶下缘凹陷减轻，鼻唇沟减轻。同时行双侧下睑整形术和双上睑Muller肌结膜切除术

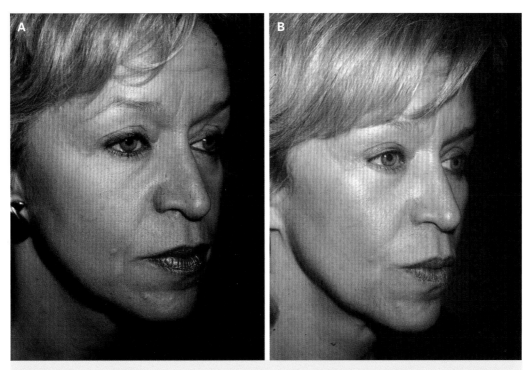

图5.17　（A）中面部下垂患者。（B）同一名患者在颊部中面部提升术后，其颊部位于一个更加正常的位置，呈植入颊部移植物后的外观。该患者还施行了上下睑整合和Muller肌切除术

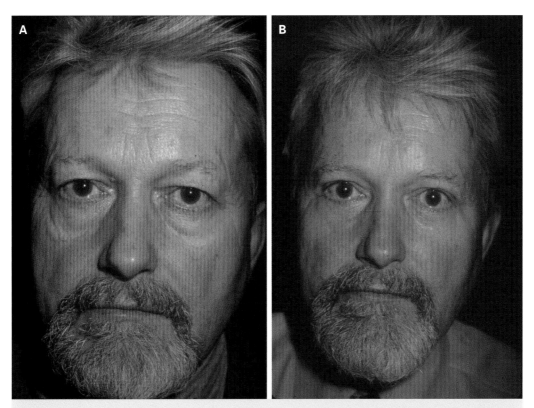

图5.18　（A）患者存在颊部和中面部下垂，眉毛和上睑下垂，上睑松弛和脂肪堆积。（B）同一患者在颊部中面部提升术后。患者还进行了双侧Muller肌切除术、上睑脂肪和皮肤切除术、内镜下额部除皱术

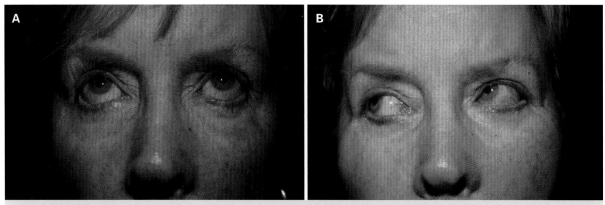

图5.19 （A）患者在下睑整形后存在下睑退缩现象。（B）中面部提升术后矫正下睑退缩

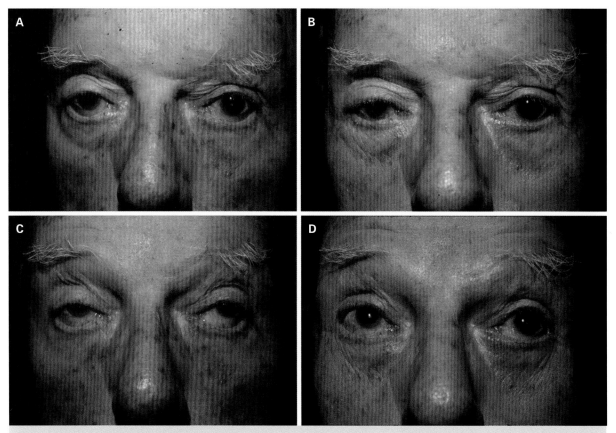

图5.20 （A）术前下睑瘢痕性退缩和外翻的患者。（B）在中面部提升术后下睑退缩和外翻得到矫正。（c）术前仰视。（d）术后仰视

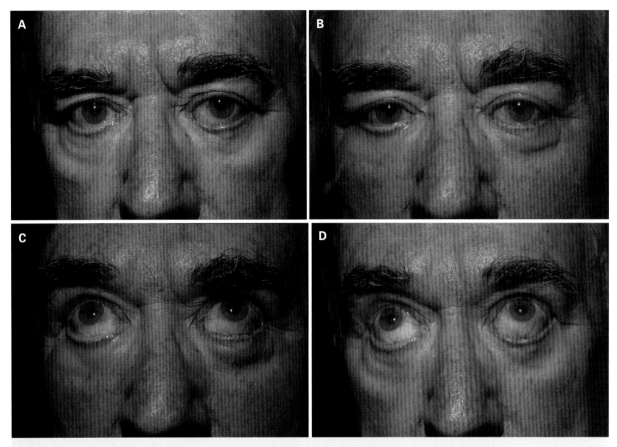

图5.21 （A）术前下睑退缩和外翻的患者。（B）中面部提升术中植入硬腭移植物后下睑退缩和外翻得到矫正。（C）术前仰视。（D）术后仰视

参考文献

[1] Hester Jr TR, Codner MA, McCord Jr CD. Subperiosteal maler cheek lift with lower lid blepharoplasty. In: McCord Jr CD, editor. Eyelids surgery: principles and techniques. Philadelphia, PA: Lippincott-Raven; 1995.p. 210–215.

[2] McCord Jr CD. Lower lid blepharoplasty. In: McCord Jr CD, editor. Eyelid surgery: principles and techniques. Philadelphia, PA: Lippincott-Raven; 1995. p.196–209.

[3] Putterman AM. The mysterious second temporal fat pad. Ophthal Plast Reconst Surg. 1985;1:83–86.

[4] Putterman AM. Avoidance of needle stick injuries during reuse of surgical needles. Plast Reconstr Surg. 2003;112:333–334.

[5] Putterman AM. Temporary blindness after cosmetic blepharoplasty. Am J Ophthalmol. 1975;80:1081–1083.

[6] Baylis H, Goldberg R, Groth M. Complications of lower blepharoplasty. In: Putterman A, editor. Cosmetic oculoplastic surgery. 3rd ed. Philadelphia, PA: WB Saunders; 1999. p. 429–456.

[7] Putterman AM. Cheek midface lift. In: Steven Fagien, editor. Putterman's cosmetic oculoplastic surgery. 4th ed. Philadelphia, PA: Elsevier; 2008. p. 187–204.

[8] Putterman AM, Fagien S. Treatment of lower eyelid retraction with recession of lower eyelid retractors and placement of hard palate or allogeneic dermal matrix spacer grafts. In: Fagien S, editor. Putterman's cosmetic oculoplastic surgery. 4th ed. Philadelphia, PA:Elsevier; 2008. p. 205–216.

第六章　经颞入路骨膜上除皱

Allan E. Wulc，Pooja Sharma

骨膜上剥离平面是在解剖学上适合进行中面部提升的平面。除了剥离时注意勿损伤面神经外，经颞入路进入中面部是安全和可靠的。

本章将说明经颞部内镜骨膜上中面部提升术，重点介绍其手术过程和悬挂技术，复习关键的解剖问题，阐述手术技术，显示手术结果。

前言

中面部老化造成的软组织下垂是由于颊部和深浅脂肪团从支持韧带上逐渐下降造成的。随着年龄的增长，面部从骨膜穿过肌肉到达皮肤的韧带逐渐变薄。这种变化在中面部和眶周限制韧带中较明显，因此也与中面部年轻化有关。作者认为，是重力原因导致从皮下到真皮的韧带变长、裂开。本章节还将深入讨论中面部老化的面部特征和解剖学基础。

在骨膜上平面剥离时可以在直视下看到中面部的韧带和脂肪垫。这会让医师更加清楚地看到剥离的韧带并可将其提升，或者保留其部分完整性。骨膜上剥离另外的优点是可以直接定位下垂的眼轮匝肌在不用悬吊支持脂肪垫的情况下提升颧脂肪垫，这是中面部骨膜上提升中的重点操作。

骨膜上剥离的方法较骨膜下剥离的方法需要手术医师更坚实地掌握解剖学基础来避免并发症的发生。当手术医师准备在有面神经分支的中面部进行剥离时，即在肌肉下剥离时，需注意解剖关系。内镜的运用有助于剥离正确的平面，避免损伤关键的神经、血管等结构。

骨膜下中面部提升术中可以行广泛剥离。骨膜下剥离平面比较安全，因为面神经不接近此解剖平面。然而，此平面下不能看到相关韧带，因此有些问题无法解决，如皮肤韧带的松弛和皮下脂肪的萎缩，它们也是重力影响下中面部老化的原因。此外，骨膜下的剥离可导致血液中断，延长术后肿胀期。最后，骨膜下剥离可以让内侧颧骨的距离变宽，改变患者的笑容。

经眼睑进入中面部的入路因为接近眶骨膜而使人更加容易接受。然而手术操作过程充满困难，包括长时间肿胀、退缩、血肿、外眦异常。许多做眼睑手术的医师都会同时处理外眦，进行外眦悬吊或者下睑缩紧。这些手术操作后会有较高的并发症发生率。

经颞内镜技术可以避免许多眶周和眼睑并发症，几乎没有瘢痕的情况出现。内镜技术可以让颧脂肪垫的韧带附着在骨膜上，从而直接看到。颞部切口还是额部手术和眉部手术的入路。颞上入路方向的提升可以产生更加自然和谐的提升效果。

相关手术解剖

颞窝

最初的剥离要穿过颞窝，在剥离时颞部存在许多容易损伤的神经、血管等结构，因此，手术医师要彻底掌握此处的解剖。面神经颞支在眉提升术中容易受到损伤，在所有经颞的中面部提升中都会面临这个问题。此神经支配额肌、皱眉肌、降眉肌和降眉间肌。此神经的损伤可因为剥离或过度牵拉引起，并可能导致严重的暂时性或永久性的麻痹。

颞部最表浅的层次是颞浅筋膜，是帽状腱膜和中面部表浅肌肉腱膜系统的延续。面神经颞支及颞浅动脉在此层穿行。无血管的筋膜下层类似于额部的帽状腱膜下和SMAS下，从深筋膜发出的颞深浅筋膜。颞深深筋膜覆盖颞肌，向着颧弓方向分出颞深浅筋膜和颞深深筋膜。颞中脂肪垫占据颞浅筋膜和颞深筋膜之间的空隙。颞深筋膜的深层向下与腮腺筋膜相融合。

面神经颞支的走行接近Pitanguy线——从同侧耳屏下0.5cm的区域到颞外侧1.5cm。神经从腮腺的上极发出，沿颧弓下缘走行。因为其跨越颧弓，颞支穿过筋膜下平面，一般分为数支，向着颞浅筋膜深层走行。分支穿行于韧带内，如其穿行于筋膜下间隙一样。神经穿过颞窝的浅层进入其他组织，其深面为颞浅筋膜。安全的剥离平面为颞浅筋膜深面。

连接颞浅筋膜和深颞筋膜的隔膜可以用来可靠地评估颞浅筋膜内颞支的位置。此外这一隔膜被称为颞下隔，颞中筋膜或者眼轮匝肌–颞韧带。隔膜从颞韧带的侧角向外耳道沿一条线倾斜延伸。解剖颞韧带（图6.1），保留中间筋膜的顶部之后，即进入了面神经颞支的区域，在其内侧有哨兵外侧静脉、颞内侧和外侧神经及其分支。这些血管和神经不会跨越层次。哨兵静脉与面神经颞支伴行。颧颞神经的分支是三叉神经感觉支，可以沿着面神经颞支的分支穿过颞浅筋膜。它们的上表面也沿着面神经颞支的走行，可以帮助外科医师确定正确的解剖平面。这一点在骨膜上入路中面部提升中最为重要，因为颞区组织中的错位可能会导致中面部解剖平面不正确。

骨骼结构

在骨膜上剥离平面不能见到中面部的骨性突起。然而面部表情肌肉的附着点是这些肌肉于骨膜

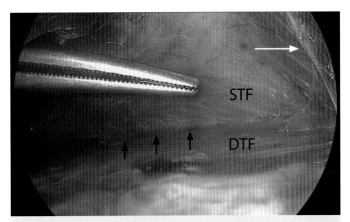

图6.1 左侧为颞下隔切口。短黑箭头指向半透明的颞下隔。白色搭箭头指向颞上隔。STF：颞浅筋膜。DTF：颞深筋膜

表面的起源点，面部皮肤和皮下脂肪垫悬垂的骨皮韧带的起源点也是如此。中面部骨骼由上颌骨、颧骨和泪骨构成。上颌骨向下发出提上唇肌、提上唇鼻翼肌、上唇提肌。口腔的上外侧边界是颧弓的下侧。颧大肌和颧韧带起源于颧弓的前表面，因为它与颧骨融合，毗邻颧弓和颧体的交点处可触及的凹陷。颧大肌在外侧延至耳屏部。双颧大肌是一种常见的解剖学变异，发病率为34%~60%。面神经的颊支在颧大肌深面支配颧大肌，颧支也是如此。因此，在颧大肌之上经内镜入路进行手术时，颧肌去神经的风险是可以忽略不计的。

眼轮匝肌也与中面部的骨骼密切相关。眼轮匝肌的眶部起源于眼睑内侧缘，与眶缘、额骨上颌缘、睑内侧韧带和上颌骨额突相连。眼眶周围的肌纤维呈马蹄形排列。在上部，肌纤维与额肌和起皱肌相互交织。下眶眼轮匝肌位于颧大肌与提上唇肌复合体之间的表面。眶隔前眼轮匝肌起源于眼睑内侧韧带。上眼睑和下眼睑的肌肉向外侧连接，形成外侧睑裂，与上眼睑的皮肤相连。眼轮匝肌也起源于睑内侧韧带。这些肌纤维水平分布，深入外侧睑裂，并连接眶外侧结节。

随着年龄的增长，由于上颌骨的吸收，上颌骨眶下缘下方的骨骼也丧失了很多。上颌骨、眶缘和中面部轮廓的改变导致眶下缘显露、上颌骨下移、鼻尖突出度改变。中面部骨骼的凹陷导致中面部软组织的骨骼支撑不足，容易导致颧脂肪垫下降、泪槽畸形和下眼睑袋的突出。

软组织层

面部的软组织层可以分为6层：皮肤、皮下组织层、SMAS层、疏松组织层（限制韧带和间隙）、深层筋膜和骨膜。面部肌肉一般在SMAS内。SMAS通过皮下组织中的限制韧带连接皮肤，这三层应视为同一个功能单元。这种结构允许内在肌肉的收缩传递给皮肤和皮下组织。疏松的结缔组织层内的纤维凝聚（韧带）将上覆的软组织系在下方的面部骨骼上。在韧带之间、腱膜下层形成了一系列的滑动平面，使得软组织可以在骨膜上移动。疏松的结缔组织层在固定和移动之间创造了一种平衡。当SMAS被用作年轻化手术的基础时，许多研究者建议其骨膜和深筋膜的韧带-骨膜连接应该被释放，以允许美学的移动、适当的再覆盖和长期的组织修复。

对于中面部的弧度和位置很重要的表情肌包括：眼轮匝肌、上唇提肌、提上唇鼻翼肌、颧小肌和颧大肌。这些肌肉由插入肌肉深层的面神经的分支支配。当面神经分支穿过腱膜下光滑平面时，它们受到面部韧带的"保护"。

SMAS和脂肪室

有人指出，在中面部，SMAS本身并不存在。此外，如Rohrich等所述，面部表情肌肉被一个复杂的脂肪间隔和周围的结缔组织隔膜所包围。脸颊脂肪垫是解剖学上独特的结构，位于表层（即皮下脂肪垫)或深部［即眼轮匝肌下脂肪(SOOF）］，脸颊内侧深层脂肪位于中面部。皮下颧脂肪在SMAS表层，靠近皮肤侧。它覆盖眼轮匝肌、颧肌和提上唇肌，并有颧韧带穿过。

颊部皮下脂肪分为3个不同的区域脂肪：内侧、中部和颞侧脂肪。颊内侧脂肪与鼻唇沟相邻，与上唇交界。颊中部脂肪位于内侧和外侧之间，位于颊中部。颊内侧和中部脂肪之间存在致密的筋膜系统；颧大肌位于下方，紧贴着这个致密的筋膜网。这具有重要的临床意义，因为在骨膜前颧弓提升术中需要剥离筋膜隔以进入颧大肌和皮下颧脂肪。

颊部表浅脂肪最外侧的部分是颞侧隔室，连接颞侧脂肪与表浅脂肪。颞侧脂肪的上边界由颞上隔和颞下隔构成。在内侧，颊侧隔将颞侧脂肪与颊侧脂肪分开。

皮下脂肪的下垂导致下眼睑-脸颊交界处的明显分离，并导致鼻唇沟的形成。

SOOF是附着在下眼眶下表面的一薄层分叶状脂肪，可分为内侧和外侧部分。外侧SOOF位于眶外侧缘，其上边界位于颞下隔。颧大肌毗邻于外侧SOOF，因此附着于颧隔。内侧SOOF位于外侧SOOF与颊深层内侧脂肪垫之间的空间。SOOF的萎缩可能导致眶下缘的凹陷和暴露。

在面部的内侧和中央皮下脂肪隔层的下面是脸颊内侧脂肪垫。这个脂肪垫的上边界是ORL，它的下边界是由口轮匝肌下脂肪形成的。颊脂肪垫囊与颧大肌是颊深层内侧脂肪的最外界，其内侧界为围绕鼻基底的梨状韧带。颊内侧深层脂肪的后缘是上颌骨的骨膜。如Ristow所述，在脸颊深层脂肪和骨膜之间存在一个潜在的空间，这对中面部年轻化具有重要意义。

限制韧带

本节将描述面部覆盖脂肪垫的限制韧带，它们包括ORL或眶颧韧带、颧前间隙、颧颊韧带和颧韧带。

眼轮匝肌的中央和外侧部分通过眶隔隔膜和颧前间隙的韧带与眶下缘相连。这种结构被Muzaffar等称为"ORL"，但也被Kikkawa等称为"眶颧韧带"。ORL的长度在中心处最长（从轮匝肌深表面到下眼眶边缘10~14mm），在侧面变得更短、更厚，可伸展性也更小。ORL的中心松弛允许下眼睑脂肪下降到上脸颊，充当吊带，在眼睑-脸颊交界处形成"V"形畸形。

在外眦附近，ORL与眶外侧增厚合并，眶外侧增厚是外周眼轮匝肌筋膜和下侧深筋膜（骨膜和颞深筋膜）的纤维融合。外侧ORL增厚从外眦延伸至颧骨额部至颞深筋膜。眼眶外侧增厚和睑外侧形成一个解剖单位，并通过眼轮匝肌筋膜与外眦韧带相连。可在经颞骨膜上剥离中切开外侧眼眶增厚，以使眼轮匝肌活动，并常常可抬高外侧眼角。

颧前间隙起自眶下缘骨膜，与眶隔融合于弓状缘。韧带穿过眼轮匝肌到达下睑缘下3cm的皮肤。此隔膜在功能和结构上将下眼睑和下面部分开，允许组织水肿和色素在皮肤上的积聚。临床上，这种筋膜与眶周瘀伤和睑颊纹的形成有关，加速了面中沟的形成。

颧弓韧带起源于颧骨下弓的骨膜从颧小肌内侧边界到颧大肌外侧边界的斜线。韧带在颧骨肌肉之间穿过，支持颧外侧脂肪，从颧骨骨膜穿过脂肪室进入上皮层真皮。颧弓韧带的松弛导致颧脂肪垫向内侧下降，并推测这种下降可能有助于鼻唇沟的形成。面神经颧支和面神经颊支支配颧大肌。在颧弓、颧大肌及其神经支配上方，从颞侧入路解剖到中面部。

颧前间隙

正如Mendelson等所述，在骨膜上中面部提升术中，大部分操作发生在颧前间隙内（图6.2）。颧前间隙连接下眼睑、下颞部、侧脸和颧骨下部分。这个空间的功能就像一个滑动平面，允许眼轮匝肌从提上唇鼻翼肌处独立移动。该间隙的基底由覆盖提上唇鼻翼肌的脂肪组成，顶部由眼轮匝肌构成。骨膜前脂肪有一层独特的纤维膜，纤维膜从基底向上走行到间隙的上下边界。ORL将颧前间隙与下眼睑的隔前间隙分开。在下侧，颧弓韧带将颧前区与颊肌外侧脂肪区分开。

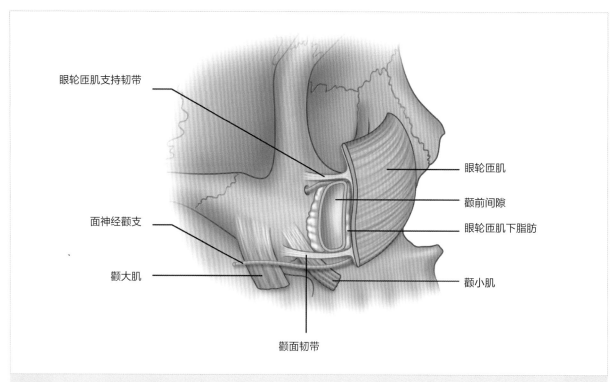

图6.2 颧前间隙（Mendelson、Muzaffar和Adams介绍）。此间隙连接下睑、下颌、颊部的外侧和颧侧。骨膜上中面部提升最主要的操作发生在颧前间隙

颧脂肪垫的移位可能与颧前间隙顶部的松弛有关，其主要或继发于ORL的松弛。颧突的下界与颧弓韧带相对应，颧弓韧带更强，更抗松弛。颧前间隙是安全的解剖平面。颧前间隙内唯一的神经血管结构是颧–面动脉，它紧挨着ORL较厚的外侧部分。面神经颧支是眼轮匝肌的主要运动神经，位于颧前间隙之外。这些分支在颧前区下缘和外侧边界外，从深平面到浅平面交叉，在此处通过韧带来"保护"它们。当经颞入路进入颧前间隙时，面神经颞支位于解剖平面上方。

适应证和技术

我们目前实施两种不同的内镜骨膜前技术来进行美容上的中面部提升。第一种，称为眼周成形术，只抬高眼轮匝肌，上、下眼睑的眶隔和睑板前眼轮匝肌被调动和抬高，并伴有复合的中面部皮瓣。第二种，颧骨成形术，用于重度中面部下垂患者。在后一种技术中，在进行手术时，可采用单缝线或多缝线技术直接抬高颧脂肪垫，然后再进行眼周成形术。

方法的选择取决于术前咨询时评估的中面部下垂的程度。外科医师试图将患者理想的中面部软组织位置概念化，方法是手动抬高中面部的皮肤和皮下组织，牵拉上外侧的松弛组织。对于有中度下垂症状的患者（图6.3A、B），如眶周脂肪突出和早期泪槽已形成的患者，可采用眼周成形术。眼轮匝肌的褶皱也可以用这种技术来改进。对于严重的中面部下垂（图6.3C、D）、瞳孔下缘外露、下眼睑巩膜显露、泪槽和鼻唇沟加深的患者，提示需要进行颧部整形。旧时的照片非常有助于确定患者的中面部下垂的程度，特别是相对于发生过的容量流失而言。

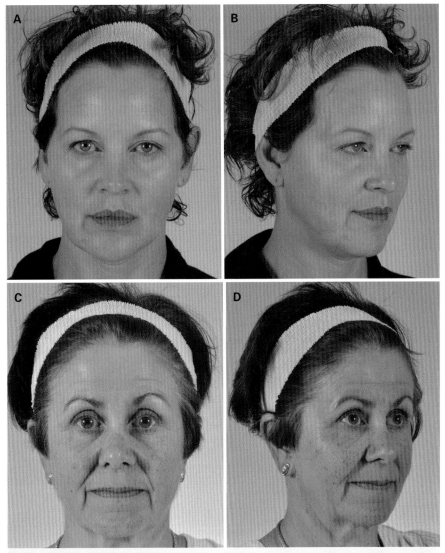

图6.3 中面部下垂的术前评估。中度下垂：（A）正面观；（B）侧面观。重度中面部下垂：（C）正面观；（D）侧面观

这两种技术可以与中内侧自体脂肪填充或富含血小板血浆注射等联合使用，正如本文所描述的那样，中面部提升后，我们并不能充分解决泪槽或鼻唇沟的问题。

下眼睑成形术联合或不联合外眦悬吊和激光抚平，都可以改善脂肪分布、皱纹、眼睑松弛，或下眼睑位置异常。在快速回缩试验中回缩时间增加的患者中，我们发现外眦复位很重要，尤其是在操作眼睑部皮肤时。

手术步骤

麻醉

手术过程中使用静脉麻醉、插管麻醉、神经阻滞和局部浸润。对于神经阻滞和上下眼睑麻醉，作者使用0.5%的丁哌卡因与1∶200 000的肾上腺素和1%的利多卡因与1∶100 000的肾上腺素的50/50

混合物。将0.5%利多卡因溶液与1∶200 000的肾上腺素稀释液注射至头部、颞部和双颊。

内镜

熟练使用内镜是通过经验积累获得的。使用适当的设备是帮助外科医师学习专业技术的关键。特别是，高倍内镜放大率和足够长时间来抬高松弛的皮下组织的可用性要求提供足够的视野。我们使用卡尔·斯托兹30°内镜9倍变焦放大，配有眉套和高清摄像头，许多其他内镜设备也可以使用。

外科医师还必须熟练掌握面部两侧的剥离技术。一般情况下，内镜通过固定大小的切口插入，相关仪器插入颞部切口。为了规范双侧面部的手术视野，我们已经学会了用任意一只手来操作，颞部切口的手术视野与旁正中切口的手术视野有很大的不同。颞部切口，尤指非优势侧的切口，对于惯用右手的外科医师来说，可将左侧切口扩大以同时容纳内镜和设备，以便于缝合穿过眼轮匝肌或颊脂肪垫。

手术标记

测量和标记在麻醉前完成。切口位置标记包括：①在中央发际线处标记出15mm长的正中切口。②靠近中央发际线切口4.5~5cm处，在左右两侧发际线内标记出两个15mm长的切口。③标记两个颞侧3cm长的切口在发际线内大约1.5cm，颞线上约1.5cm处，平行于鼻唇沟（图 6.4A、B）。

上颞顶与面神经颞支的近似位置（Pitanguy线）相同，从耳屏上方0.5cm开始，在眉外侧上角上方延伸约1.5cm。为了更好地触诊颞上嵴韧带，患者可能被要求咬牙。颧大肌的起源和走行也通过让患者微笑来触诊和标记。

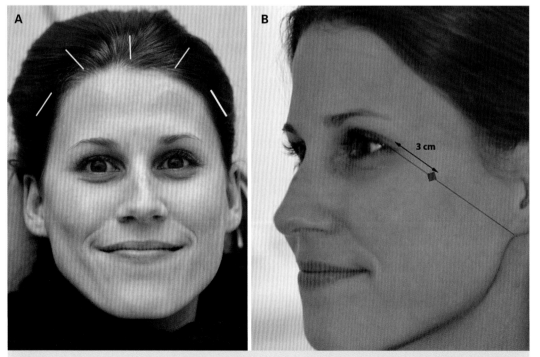

图6.4 术前标记。（A）白线指中面部提升术和眉提升术的切口。（B）蓝色方块是眼轮匝肌提升和悬吊的最高处，在外眦外3cm，外眦到耳垂下连线上

在眶周手术中，对眼轮匝肌将掀起和提升的位置进行标记。此位置在外眦外3cm处，沿着外眦角和上睑缘的方向，对侧的中面部也在对应位置（图6.4B）。此位置皮肤的提升可以明显地提升颞脂肪垫。

内镜下眉毛剥离

所有经颞部的中面部提升手术都要不可避免地穿过前额与颞窝。对于很多患者来说，内镜下眉提升术通常与内镜下中面部提升术一起开展。如果中面部恢复了青春，但是上眼周和前额区域看起来仍然显老，就会出现不和谐的外观，上述这种全面部的手术能够避免这种不和谐。但是，即使患者不要求提升眉毛，前额的颞部依然要进行移动，因为中面部沿着颞上方向上提之后，会出现冗余的组织，只有移动颞部才能让这些冗余的组织重新分配，看起来更加美观。

将0.5%丁哌卡因加上1∶200 000的肾上腺素、1%利多卡因加上1∶100 000的肾上腺素以50/50比例混合，用于眶上、滑车上、泪腺、耳颞、颧颞、颧面、眶下等部位的阻滞。同时浸润上、下眼睑。每侧使用10mL左右的上述溶液来阻滞神经和麻醉上、下眼睑。以无菌方式开展面部准备和铺巾。

此时，将约50mL的0.5%利多卡因结合1∶200 000的肾上腺素皮下注射到每侧前额和太阳穴区域，等待一段时间。

用15号刀切出中央和边缘切口，向下解剖至骨膜，将双切口向下延伸至深层颞肌筋膜的表浅部分。小心地将手术刀斜面与毛囊平行，因为切断毛囊的话可能导致脱发问题。使用一个微弯的剥离器，通过中央切口进入前额的骨膜下，在眶上缘上方3cm左右的地方停下。通过颞部切口，在发际线正上方，使用微弯的剥离器暴露出颞顶韧带，将其钝性剥离，进入之前解剖形成的中央骨膜下囊袋中。这种操作是盲视下完成的，在一个位置上几乎没有损伤颞支面神经的风险。

在这里，将30°内镜插入近中央切口，在内镜的视角下，结合钝性剥离和锐性剥离，将颞顶韧带完全向下分开至眶缘。此时通常能够在切口下部看到内侧哨兵静脉。现在打开眶缘骨膜，暴露出眶上神经和上眼睑悬吊韧带，向外侧移动眼轮匝肌。如有必要的话，在上部进行骨膜下剥离，暴露出降眉间肌和皱眉肌，这一步可利用钝性手术剪来进行最小化的操作。

内镜下中面部剥离

先在每侧皮下注射约25mL的局麻药物（0.5%利多卡因和1∶200 000的肾上腺素），浸润每侧外眦、下眼睑、脸颊，等待适当的时间。眼周成形术与颧骨成形术所剥离的大致区域如图6.5A、B所示。

在颧骨前区进行骨膜下剥离直至中面部。这种剥离是在内侧和外侧前哨静脉之间进行的，在颧中脂肪垫上方的颞下韧带透明结缔组织平面上形成一个平面（图6.6A、B）。颞下韧带大致与面神经颞支的路径和位置平行，一旦在这个筋膜之下，颞顶筋膜就不在解剖平面之上，而神经在解剖平面之上。不要烧灼前哨静脉，应将它们留在原地，作为颞面神经分支的标记。SOOF位于剥离层，眼轮匝肌就在剥离位置的正上方。

为了暴露出眶前眼轮匝肌的肌肉下部分，用锐利手术剪将外眦肌腱的前外侧部分分开大约4mm。利用较长的钝性手术剪，以垂直铺展的方式使眼轮匝肌下方形成剥离面，然后用Isse剥离器将其撑

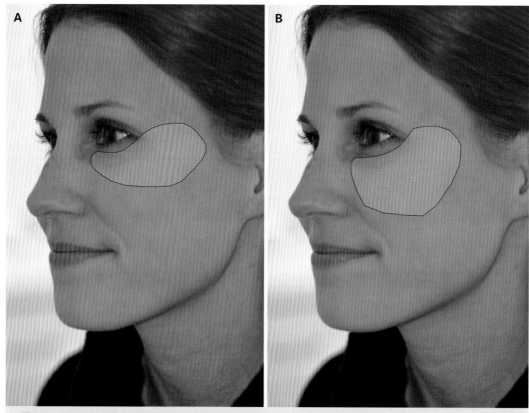

图6.5 （A、B）眼轮匝肌和颧部整形的剥离范围

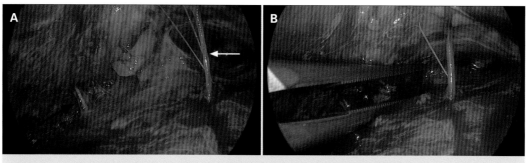

图6.6 （A）中段哨兵静脉（白色箭头），外侧哨兵静脉（黑色箭头）。颧神经分支与中段哨兵静脉伴行。
（B）剥离中央和外侧哨兵静脉

大。利用弯曲钝性剥离器，轻轻横扫，将肌肉下剥离扩展至睑板前下眼睑，避免意外撕裂皮肤。这个潜在平面可轻易地上提到眼轮匝肌所附着的ORL边缘。该操作可向上提起眼轮匝肌，暴露出弓状缘与ORL。

中面部悬吊

从这一点开始，所采用的技术根据所需的目标、解剖的范围和所需的中面部抬高的程度而变化。

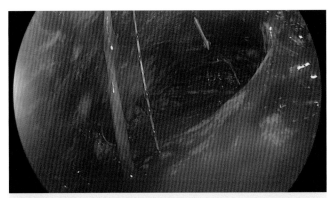

图6.7　用25G针确定指定点——外眦外3cm处，在外眦与耳屏下连线上，供骨膜上整形固定

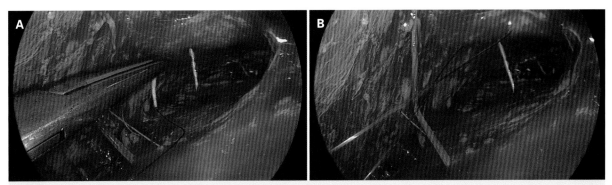

图6.8　眼轮匝肌悬吊。（A）普灵线从内向外穿过最大提升点（B）眼轮匝肌提升

眼周成形术（眼轮匝肌外侧悬吊提升）

用口径25G的缝针穿过皮肤，这样可以从内部看到术前标记出的3cm点位置（图6.7）。通过对内部组织施加牵引力，可从皮肤表面来判断理想的中面部提升效果及上提的向量。在这里，要想形成看起来自然的上提，同时尽量减少并发症的发生，医师对中面部换颜的审美判断及经验就显得非常重要了。可分开颧颊韧带来进一步松解韧带。也可以松解ORL，尽管我们在极少数情况下认为有必要这样做。

在确定理想的上提程度后，将一根普灵线绕在PS2缝针上，安全地穿过眼轮匝肌，注意穿过深度，要避免留下凹痕（图6.8A、B）。采用水平褥式缝合，直接上提，固定住缝线，直接附着到颞部切口下方的颞肌筋膜上。以类似的拉力，两侧同时以对称方式吸住，稍微过度矫正。当手术医师固定住打结时，助手上提颧骨脂肪垫，将拉力从缝线上移除。

颧骨成形术

对于需要额外上提和（或）直接固定颧骨脂肪垫的病例，我们会进一步深入中面部内部行剥离。在完成上述眼周成形术中的眼轮匝肌移动后，继续向下剥离，分开颧弓韧带的内缘。该韧带代表了眼轮匝肌的外侧附着，其内缘大约位于颧骨弓和外眶缘的接合处。先用扁桃体钳以垂直方向剥离，

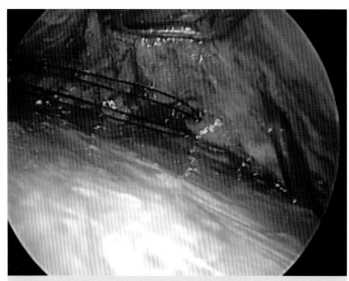

图6.9 颧整形，将颧脂肪垫缝合固定于颧颊韧带

将韧带先分开，然后用Isse鸭嘴剥离器将其上提。当剥离器小心地进入中面部之后，通常能够在ORL下方2cm、外眦外侧2cm左右的地方看到颧大肌的起端。以最小幅度在颧大肌内侧分开眼轮匝肌和颧大肌所附着的颧骨隔，然后继续剥离出该隔断，延伸至鼻唇沟。用Isse中面部剥离器或扁桃体钳提起表浅脂肪垫，暴露出深处的中面部脂肪。

从鼻翼开始，沿着水平方向画出一条线，从外眦开始垂直画出一条线，在两线交会处用绕在V-7缝针上的3-0聚丙烯缝线开始缝合（图6.9）。从技术上来说，这条缝线的走向较难，因为很难从内镜切口开始处操作一根弯曲的缝针向前缝上一段距离，尤其是在只是部分剥离组织时这样做必须小心，避免因为缝线位置过于表浅而在皮肤上留下凹痕。用水平褥式缝合法直接将脸颊这一块悬吊到深层颞肌筋膜上。完成缝合之后，助手负责提起中面部，从闭合处撤下拉力，在手术室保持轻微的过度矫正。

在完成颧骨成形术之后，向上悬吊起眼轮匝肌，方法见"眼周成形术"一节。

眉上提

如果需要眉上提的话，应该在中面部提升完成之后开始这项操作。为了进行固定，用带保护的4.5mm钻头在额骨钻出两个孔，通过正中切口，在额骨的浅表将两个钻孔相连。用2-0 PDS水平褥式缝线穿过钻孔和额肌，悬吊起前额。将一根水平褥式锁缝针穿过颞顶筋膜，提起颞眉，将其向外上侧固定到深处颞肌筋膜上。利用钉子或吸收快的肠线缝合切口位置。不需要敷料。向两侧下穹隆处点入润滑用的眼药膏。

附加手术

我们通常在局麻条件下利用注射器从腹部或大腿外侧获取脂肪，重新填充面部凹陷的脂肪部分。我们采用一系列不同的套管来实现增容目的。这些技术详见第11章。

根据脂肪性眼睑的严重程度，我们将利用经结膜入路对脂肪进行分级切除。如果存在眼角松弛，将展开眼角缩紧术。在出现明显的多余皮肤时，我们可能捏紧、切除它们。更常见的情况下，我们会利用Sciton双模铒激光来开展激光换肤术。

术后康复与并发症控制

在术后阶段，疼痛控制显得尤为重要。应该告知患者预计在术后72h左右会出现疼痛。在缝合时，我们通常会在每边使用10mL的0.5%丁哌卡因与1∶200 000的肾上腺素来阻滞眶上、滑车上、泪腺。

在术后，通常会需要用麻药性镇痛药物来解决头痛问题。我们通常会开出加巴喷丁（100~300mg TID）来处理术后疼痛，我们发现大多数患者在使用加巴喷丁和泰勒诺之后效果不错，这样能够避免使用麻药性镇痛药物后伴随出现的恶心和便秘问题。

因为眼轮匝肌失用而导致术后早期出现眼睑闭合不全问题。发生这种问题时，重要的是要警惕角膜刺激和结膜水肿问题。根据我们的经验，所有患者早期都会出现眼轮匝肌无力，一般会在前几周得到解决，这种症状很少持续超过2个月。在重获功能的同时，我们鼓励患者在白天对角膜进行频繁的润滑，并推荐晚上使用眼药膏或者将眼部包扎起来。在这段时间内，患者可能会因为眼轮匝肌无力而感觉到视敏度出现轻微的下降。淤青一般在1~2周内会消失，但是泪沟的肿胀可能会持续至多1个月，尤其是在合并开展了吸脂美容术的情况下。

该手术的并发症可能包括：颞支损伤、血肿形成、感染/缝合处脓肿、脱发、眼角变形。可避免对缝合线上施加过度的拉力，在切口和缝合过程中保护毛囊的完整性，这样能够避免引起脱发。精准的止血法能够防止血肿的形成。对于骨膜前入路来说，肿胀时间延长是很罕见的，尽管一些术前出现眼睑下垂征兆的患者会出现这种症状。大多数内镜下前额手术后，都会出现前额麻木和感觉迟钝，但是这些症状在大多数病例中都会自行消失。

最大的担忧在于对面神经额骨分支造成的潜在损伤，不论使用剥离器械或是内镜，都可以通过观察适当的解剖组织平面、小心使用烧灼、避免使用过度牵引力来避免造成该损伤。

结果

在过去的10多年中，我们一直通过经颞部入路来开展骨膜上中面部提升。我们发现这种方法是可信赖的，而且并发症比经眼睑入路要少。根据我们的经验，骨膜下入路会扩大颧骨内的距离，看起来稍微不那么自然，而且在术后可能出现不可预测的肿胀。

在第3个月判断整体效果。我们对大多数患者随访至少1年，情况允许时甚至更长，在术后6个月后才能判断吸脂美容术是否成功。

我们在年龄40~80岁的患者中开展经颞部内镜下中面部提升术。这种方法取得的效果是持久的：我们发现在长达11年的随访期内，患者能够保持中面部矫正后的效果。我们的结果示例见图6.10~图6.12。

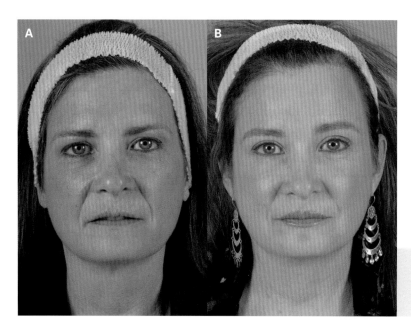

图6.10 48岁老年女性行眶周整形，包括眉提升、上睑整形和体雕术。前面观：（A）术前;（B）术后6个月

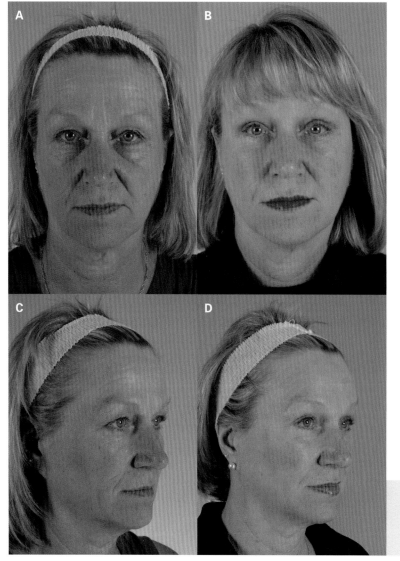

图6.11 60岁女性进行颞部整形和上睑整形。前面观：（A）术前；（B）术后7个月。侧面观：（C）术前；（D）术后7个月

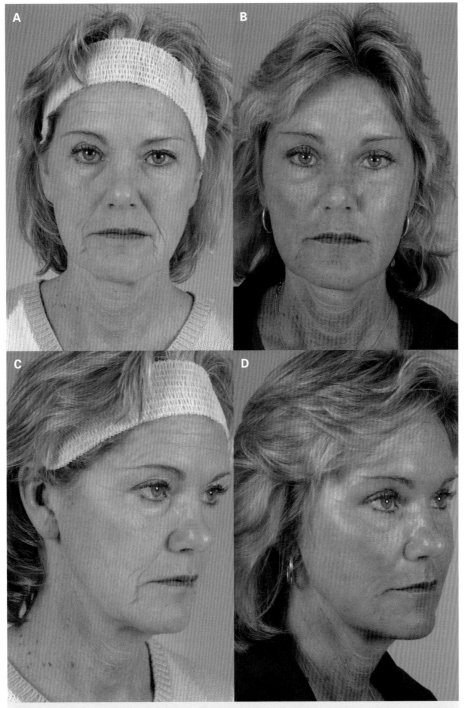

图6.12 颞整形联合眉提升、上睑整形、体雕术、真皮内填充的51岁老年女性。前面观：（A）术前；（B）术后4个月。侧面观：（C）术前；（D）术后4个月

总结

经颞部骨膜上入路是在安全、可测平面上提高中面部的一种中面部解剖法，并发症少，术后恢复过程可预测。

这种技术中需要克服的障碍在于如何在面神经附近（前额剥离面以上、中面部剥离面以下）形成舒适的水平操作，以及如何在远离切入点的内镜下将缝线灵活地植入中面部。

参考文献

[1] Rohrich RJ, Pessa JE, Ristow B. The youthful cheek and the deep medial fat compartment. Plast Reconstr Surg. 2008;121(6):2107–2112.

[2] Yousif NJ, Mendelson BC. Anatomy of the midface. Clin Plast Surg. 1995;22(2):227–240.

[3] Mendelson BC. Surgery of the superficial musculoaponeurotic system: principles of release, vectors, and fixation. Plast Reconstr Surg. 2002;109(2):824–825.

[4] Lucarelli MJ, Khwarg SI, Lemke BN, Kozel JS, Dortzbach RK. The anatomy of midfacial ptosis. Ophthal Plast Reconstr Surg. 2000;16(1):7–22.

[5] Sclafani AP. The multivectorial subperiosteal midface lift. Facial Plast Surg. 2001;17(1):29–36.

[6] Hamra ST. Prevention and correction of the "face-lifted" appearance. Facial Plast Surg. 2000;16(3):215–229.

[7] Hester Jr TR, Codner MA, McCord CD, Nahai F, Giannopoulos A. Evolution of technique of the direct transblepharoplasty approach for the correction of lower lid and midfacial aging: maximizing results and minimizing complications in a 5-year experience. Plast Reconstr Surg. 2000;105(1):393–406.

[8] Moelleken BR. Midfacial rejuvenation. Facial Plast Surg. 2003;19(2):209–222.

[9] Isse NG. Endoscopic forehead lift. Evolution and update. Clin Plast Surg. 1995;22(4):661–673.

[10] Isse NG. Endoscopic facial rejuvenation. Clin Plast Surg. 1997;24(2):213–231.

[11] Babakurban ST, Cakmak O, Kendir S, Elhan A, Quatela VC. Temporal branch of the facial nerve and its relationship to fascial layers. Arch Facial Plast Surg. 2010;12(1):16–23.

[12] Mendelson BC, Jacobson SR. Surgical anatomy of the midcheek: facial layers, spaces, and the midcheek segments. Clin Plast Surg. 2008;35(3):395–404.

[13] Moss CJ, Mendelson BC, Taylor GI. Surgical anatomy of the ligamentous attachments in the temple and periorbital regions. Plast Reconstr Surg. 2000;105(4):1475–1490.

[14] Knize D. The forehead and temporal fossa: anatomy and techniques. Philadelphia, PA: Lippincott Williams & Wilkins; 2001.

[15] Lambros V. Models of facial aging and implications for treatment. Clin Plast Surg. 2008;35(3):319–327.

[16] Pitanguy I, Ramos AS. The frontal branch of the facial nerve: the importance of its variations in face lifting. Plast Reconstr Surg. 1966;38(4):352–356.

[17] Trinei FA, Januszkiewicz J, Nahai F. The sentinel vein: an important reference point for surgery in the temporal region. Plast Reconstr Surg. 1998;101(1):27–32.

[18] Trussler AP, Stephan P, Hatef D, Schaverien M, Meade R, Barton FE. The frontal branch of the facial nerve across the zygomatic arch: anatomical relevance of the high-SMAS technique. Plast Reconstr Surg. 2010;125(4):1221–1229.

[19] Miller PJ, Smith S, Shah A. The subzygomatic fossa: a practical landmark in identifying the zygomaticus major muscle. Arch Facial Plast Surg. 2007;9(4):271–274.

[20] Hu KS, Jin GC, Youn KH, et al. An anatomic study of the bifid zygomaticus major muscle. J Craniofac Surg. 2008;19(2):534–536.

[21] Pessa JE, Zadoo VP, Garza PA, Adrian Jr EK, Dewitt AI, Garza JR. Double or bifid zygomaticus major muscle: anatomy, incidence, and clinical correlation. Clin Anat. 1998;11(5):310–313.

[22] Shim KS, Hu KS, Kwak HH, et al. An anatomical study of the insertion of the zygomaticus major muscle in humans focused on the muscle arrangement at the corner of the mouth. Plast Reconstr Surg. 2008;121(2):466–473.

[23] Muzaffar AR, Mendelson BC, Adams Jr WP. Surgical anatomy of the ligamentous attachments of the lower lid and lateral canthus. Plast Reconstr Surg. 2002;110(3):873–884.

[24] Spiegel JH, DeRosa J. The anatomical relationship between the orbicularis oculi muscle and the levator labii superioris and zygomaticus muscle complexes. Plast Reconstr Surg. 2005;116(7):1937–1942.

[25] Patel BCK. Surgical eyelid and periorbital anatomy. Semin Ophthalmol. 1996;11:118–137.

[26] Pessa JE. An algorithm of facial aging: verification of Lambros's theory by three-dimensional stereolithography, with reference to the pathogenesis of midfacial aging, scleral show, and the lateral suborbital trough deformity. Plast Reconstr Surg. 2000;106(2): 479–488.

[27] Mendelson BC, Muzaffar AR, Adams Jr WP. Surgical anatomy of the midcheek and malar mounds. Plast Reconstr Surg. 2002;110(3):885–896.

[28] Furnas DW. The retaining ligaments of the cheek.Plast Reconstr Surg. 1989;83(1):11–16.

[29] Rohrich RJ, Pessa JE. The retaining system of the face: histologic evaluation of the septal boundaries of the subcutaneous fat compartments. Plast Reconstr Surg. 2008;121(5):1804–1809.

[30] Mendelson BC. SMAS fi xation to the facial skeleton: rationale and results. Plast Reconstr Surg. 1997;100(7):1834–1842.

[31] Gardetto A, Dabernig J, Rainer C, Piegger J, Piza- Katzer H, Fritsch H. Does a superfi cial musculoaponeurotic system exist in the face and neck? An anatomical study by the tissue plastination technique. Plast Reconstr Surg. 2003;111(2):664–672.

[32] Rohrich RJ, Pessa JE. The fat compartments of the face: anatomy and clinical implications for cosmetic surgery. Plast Reconstr Surg. 2007;119(7):2219–2227.

[33] Rohrich RJ, Arbique GM, Wong C, Brown S, Pessa JE. The anatomy of suborbicularis fat: implications for periorbital rejuvenation. Plast Reconstr Surg. 2009;124(3):946–951.

[34] Kikkawa DO, Lemke BN, Dortzbach RK. Relations of the superfi cial musculoaponeurotic system to the orbit and characterization of the orbitomalar ligament.Ophthal Plast Reconstr Surg. 1996;12(2):77–88.

[35] Pessa JE, Zadoo VP, Adrian EK, Woodwards R, Garza JR. Anatomy of a "black eye": a newly described fascial system of the lower eyelid. Clin Anat. 1998;11(3):157–161.

[36] Goldberg RA. The three periorbital hollows: a paradigm for periorbital rejuvenation. Plast Reconstr Surg. 2005;116(6):1796–1804.

[37] Pessa JE, Garza JR. The malar septum: the anatomic basis of malar mounds and malar edema. Aesthet Surg J. 1997;17(1):11–17.

[38] Furnas DW. Strategies for nasolabial levitation. Clin Plast Surg. 1995;22(2):265–278.

[39] Pontius AT, Williams III EF. Optimizing midfacial rejuvenation: the midface lift and autologous fat transfer. In: Shiffman MA, editor. Autologous fat transfer: art, science, and clinical practice. New York, NY: Springer; 2010. p. 171–178.

[40] Weber PJ, Popp JC, Wulc AE. Refi nements of the tarsal strip procedure. Ophthalmic Surg. 1991;22(11):687–691.

第七章　经眼睑骨膜上中面部提升术

Seongmu Lee , Doug Marx , Michael T. Yen

引言

中面部提升有多种方法，优缺点各异。经眼睑骨膜上入路方法采用隐藏式经结膜切口或者经下眼睑切口的方式，其解剖面出血较少，易达解剖平面，对中面部肌肉的破坏程度最小，且对淋巴引流系统的干扰也更轻微。此外，该技术可与睑板外侧条形剥离术并行，防止下眼睑错位，从而有助于中面部提升术为下眼睑提供额外支撑。

中面部年轻化治疗的目标是多方面的，其主要关注如何改变下垂和皮肤组织下陷带来的衰老变化，同时尽量降低并发症和不良后果的发生风险。从服药到手术等多种不同等级的治疗手段均可有助于实现上述目标。其中需考虑的重要因素包括患者的现实目标和期望、精准确认潜在病理生理机制，以制定个体化治疗方法。此外，在选择操作方式前还需明确并探讨可能影响面部整体和谐的并发症，如下眼睑松弛/错位、眉毛下垂、颈部角度缺失、颈阔肌带明显等，从而促进治疗方案的确定。

上述皮肤变化在面部衰老中的作用很关键，而对所述变化的修复和改善是关键治疗目的之一。据研究报道，目前存在多种恢复方法，包括应用角质层分离剂、肉毒素注射、激光换肤、化学剥落。利用注射填充剂改善皱纹、皮肤组织下陷、眼睑错位是一种行之有效的治疗选择。

中面部提升术的目的是通过垂直提拉和重新定位，将颧骨脂肪垫、眼轮匝肌下脂肪、向下错位的组织恢复到年轻时的解剖位置。将所述组织上提，能够改善鼻唇沟，也有可能将眶下缘的剥离减轻到最低程度。此外，同时进行下眼睑整形术、眼眶上脂肪重定位，有助于优化衰老面部的颧骨凸起轮廓。最后，进行下眼睑错位修复时，可考虑进行辅助性中面部提升，从而有助于减缓组织下垂导致的向下矢量力，并尽可能减少复发以及术后下眼睑回缩的风险（图7.1A、B）。

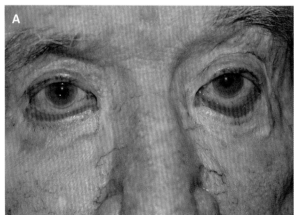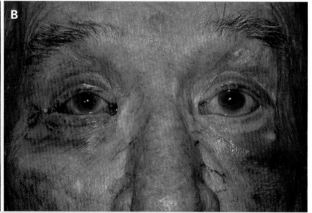

图7.1　（A）由于皮肤癌切除术和中面部下垂引起严重的瘢痕性下睑退缩。注意垂直方向的下睑长度。（B）中面部提升和睑板条缩短后，下睑退缩得到矫正

中面部提升技术

中面部提升的目的在于提供强大的垂直拉力，将下垂组织位置提至年轻时的解剖位置。我们已描述多种相关技术及改良技术，其在上提量、入路面、切口位置、矢量力方向、固定位置和矫正量方面存在差异。此外，一些研究者建议通过开展颧骨增大术来恢复衰老过程中出现的骨骼变化。

骨膜上入路的中面部提升有多种好处。该手术入路通常采用隐藏式经结膜切口，有助于降低皮肤瘢痕形成的风险。该手术入路的出血相对较少，且解剖容易。同时还可采用经皮睑下缘切口进入中面部，可广泛削弱骨膜上平面的下睑轮匝肌与颧骨脂肪垫作用，让中面部具有较好的移动性和活动性。此外，尽管颧大肌、颧小肌、上唇提肌的肌腹被提升，但与骨膜下入路相比，骨膜上入路手术中的中面部肌肉的附着点并未受到影响，可向上外侧移动（图7.2）。骨膜上入路手术与骨膜下入路手术相比，可减轻患者术后不适和淋巴水肿。骨膜上入路手术也可与睑板外侧条形剥离术并行，防止下眼睑错位，从而有助于中面部提升术为下眼睑提供额外支撑。

手术技术

骨膜下中面部提升术通常在监测下采用局麻与镇静麻醉，当然全麻或直接局麻也可行。在患者到达手术室后，向其眼球表面滴表面麻醉药。2%利多卡因加1∶100 000的肾上腺素浸至下眼睑结膜下穹隆和面颊。同时，采用相同的麻药进行眶下神经阻滞。

若须同时进行睑板外侧条形剥离术，首先须作外眦部切口，进行外眦切开术。该步骤并非中面部提升的必需步骤。但是，在进行外眦睑板切除术和外眦切开术时，随着眼睑外侧支持韧带组织的松解，当进行眼睑切开和眼睑松解术时，更容易进入眼睑，并扩大手术操作空间。

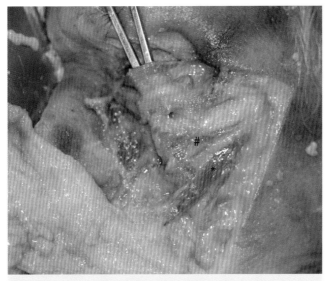

图7.2　骨膜上中面部提升术患者的尸体解剖，颧大肌（星号）、颧小肌（井号）被剥离，但肌肉起点被完整保留

在下眼睑中，于下穹隆距离睑板下缘下方3~4mm处做一结膜入路切口。采用4-0缝合丝线，将结膜与提拉肌复合体向上提升，采用Desmarres拉钩收缩眼睑。如果尚未进行外眦切开术和下睑切开术，在收缩下眼睑时应注意防止内眦肌腱撕裂。同时，也可在下眼睑睫毛线的正下方做一向下切口，然后通过眼轮匝肌进行剥离，进入眶下筋膜平面。

手术操作的下一步为对脸颊肌皮瓣进行塑形。在眶下筋膜平面进行钝性剥离，直至眶下缘水平，达弓状缘。然后使用Stevens手术剪剥离上颌骨以上骨膜上入路平面。在该平面，削弱颧骨组织和眼轮匝肌下脂肪组织，利用宽拉钩（如Sayre上提器）暴露上颌骨，向下达鼻唇沟和嘴角（图7.3A、B）。在解剖过程中，避免颧大肌、颧小肌以及提上唇肌附着点从下部的上颌骨脱离。相反，应削弱肌腹，从而有助于提拉皮肤、颧骨脂肪、眼轮匝肌下脂肪、眼轮匝肌的复合肌皮瓣。可行盲法剥离；但须注意内侧和后侧脸颊部位，避免损伤眶下神经血管束与颧面动脉。通常通过触诊来确定眶下孔和颧面孔的位置，有利于在剥离中确定相应神经血管丛的位置。

如上所述，在去掉脂肪垫和肌肉并上提上颌骨肌皮瓣后，中面部整体向上、向前提升。然后用4-0 Polyglactin缝线将中面部整体缝合，缝线始于肌皮瓣下侧，经过颧骨脂肪垫，最后进入表浅肌肉腱膜系统（SMAS）的内侧延伸处。注意，避免在皮肤凹陷处缝得太浅；但是，缝线须经过SMAS内侧延伸处以确保固定强度。而后，将缝线沿眶下缘和外眶缘固定至骨膜上（图7.4）。推进皮瓣不仅可有助于矫正中面部下垂，且可充当固定点，为下眼睑提供额外支撑，防止向下牵拉下眼睑。在确定恰当的中面部组织的位置后，采用6-0普通可吸收线缝合结膜入路切口。

如果需要，可用Westcott手术剪将外侧下眼睑前后侧分开，进行睑板外侧条形剥离术，去除后侧黏膜皮肤连接，刮去结膜上皮。然后使用4-0 Polyglactin缝线进行间断缝合，将睑板固定至外侧眶缘骨膜上，小心地重新将外眦肌腱定位至眶缘上。使用6-0普通肠线重新塑形外眦，而后采用6-0普通肠线进行间断缝合，完成外眦切开术。

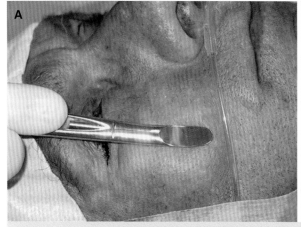 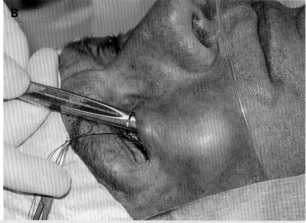

图7.3 （A）用一个较宽的剥离子，例如Sayre剥离子，在中面部骨膜上平面进行剥离。（B）于中面部鼻唇沟平面上从颧骨上进行剥离

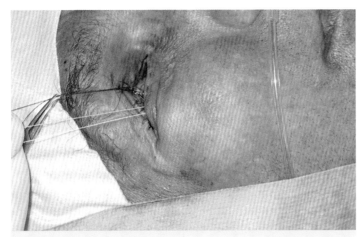

图7.4　在用4-0可吸收线悬吊中面部后，中面部向上提升固定到眶下缘和外侧眶缘的骨膜上

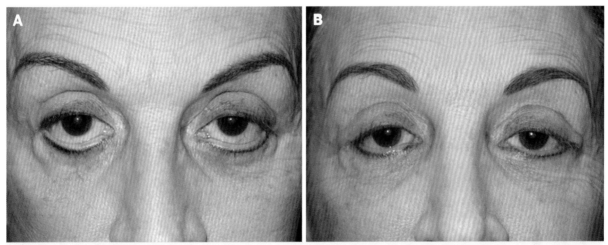

图7.5　（A）下睑在整形术后退缩。（B）经眼睑骨膜上中面部提升术修复下睑退缩后

总结

　　中面部下垂矫正术是中面部修复和下眼睑错位重构中不可或缺的手术技术。随着对中面部衰老相关面部解剖结构的理解不断加深，我们有能力设计出有效的、个性化的方案优化矫正效果。但是，上述多种中面部提升术也证实了该操作的困难与复杂程度。

　　骨膜上入路中面部提升术可尽可能减少对中面部肌肉以及淋巴引流系统的干扰，同时直接有效地将中面部肌复合体牵拉上移至眶缘下侧与外侧。这种技术使解剖平面的出血相对较少，且容易进入操作，无明显并发症。最后，该项技术有助于形成一固定点，为下眼睑提供额外支撑，从而减轻下面部对下眼睑的向下牵引力。此外，下眼睑悬带的张力释放与加固尤其有利于治疗中面部沉重和麻痹以及前板不足的患者，尽管对于后者来说，可能还需另行前板层结膜移植术。因此，骨膜上入路手术方法是中面部衰老管理的一种行之有效的治疗模式，尤其适合矫正下眼睑错位（图7.5A、B）。

参考文献

[1] Lee JY, Kim YK, et al. Loss of elastic fi bers causes skin wrinkles in sun-damaged human skin. J Dermatol Sci. 2008;50(2):99–107.

[2] Leyden JJ. Clinical features of aging skin. Br J Dermatol. 1990;122 Suppl 35:1–3.

[3] Fulton JE, Porumb S. Chemical peels: their place within the range of resurfacing techniques. Am J Clin Dermatol. 2004;5(3):179–187.

[4] Koch BB, Perkins SW. Simultaneous rhytidectomy and full-face carbon dioxide laser resurfacing: a case series and meta-analysis. Arch Facial Plast Surg.2002;4(4):227–233.

[5] Kauvar AN, Dover JS. Facial skin rejuvenation: laser resurfacing or chemical peel: choose your weapon. Dermatol Surg. 2001;27(2):209–212.

[6] Morley AM, Taban M, et al. Use of hyaluronic acid gel for upper eyelid fi lling and contouring. Ophthal Plast Reconstr Surg. 2009;25(6):440–444.

[7] Morley AM, Malhotra R. Use of hyaluronic acid fi ller for tear-trough rejuvenation as an alternative to lower eyelid surgery. Ophthal Plast Reconstr Surg.2010;27(2):69–73.

[8] Chung JE, Yen MT. Midface lifting as an adjunct procedure in ectropion repair. Ann Plast Surg. 2007;59(6):635–640.

[9] Cohen SR, Kikkawa DO, et al. Orbitomalar suspension during high SMAS facelift. Aesthet Surg J. 2010;30(1):22–28.

[10] Owsley JQ. Face lifting: problems, solutions, and an outcome study. Plast Reconstr Surg. 2000;105(1):302–313. discussion 314–315.

[11] Psillakis JM, Rumley TO, et al. Subperiosteal approach as an improved concept for correction of the aging face. Plast Reconstr Surg. 1988 Sep;82(3):383–394.

[12] De La Plaza R, Valiente E, et al. Supraperiosteal lifting of the upper two-thirds of the face. Br J Plast Surg.1991;44(5):325–332.

[13] Moelleken BR. Midfacial rejuvenation. Facial Plast Surg. 2003;19(2):209–222.

[14] Terino EO. Three-dimensional facial contouring: utilizing upper-midface suspension technology and alloplastic augmentation. Facial Plast Surg. 2003;19(2):171–184.

第八章　聚四氟乙烯移植物的中面部提升

Kenneth D. Steinsapir

引言

研究人员发现，当一种问题存在多种手术方法解决时，这些方法往往都不是最理想的解决方案。在中面部手术中，不同手术方式处理的解剖学问题各不相同，因此在选择手术方案时难度更大。例如，中面部老化容量减少理论的支持者试图采用面部填充剂来矫正容量变化，而中面部下垂理论的支持者提倡通过多种技术手段进行面部提升。此外，本章中介绍的中面部垂直提升术和颞部切口中面部提升术在操作上也存在差异，后者需要进行颞上部悬吊提拉操作。

作者坚信，采用透明质酸填充剂进行的容量填充术是中面部下垂最新的治疗技术。这种方法对于中面部下垂时间较久的病例非常有效，同时也可改善因下垂造成的眼睑错位。由于本章提出的手术具有先进性，外科医师应先通过功能性修复手术积累经验，然后再进行整形修复手术。

在大约20%的病例中，术后肿胀会持续数月之久。因此，通过在眶缘植入膨体聚四氟乙烯（ePTFE）移植物进行中面部垂直提升术通常不是首选的中面部美容手术方案。然而，该方法对于复杂的重构是一个很好的选择。这种手术对于面部或眼眶创伤后的晚期改善，或广泛的癌症切除和修复后的第二阶段或第三阶段的重建特别有用。该手术方式最重要的适应证是眼睑和中面部整形手术失败后进行眼睑和中面部复合损伤修复。

为了了解手术的基本原理，我们有必要回顾一下中面部解剖学和衰老方面的知识。在此基础上，我们会更容易理解中面部移植物的作用机制和必要性。这是进行实际手术操作的基础，下文中会详细说明。为了阐明这种材料的作用，我们对两个案例进行了探讨。本章末尾总结了潜在的并发症及其处理方法。

解剖学注意事项

年轻人的脸颊饱满充盈，可在眶缘周围形成柔和的线条，其末端连接至下睑板正下方的沟壑，并与下眼睑皱褶高度相对应。眶缘外侧和颧骨上附着了一层柔软的脂肪垫，在颞部和眼眶的美学解剖分区之间形成了微妙的视觉分割。下眼睑边缘色淡，几乎观察不到，而外眼角向眶缘内部延伸。与内眼角相比，外眼角的大小可能较大或较小，二者也可能相同。

在20多岁时，支撑脸颊颧脂肪垫的韧带便开始松弛。这与下眼睑和中面部交界处拓扑结构的逐渐变化有关。脸颊顶部颧脂肪垫不断移位，导致泪沟和睑颊沟加深，或导致睑颊交界处凹陷。有证据表明，随着年龄的增长，眶前脂肪不断增多，从而导致下眼睑肥厚，临床上称为眶脂肪脱垂。如下所述，构成脸颊骨骼的上颌骨和颧骨具有独立结构，因而对脸颊顶部的软组织（包括下眼睑的位置及其轮廓）起到了重要的支撑作用。颊脂肪垫相对下移后，导致脸颊顶部的容量向下转移至下颌线的位置，使原本年轻的面容出现脂肪堆积，从而形成有着老化表现的面颊下垂。非病理性的解剖结构改变也可加快了老化特征的出现。

众所周知，年轻人的面部骨骼和周围软组织会不断地生长和变化。然而，人们越来越关注这些面部结构在过了发育期之后的变化趋势。Pessa认为，随着年龄的增长，成年人的中面部会沿顺时针方向后缩，这种骨质改变是眶下沟槽畸形的发病机制。从下眼睑手术和老化层面看，这是造成下眼睑稳定性被破坏的理论因素。其他学者使用回顾性CT数据证实了这一观察结果。Woodward及其同事提出了以下假设，中面部骨骼向后下方移位后，会拉扯下眼睑，从而导致中面部结构向眶缘下方和上颌面深入。如Jelks所述，这些变化进一步导致下眼睑向反方向拉扯，同时伴随巩膜外露、下眼睑脂肪垫突出和泪沟突出。

Malbouisson及其同事从数学角度证明，眼球的形状对上眼睑的形状和位置十分重要，但下眼睑与眼球接触的部分很少，其形状和位置多由内外眦肌腱的张力决定。支撑这些肌腱的骨骼结构的变化可能对眼睑轮廓随年龄的变化方式具有重要意义。Lambros发表了一项纵向研究，该研究利用某位患者近期的照片模拟出一组逐渐变年轻的图像。基于这一分析，Lambros并不质疑眼眶外观出现的长期改变，但他的确发现患者中面部并未出现明显下移。相反，他观察到了一个逐渐收紧的过程，反映了一些由中面部下垂而引起的变化。此外，他还观察到下眼睑拉长，眼睛外突部分缩小，上眼睑边缘轮廓最高点向内移动。外眼角松弛可导致眼睑轮廓出现年龄相关的改变，包括颧弓移位。

Gosain及其同事采用MRI评估了静态表情下和微笑时的鼻唇沟情况。在老年组中，颊脂肪垫增厚，有脂肪肥厚的迹象，而并非脂肪垫下垂。在一项后续研究中，他们得出的结论是，在老化过程中，脂肪垫肥厚和脂肪垫下垂均会发生。在老化初期，鼻颊沟开始加深，随着鼻颊沟逐渐凹陷，便形成了泪沟畸形，泪沟畸形的概念由Flowers首次提出。鼻颊沟向外延伸为睑颊交界处或睑颊沟。

Flowers认为，泪沟畸形发生在眼轮匝肌和提上唇鼻翼肌之间的间隙。Haddock及其同事通过仔细解剖证实了这些肌肉交织于泪沟的正下方。他们发现，眼眶眼轮匝肌的内侧端点起于眶缘下方4～6mm，刚好指向泪沟的位置。

在鼻颊沟的内侧，可以观察到眼轮匝肌止于上颌骨。而在鼻颊沟的外侧，是什么原因导致了睑颊交界处或所谓睑颊沟的形成呢？1996年，Kikkawa、Lemke和Dortzbach将在眶缘下方和眶缘外侧走行的韧带结构定义为眶颧韧带。之后，Muzaffar、Mendelson和Adams在2002年将其重新定义为眼轮匝肌支持韧带和眼眶外侧增厚。由此可见，之后的这些学者也许并未理解Kikkawa及其同事这项研究的意义。眶颧韧带处皮肤内陷是造成睑颊沟形成的原因。在某些个体中，还能观察到一种称为颊中沟的沟槽。睑颊交界处和颊中沟之间出现的多余组织导致了颧纹的产生。颧纹是眶颧韧带发生病理性松弛所致，而并非一些学者报道的所谓眼轮匝肌下脂肪（SOOF）本身的松弛所致。颊中沟向内起于鼻颊沟，也是眼轮匝肌内侧止点（图8.1）。颊中沟向外延伸至颧韧带，刚好位于眼轮匝肌下缘。颧韧带纤维起于颧大肌，止于皮下部分。眶颧韧带出现松弛后，在这两种支持韧带系统之间，由眼轮匝肌组成的软组织受下方颧韧带的支撑，从而支撑起颊中沟外侧，形成了颧纹的特征。

David Furnas阐述了面部支持韧带（包括颧韧带、下颌韧带、颈阔肌-耳韧带和颈阔肌-皮肤前韧

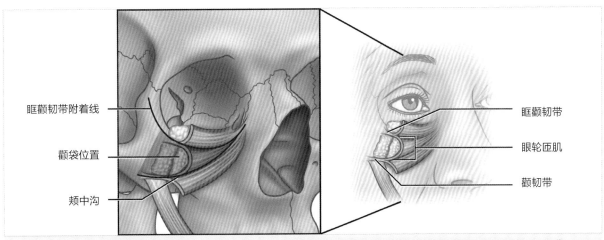

图8.1 颧袋位于眶颧韧带下缘和颊中沟上缘。眶颧韧带的松弛释放了眼轮匝肌，其下的脂肪挂在颊中沟之上产生了颧袋

带）的重要性。在这部分讨论中，Stuzin、Baker和Gordon增加了对咬肌皮肤韧带及其功能的描述。眶颧韧带松弛导致中面部皮肤、皮下脂肪和眼轮匝肌堆积在颧韧带上方，形成颧袋或颧纹。此过程存在解剖学证据。Lucarelli及其同事证实眶颧韧带松弛是中面部下垂的因素之一。眶颧韧带松弛有时会降低骨膜下中面部提升术在颧纹治疗上的成功率，但不影响皮肤松弛的治疗率，因为这种手术方式无法解决韧带松弛。

中面部下垂的另一个重要因素为中面部深层脂肪下垂及其对中面部区域的支撑作用减弱。在某些个体中，下眼睑中央的下方可观察到所谓的"V"字畸形，体现了深层脂肪室容量减少对面部拓扑结构的影响。Rohrich及其同事证明，眼轮匝肌下的脂肪间隙存在筋膜分区。他们认为，这些区室不同程度的容量减少反映了面部老化的表现，并为不同部位的组织填充术提供了潜在的依据。该假设与Aiache和Ramirez在描述眼轮匝肌下脂肪垫时所提出的假设类似，说明中面部形态的变化可根据不同区域脂肪容量的减少或增加进行解释。

眶下神经血管束从尖牙窝顶点的眶下孔穿过并出现在提上唇肌下方。此区域缺乏中面部的支撑似乎是Mendelson等提出的"V"字畸形的合理依据。Gassner及其同事认为，颧骨肌肉和提上唇鼻翼肌构成了一种功能性单元和不连续的肌肉板块，这些板块受颊脂肪垫及其延伸至唇提肌群深处的部分支撑。在我们了解的中面部软组织支撑方式的知识中，相对忽略了颊脂肪垫的作用。

下眼睑沟壑上方存在下眼睑脂肪隆起是常见主诉。这是因中隔组织松弛造成的实际脂肪脱垂还是因脸颊软组织下垂导致下眼睑脂肪突出而造成的假性脱垂？加州大学洛杉矶分校的Miller、Goldberg和Villablanca等研究人员近期开展的MRI研究表明，年龄相关的眶前脂肪肥厚导致了上述脂肪隆起的发生，并且在下眼睑手术中应始终考虑进行脂肪切除术。

Hamra和Goldberg分别进行了大量提升手术，术中将下眼睑脂肪剥离至眶缘周围，利用这些脂肪抚平泪沟的凹陷。Jelks指出，当前角膜上部超出下眼睑和颧隆凸范围时，下睑成形术可能存在风险。他将这种情况称为一种负性的矢量方向关系。根据Hirmand及其同事提出的分型标准，该情况对应的是Ⅲ、Ⅳ型眼眶。

ePTFE 眶缘移植物

在中面部下垂和眼部下方明显凹陷的患者中，大多数个体的眶缘突出度均较差。手术目的是采用手工雕刻的ePTFE眶缘移植物扩大眼眶缘突出度。该移植物有多种用途。首先，用钛制微型螺钉将ePTFE材料固定到眶缘。移植物材料非常坚固，特别容易缝合。用微型螺钉将移植物材料固定到眶缘，可以有效地将移植物充当一种毡状材料，从而对垂直上提的脸颊软组织起到牢固固定的作用。许多接受该手术的患者希望对既往下眼睑手术并发症进行修复。这些个体通常存在可导致下眼睑并发症的中面部下垂问题。在此类案例中，下眼睑皮肤不足是一种常见表现。患者可能同时存在睑板前竖向皮肤和眼轮匝肌缺损以及中隔区层状面中部瘢痕形成。这些缺陷使下眼睑牢牢地附着在下垂的中面部。中面部提升是改善下眼睑轮廓的必要条件。遗憾的是，一些眶缘填充手术忽略了脸颊软组织垂直提升的这一重要步骤。

手术程序

有必要与患者进行协商并尽可能地明确手术的目标和局限性。ePTFE眶缘移植物的用途广泛。外科医师将为每名患者量身定制移植物的尺寸，而并非在现有的移植物中进行选择。可以对移植物进行雕刻，从而根据临床情况尽可能地增加或减小移植物体积。患者可通过内侧或外侧填充进行改善。个性化制定移植物的形状和体积，能够使医师根据不同个体的解剖结构对脸颊和/（或）眶缘进行选择性填充。除了面部创伤后的重建外，作者认为无须使用厚度大于8mm的ePTFE材料。通常，多选择标准尺寸为5cm×7cm×5mm的加固型块状移植物进行雕刻。加固型材料要比非加固型材料坚硬得多，并且有证据表明这类材料更易雕刻。

在多数情况下，移植物材料主要用作毡制材料，而并非用于填充目的。毡制品是指在缝纫中用来加固和支撑一块织物的材料，例如用于制作领子或纽扣的材料。ePTFE材料通过3个内嵌的钛制微型螺钉固定在眶缘处，并使其难以触及螺钉头部。如下所述，利用固定后的ePTFE将缝合线固定在眶缘，从而设计出一个可垂直上提脸颊软组织的区域。因此，脸颊顶部除了移植物自身的体积外，还填充了垂直上提的脸颊软组织，之后通过缝线将这些软组织固定到ePTFE眶缘移植物的上缘。

移植物的体积可能过大。因此，在外科医师尚未掌握此类移植物的使用经验时，建议采取保守的治疗方法。如果该区域放置的移植物体积过大，那么患者很可能需要通过二次手术来调整移植物大小。如需练习移植物的雕刻，外科医师应考虑联系移植物生产商索要无菌样品，而这些样品是禁止用于患者的。该材料可能是免费提供的，能够使外科医师积累一些相关的操作经验。可供练习的替代材料包括轻木之类的软木、黏土或可雕刻的硬质泡沫之类的材料。硅树脂块材料的切割方式与ePTFE截然不同，医师很难通过练习获得相关经验。当外科医师能够熟练掌握雕刻技术后，在对首次整形手术或眼睑成形术后修复等高要求病例进行操作前，建议外科医师先着手治疗一些修复手术的病例，例如创伤后修复或大面积癌症切除后中面部重建术病例。

外科医师通常根据个人习惯选择麻醉方式。作者偏向于选择静脉镇静麻醉。尽管MAC麻醉对麻醉师在治疗中维持适当麻醉水平的要求更高，但在术中却可灵活调整麻醉水平，这样便可以在确定外眼角位置时患者保持清醒状态并配合操作。如果无法使患者的眼睛保持在初始位置，那么就很难精确地调整眼角。在某些情况下，对患者眼角的位置要求不会过高，例如，在大型重建手术中，任何改善都是意义重大的。但是，在首次整形手术或眼睑成形术后修复的病例中，严格控制外眼角的位置尤为重要。

术中可参考患者8in×10in（1in=2.54cm）的正面和侧面全脸图像。浸润麻醉之前，借助棉签涂药器用记号笔标记眶缘的骨区。采用涂药器在皮肤上做记号并确定眶缘的边缘部位。沿眶缘做10个或12个记号。勾画出ePTFE移植物的上限和轮廓。然后，标记出移植物的外侧和下部范围。这时，对患者进行术前准备、铺巾以及深度镇静麻醉。

在术侧进行局部浸润麻醉。如果双侧都接受手术，则仅在第一术侧浸润。在外科医师准备开始第二侧手术之前约15min，对第二术侧进行浸润。局部麻醉首选利多卡因加1∶100 000的肾上腺素。通常，每侧浸润量为10~12mL。需要麻醉的区域是从泪阜到外眼角组织内侧的下眼睑部位，包括眶缘深处的眼角组织。下方的浸润区域包括眼睑正下方眶前脂肪下部、眶缘、眶下神经血管束以及尖牙窝内上颊沟水平下方的脸颊深部外侧的局麻区域（包括颧弓内侧一半区域），并根据外侧移植物的大小浸润，同时进行颞窝内下侧浸润。在计划填充硬腭移植物时，还需浸润填充部位的上腭区域，并对同侧上眼睑以及眉毛轨迹进行局麻。如果计划填充硬腭移植物，则仅在一侧进行手术，另一侧在下次手术时操作。

局麻期间，肾上腺素的止血作用可维持15min。可有效利用这段时间雕刻移植物。用皮肤记号笔清晰地画出待植入移植物的轮廓（图 8.2）。将大小适当的无菌纸（通常从手术手套的包装纸中获得）贴在眼睑皮肤上，以获取皮肤上的记号。然后，用剪刀裁剪并创建模板。在ePTFE材料块上勾勒出模板的形状，并用10号刀片切掉移植物空白处，以备雕刻移植物（图8.3）。

通常，移植物的形状为"逗号"，厚度最高点位于外眼角下方和眶缘下方约10mm。在视野下，将其作为脸颊高点的支撑可有助于手术操作。移植物必须充分雕成锥形以使可触及性降至最低。通常，移植物从高点向内侧和下方过渡时外观明显变细。可采用11号刀片使移植物快速成型（图8.4）。成品的形状通常为"逗号"或"月牙形"（图8.5）。通常，需要在移植物中开一个缺口，使其围绕在神经血管束周围。但是，应等到剥离完成并且皮瓣下可见眶下神经血管束时再进行此步骤的

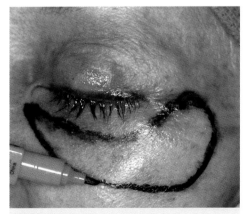

图8.2 用标记笔画出膨体眶周移植物的范围

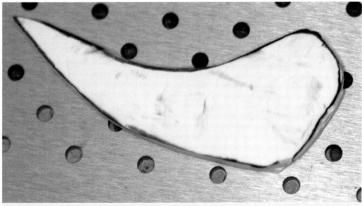

图8.3 制作与皮肤标记相同的模板，以模板制作膨体。用10号刀片制作眶周移植物

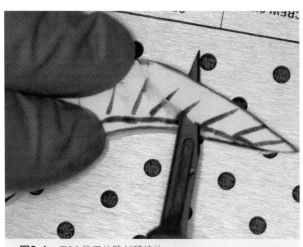

图8.4 用11号刀片雕刻移植物

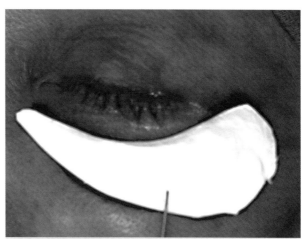

图8.5 将制作好的移植物放置在移植区域进行比较

操作。可使用皮肤记号笔在皮肤上做标记。然后可将这些记号对应到移植物上，并在此时做缺口。有时，移植物的宽度较小并足以使神经保持在眶缘下方，因此无须做切口。雕刻完移植物后，常规应将其浸泡在含80mg庆大霉素的100mL生理盐水中备用。

向眼睛内滴入无菌丁卡因，将涂有眼药膏的金属隐形眼罩放置在眼球上。用皮肤记号笔从外眼角沿后方直接在皮肤上画一条5mm的线，用15号刀片沿标记线切开皮肤和眼轮匝肌。在实际切开眼角时不使用刀片。取而代之的是，插入一根钝头的腱切断术专用手术剪，其中一个刀片位于眼角后方。将此刀片尖端向后推，直到找到眶缘的骨区。将另一个刀片对准切开的皮肤轨道，然后闭合手术剪行眦切开术。通常需要采用针尖烧灼止血。术野干燥时，下眼睑切缘的剥离程度受以下两种结构的约束：外眦肌腱下方的支持韧带和眶颧韧带外下方。将腱切断术专用剪一侧的尖端插入皮肤下方，另一侧插入结膜，并滑至骨性眶缘。然后，闭合手术剪尖端，切断外眦肌腱下方的支持韧带（图8.6）。垂直牵拉眼睑时，限制眼睑边缘向上运动的韧带结构为眶颧韧带。同样采用腱切断术专用剪切断这些韧带与眶缘的连接。此时，眼睑活动度尚可。但是，如果眼睑之前接受过手术，层状中面部的大量瘢痕依旧会限制眼睑的活动。当存在瘢痕组织时，将通过以下步骤进行分离。

此时无论眼睑的活动度是否受限，下一步操作均为切开结膜和下睑缩肌。从本质上讲，此步骤是从结膜外切缘至泪阜内侧做经结膜/下睑缩肌入路切口。在计划或不计划行板层后移植时，切口的高度应有所不同。让助手用Desmarres牵引器牵拉下眼睑，以便切开。对金属隐形眼罩进行反向牵拉有助于切开结膜。根据外科医师的偏好，可通过针尖烧灼、CO_2激光切割或手术剪来完成。切口应平行于眼睑边缘。如果计划植入睑板隔片，则在下眼睑睑板下缘做切口。但是，如果不计划植入睑板隔片，则在下眼睑睑板下、结膜穹隆最低点上方做切口（图8.7）。

用带齿的手术钳夹住下睑缩肌，然后在眶隔后、眶隔脂肪前行钝性分离。如果仔细操作，分离时不会出血，并且可保留一层完整松弛的蜂窝组织以阻挡前方和下方的眶隔脂肪。如果眼睑之前未接受过手术，可使用木质棉签涂药器进行剥离。但是，如果由于先前的下眼睑手术生成了瘢痕组织，可使用固定在Peon手术钳上的Peanut剥离海绵来辅助剥离操作。剥离这些组织，直到眶下缘从外眦肌腱外侧止点露出，并位于泪前嵴底部内侧的颧骨上（图8.8）。完成剥离后，眶缘骨膜上方的脂肪层就

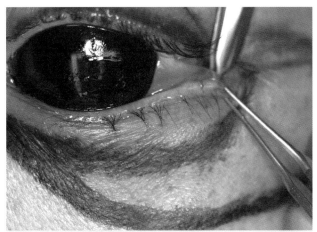

图8.6　行外眦切开术及外眦向下切开术

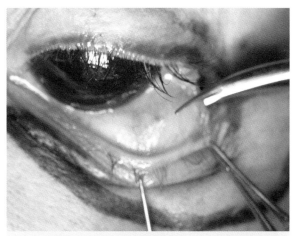

图8.7　助手拉开下睑，用剪刀做经结膜和下睑退缩治疗切口

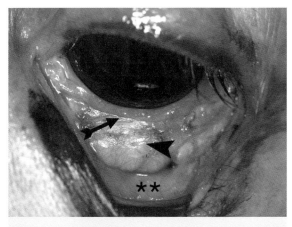

图8.8　在眶隔脂肪前层行钝性剥离，在眶隔后剥离到眶缘。长箭头指示结膜切开处。短箭头指示眶隔脂肪。双星号指示颧脂肪垫最高处，称为眼轮匝肌下脂肪（SOOF）

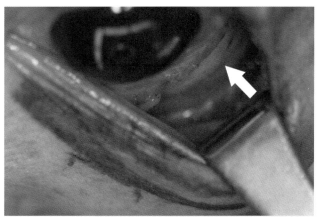

图8.9　全部下睑和颊部组织瓣从颧骨上脱套

是所谓的眼轮匝肌下脂肪（SOOF）。该脂肪位于向下延伸至下颌线的颧脂肪垫的前缘。

通过针尖烧灼法切开骨膜。用Tenzel骨膜剥离器进行骨膜下向内剥离时，应注意保护眶下神经血管束。在眶下神经血管束上方向下剥离至骨膜下水平，首先到达的是提上唇肌止点，此肌肉可保护神经血管束从眶下孔顺利穿出。此处肌肉附着较为牢固，在提拉止点处肌肉时必须格外小心，同时还应避免对神经血管束造成损伤。在垂直术野下，向内行骨膜下剥离以充分暴露骨骼，以便容纳ePTFE移植物内侧的尖端。向内下方剥离时，在提上唇鼻翼肌下方形成骨膜下放置层次，使放置层次向下走行至鼻侧软骨止点和鼻翼。向下剥离时穿过眶下神经血管束，到达上齿龈沟正上方。向外侧剥离时，延伸至咬肌筋膜和颧弓，小心剥离至骨膜下水平，以避免破坏面神经额支，该神经分支走行于骨膜正上方的颧弓周围组织中。

在眶缘外侧和颧骨上方继续向内行骨膜下剥离（图8.9）。应注意保留外眼角韧带止点和邻近的骨膜袖。向颞窝走行时，有必要拨开紧邻的眶颧韧带（也称为眼轮匝肌–颞肌韧带）上部。在垂直术野下，对颞深筋膜进行此剥离，剥离范围只要达到足以容纳ePTFE眶缘移植物外侧即可。

完成骨膜剥离后，通过骨膜切开术进一步游离下层的破坏组织。术中在骨膜处取一"U"形切

口，距眶缘下方约4cm，向外延伸至眶缘外侧。通过长针烧灼法做切口，切割时针尖附近会向回弯曲。在垂直术野下切开，以避免损伤深静脉和神经。采用钝头的长手术剪扩开此切口，进一步松解中面部组织，也可选择Gilles颧骨剥离器或某种内镜辅助剥离器。剥离这些组织时不得用力过猛，否则可能造成永久性运动神经损伤。掀开中面部并游离脸颊肌皮瓣后，此时可将移植物插入术野。

上提皮瓣，暴露眶下神经血管束。用记号笔标注该结构的位置，然后在皮肤相应位置做记号。解除固定皮瓣的牵引器，使眼睑回到原本的解剖位置。从抗生素溶液中取出ePTFE移植物并干燥。然后，将移植物放置在眶缘水平，由外科医师评估移植物边缘是否会碰撞到眶下神经血管束。如果存在这种风险，则将皮肤上的记号对应到移植物上，并在移植物中开一个缺口，使其围绕在神经血管束周围，以免发生碰撞（图8.10）。

然后，反向拉扯皮瓣，将移植物放在适当的骨骼位置上（图8.11）。此时，有必要检查移植物的情况并观察其在分离层次中的位置。移植物在该层次中不能出现弯曲。如移植物发生弯曲，则说明放置层次空间不足。解决此问题的方法是扩大移植物的放置层次或调整移植物的大小。以下几点需要特别注意。首先，移植物需要沿眶缘平铺，覆盖颧骨并进入颞窝。其次，由于移植物的尖端容易后折，因此需要暴露在术野中。如果发生后折，在术后肿胀减轻后，折叠的尖端将表现为一小块可触及的隆起部分。如果术后发现此问题，在门诊直接切除即可修复。在手术过程中应确认移植物尖端为平铺放置，这样可大大降低术后出现此问题的风险。移植物上的缺口不得碰撞到眶下神经血管束。应尽可能做出较大的缺口。需要对移植物的边缘进行目视检查，确定其在剥离层次中的位置是否合适且未压迫到任何组织。最后，移植物的顶部边缘需要与眶缘对齐，并且不得高于眶缘上方（图8.12）。该移植物边缘实际上便充当了新的眶缘。

固定眶缘时采用了移植物自带的自攻自钻微型螺丝。很多生产商都能够提供这种类型的钛制微型螺钉。最好使用直径为1.5~1.6mm的螺钉。这类螺钉可以直接穿过移植物并且阻力很小。微型螺钉的头部可以埋入ePTFE材料中，从而降低手术后的可触及性。8mm的螺钉长度是足够的，通常内侧螺钉长度达到6mm即可。将螺钉放置在内侧、外侧和中央位置，靠近眶缘和移植物的边缘，但不要离移植物边缘太近，否则微型螺钉周围会出现移植物断裂。

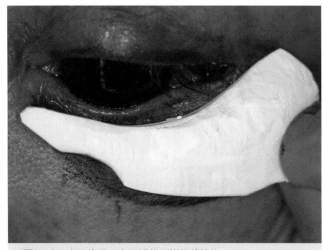
图8.10 在环绕眶下空区域修正膨体移植物

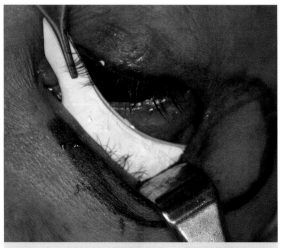
图8.11 掀起下睑和颊部组织瓣，插入膨体移植物

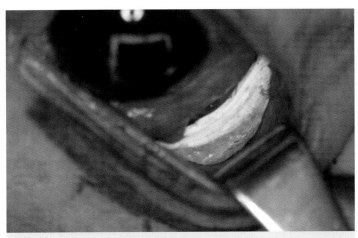

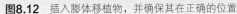

图8.12　插入膨体移植物，并确保其在正确的位置

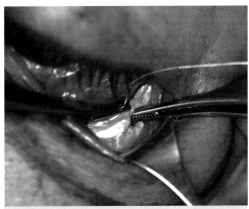

图8.13　缝线穿过移植物上缘及附近小螺丝，帮助支撑提升颊部组织瓣

　　将ePTFE眶缘移植物固定到位后，可将脸颊垂直向上提升至移植物高度。这一步可通过水平褥式缝合法来完成。由于眶缘处可供缝针穿过的空间有限，因此选择半圆形针孔缝合针及3-0缝合线进行永久性缝合（图8.13）。作者目前更倾向采用3-0尼龙缝合线与1/2圆弧反三角针。3-0粗线可永久固定上提的脸颊软组织。缝针通过ePTFE材料进入眶缘。在微型螺钉附近完成缝合，以达到最大的支撑作用。缝针穿过微型螺钉正下方某点。为了上提脸颊，缝针需要刺入正确的组织。外科医师在眶缘下方将观察到眶缘骨膜切缘。SOOF位于该切缘的前方，该脂肪实际上位于颧脂肪垫的上部。SOOF中分布着面部表情肌，其上方为眼轮匝肌和皮肤。向外侧拉扯游离的皮瓣，扩大术野。然后，采用Cushing手术钳进入微型螺钉正下方暴露的颧脂肪垫。此方式可大面积抓牢皮瓣。然后，用缝合针刺穿该组织，回针时通过微型螺钉的另一侧绕过ePTFE移植物。暂时拉紧缝线并评估此时的提升效果（图8.14）。如果缝线位置太靠上，而不是以垂直方式提拉脸颊，则会将下眼睑拉至眶缘。当出现这种情况时，需要拆除缝线并重新固定。分别对3个微型螺钉重复上述操作。当对缝线位置满意时，进行永久性缝合。

　　此时，将下眼睑重新悬吊至眶缘外侧。正对下眼睑外侧切缘的内侧，使眼睑边缘露出1～2mm，形成外睑板带。同时切除裸露眼睑边缘正下方的垂坠的小块三角形皮肤区域。使用4-0尼龙线和铲针，在下睑板边缘和外眦肌腱进行纵向双针缝合。然后，缝合线的末端刚好进入眶缘内。此时，通常让患者坐直并重新调整姿势。这样做有助于评估下眼睑相对于眶缘的高度。经判断后，如果外眼角位置不理想，则拆除外眼角的缝线并重新调整，直到获得满意的外眼角位置。进行永久性缝合前，需要先植入硬腭移植物或异体移植物以延长下眼睑或控制下眼睑边缘的形状。

　　如果要使用硬腭移植物，则将下眼睑从眼球部位拉开，然后将硬腭移植物缝合到位。下一个关键步骤是重新形成外眼角结构。使用6-0微乔缝线和铲针通过单层间断水平褥式缝合法完成这一步操作，将外眼角内侧的上皮部分缝合在一起。然后，在外眼角深部进行永久性缝合。此步骤会在外眼角外侧皮肤上留下一个小缺陷，应采用6-0可吸收肠线快速缝合。

　　如果下眼睑中已植入移植物，则采用Frost缝线对眼部缝合3次，缝合范围是从眉毛开始穿过眼睑边缘再回到眉毛。同时，将敷料轻轻按压在眼部。术后6～7天拆除敷料及Frost缝线。患者通常需要接受5～7天的预防性抗生素治疗。

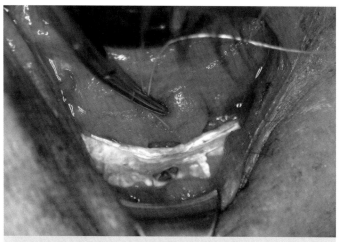

图8.14 移植物的两端缝合向上推，确定颊部提升的水平

术后恢复

尽管进行该手术时需要大范围掀翻中面部，但术后疼痛情况却并不严重。通常，患者在术后当天晚间可通过口服麻醉剂来止痛。此后，通常只有在术后第1天之后仍需口服麻醉剂的患者才会持续接受麻醉药物。术中需要填充硬腭移植物的患者可在术后第6～7天拆除Frost缝线。这种情况下，通常可在结膜后方观察到结膜后弹力层褶皱，并可能影响视力。如发生此问题，在拆除补片和Frost缝线后2～3天内采用局部滴加类固醇的方式解决，直到褶皱消除。此时，一并拆除外眼角皮肤缝合线。拆线后，外地患者通常可返回家中并在1～2个月后复诊。对于当地患者，通常根据其恢复的速度安排术后复诊时间，直到患者完全康复。

手术相关的淤青将在术后第2周消除。对于手术相关肿胀而言，大多数患者可在术后10天返回工作岗位，而以电话和电脑为主要工作工具的人群恢复时间更短。手术后3周可进行体力活动，例如外出散步。在术后第1天便可鼓励患者外出散步，速度为2.5km/h。手术后2周，肿胀情况可恢复至不影响社交的状态。然而，在术后的2～3个月内，个别患者可能持续存在中面部肿胀，因此，最好在手术前为患者进行预防管理。当出于专业原因或社会原因必须进行肿胀控制时，皮质类固醇可有效缓解持续性肿胀。但是，术后很少使用类固醇。

病例分析

病例1

这个57岁的患者在33岁时有眼睑整形和额部提升史。3年后进行颊部移植物植入术。7年后更换颊部移植物。5年后，经睑下切口入路在脸颊部位植入第3块移植物。52岁时，患者唇部植入ePTFE移植物。

患者在咨询时担心自己的脸颊过于饱满且下眼睑凹陷较深。此外，患者唇部的移植物开始缩小，导致其满意度降低。检查显示，患者的脸颊异常饱满，在颧骨下方可触及脸颊移植物。患者眶缘外侧脂肪有流失迹象。此外，还存在外眼角错位以及双侧巩膜下部外露的情况。唇部可触及一坚硬移植物，提示唇部曾接受过ePTFE移植物植入（图8.15A、B）。

患者接受了分阶段中面部重建术，相应的手术方式包括脸颊前移植物取出、眶缘植入手工雕刻的ePTFE移植物、中面部垂直提升、硬腭移植物填充以及外眼角重建术。左右两侧的手术操作间隔1周。术后照片于4个月后复诊期间拍摄。

病例2

患者为60岁女性，曾接受过多次眼睑和面部手术。患者在45岁时接受了全脸化学换肤，在50岁时接受了前额提升术和上、下眼睑成形术，在54岁时接受了面部提升术和上、下眼睑翻修术，在56岁时接受颊部移植物移植术、冠状切口前额提升术和上、下眼睑成形术（图8.16A）。

自上次手术以来，患者长期感到眼部不适并且发现自己无法闭眼。在转诊前，眼科医师已对其角膜擦伤进行了治疗，患者于当天夜晚佩戴泳镜进行保湿。既往病史中包括的重大疾病是类风湿性关节炎并因此接受氨甲蝶呤和阿达木单抗治疗。检查结果显示，双侧边缘反射距离（MRD1）为5mm，指标具有临床意义。未观察到睑裂闭合不全。双侧外眼角显示部分眦下肌腱断裂。双侧上下眼睑软骨轮匝肌运动功能明显下降。右侧角膜下部可见浅层点状角膜病变以及基质下瘢痕形成。

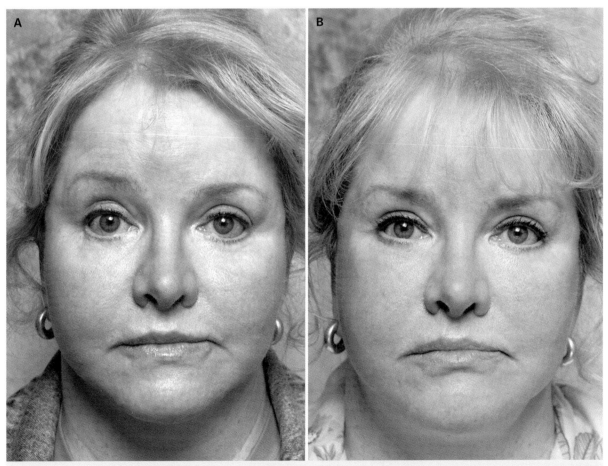

图8.15 病例1。（A）这个75岁的女性做过许多眼睑和颊部移植物植入手术。她有明显的垂直向下睑组织不足和露白。其颊部移植物使其泪沟明显，并使其下面部饱满。（B）在植入硬腭移植物和中面部双侧膨体眶缘移植物后

进行干眼症治疗后未能改善患者的眼部舒适度，因此进行了下眼睑重建术。在需植入手工雕刻的ePTFE眶缘移植物区域，进行双侧中面部垂直提升术，然后植入硬腭移植物以延长下眼睑或控制下眼睑边缘的形状。这些手术是分阶段进行的，每一侧手术在1周内分次进行。术后，患者的眼部不适情况立刻得到改善并且对面部的整体改善格外满意（图8.16B）。

并发症

该术式无任何并发症，但可能会像其他手术一样出现一些问题，这些问题可通过治疗缓解。作者使用此手术方法的主要目的是修正既往手术遗留的问题，因此患者术前均存在特别严重的问题。这些个体在手术前后似乎都表现出不同程度的心理问题，这些都是整形手术实践中经常出现的心理问题。术后短暂性抑郁是最常见的情况。约5%的病例在术后1~2周内会出现轻度抑郁。作者的经验是，在手术前讨论这种可能性并在手术后留意此类情绪问题，通常可规避较轻度的术后抑郁并且无须精神科医师介入。另一方面，鼓励持续接受心理治疗的患者向心理医师咨询手术意见，必要时可在手术后接受其他心理支持。

这种前瞻性的方法对已知有药物滥用史或麻醉剂依赖史的患者也有帮助。在术前，应与患者就

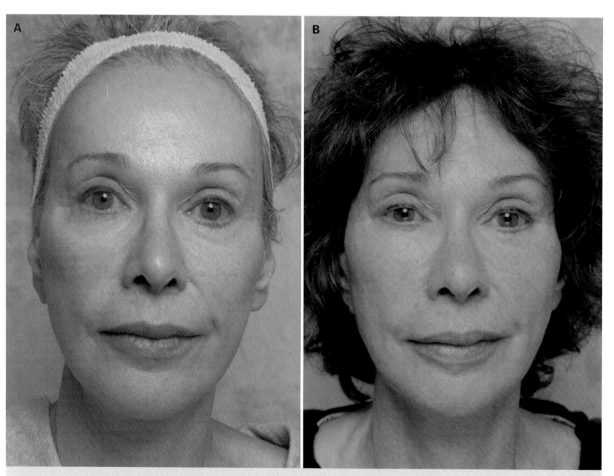

图8.16 （A）这个60岁的女性在3次眼睑手术后睑板前轮匝肌功能缺失。其角膜还受类风湿关节炎的影响。（B）行硬腭移植物移植术和双侧膨体眶缘移植物植入术及颊部提升术来改变下睑角度，减少了角膜暴露

术后可能产生正常不适的麻醉剂需求进行沟通。对于常见的术后不适情况与患者进行口头约定。与初级保健医师、疼痛管理专家或关注药物成瘾管理的精神药物专家合作诊治，可有效控制术后对麻醉剂的需求。这些个体中有许多人已经与这类医师建立了联系。

身体畸形恐惧症患者因整容手术而受伤的风险会有所增加。对于可能施行手术的外科医师而言，这可能是一项艰巨的挑战。一方面，反复手术会造成一定伤害，反而需要更多的手术进行修复。但是，如果患者不断以批判性的和异样的眼光来看待自己的面容，便很难消除他们的困扰。这类患者的手术难度很大。术前有必要与患者开诚布公地交流。外科医师必须确定是否能改善患者问题并且患者是否会对手术效果满意。一些患者会给出消极的回应，这种情况下，最好不要进行手术。遗憾的是，患者通常对可能进行多少次手术更加关注，而很少去应对迈出第一步的心理障碍。

ePTFE移植物材料是一种异物，后期存在感染风险。值得注意的是，在200多个病例中，作者仅发现1例移植物感染。此病例是1名复发性脸颊鳞状上皮细胞癌并伴有皮肤溃烂的患者，患者在术后发生了移植物暴露。取出移植物后，对患者脸颊部位进行了择期放射治疗。有2例患者认为自身植入的移植物太大，需要对大小进行调整。有1例患者认为植入的移植物体积偏小，但选择通过填充剂注射来增加眶缘移植物区域的体积。研究早期，有3例患者出现移植物尖端内侧自行折叠，并可在表面触及。之后，在门诊对每例患者进行了术后修复，方法是切断移植物，并在剥离的骨膜下放置层次中重新调整尖端的位置。手术时，在垂直术野下检查了移植物尖端的情况，最后解决了这一问题。

这种中面部垂直提升术可能导致皮肤感觉异常和麻木，因为在进行骨膜下剥离时切断了颧颞神经和颧面神经。在外侧剥离时出现的感觉异常和麻醉情况比较少见，患者通常反应不大。但是，剥离眶下神经血管束周围组织并放置移植物时必须小心谨慎，以免对神经发生碰撞。神经损伤会引起麻木感，使患者不安，这种麻木感可能延伸至中切牙。

手术过程中，需要不断进行临床判断，确认无误后才能闭合外眼角切口。因此，作者很少在全麻条件下进行这些手术。在判断外眼角悬吊缝线的位置时，一定要让患者坐起，目视前方，然后开合双眼，以便进行观察。在医师对下眼睑的悬吊位置达到满意之前，往往都需要多次调整缝线的位置。延长手术时间，调整外眼角悬吊位置，能够在很大程度上保证患者满意度并减少术后修复外眼角的需求。

总结

我们对中面部解剖结构及其随时间的发展变化的理解正在不断加深。同时，我们对患者关注点的解决方法也在不断进步。利用手工雕刻的ePTFE眶缘移植物进行中面部垂直提升术，是矫正中面部老化、处理下眼睑及中面部手术并发症、改善癌症后眼睑重建以及创伤后病理性改变最全面的方法。在某些情况下，这种方法可有效替代眶缘的颅面入路方式。然而，很多中面部和下眼睑的小问题已通过微创方法得到解决，这些方法日益完善且临床效果显著，患者对其关注度越来越高，因此外科医师面临的挑战依然是病例的选择。对于这些问题，作者发现透明质酸填充剂的注射对于那些尚未准备好进行手术治疗的人来说意义重大。

参考文献

[1]   Steinsapir KD, Steinsapir SM. Deep-fi ll hyaluronic acid for the temporary treatment of the naso-jugal groove: a report of 303 consecutive treatments. Ophthal Plast Reconstr Surg. 2006;22(5):344–348.

[2]   Goldberg RA, Lee S, Jayasundera T, Tsirbas A, Douglas RS, McCann JD. Treatment of lower eyelid retraction by expansion of the lower eyelid with hyaluronic acid gel. Ophthal Plast Reconstr Surg.2007;23(5):343–348.

[3]   Steinsapir MD. Aesthetic and restorative midface lifting with hand-carved, expanded polytetrafl uoroethylene orbital rim implants. Plast Reconstr Surg.2003;111(5):1727–1737.

[4]   Pessa JE. An algorithm of facial aging: verifi cation of Lambros's theory by three-dimensional stereolithography, with reference to the pathogenesis of midfacial aging, scleral show, and the lateral suborbital trough deformity. Plast Reconstr Surg. 2000; 106(2):479–488.

[5]   Richard M, Morris C, Deen B, Gray L, Woodward J. Analysis of the anatomic changes of the aging facial skeleton using computer-assisted tomography. Ophthal Plast Reconstr Surg. 2009;25(5):382–386.

[6]   Jelks GW, Jelks EB. Preoperative evaluation of the blepharoplasty patient: bypassing the pitfalls. Clin Plast Surg. 1993;20(2):213–223.

[7]   Malbouisson JM, Baccega A, Cruz AA. The geometrical basis of the eyelid contour. Ophthal Plast Reconstr Surg. 2000;16(6):427–431.

[8]   Lambros V. Observations on periorbital and midface aging. Plast Reconstr Surg. 2007;120(5):1367–1376.

[9]   Gosain AK, Amarante MT, Hyde JS, Yousif NJ. A dynamic analysis of changes in the nasolabial fold using magnetic resonance imaging: implications for facial rejuvenation and facial animation surgery. Plast Reconstr Surg. 1996;100(1):278–280.

[10] Gosain AK, Klein MH, Sudhakar PV, Prost RW. A volumetric analysis of soft-tissue changes in the aging midface using high-resolution MRI: implications for facial rejuvenation. Plast Reconstr Surg. 2005;115(4):1153–1155.

[11] Flowers RS. Tear trough implants for correction of tear trough deformity. Clin Plast Surg. 1993;20(2):403–415.

[12] Haddock NT, Saadeh PB, Boutros S, Thorne CH. The tear trough and lid/cheek junction: anatomy and implications for surgical correction. Plast Reconstr Surg. 2009;123(4):1332–1340.

[13] Kikkawa DO, Lemke BN, Dortzbach RK. Relations of the superfi cial musculoaponeurotic system to the orbit and characterization of the orbitomalar ligament. Ophthal Plast Reconstr Surg. 1996;12(2):77–88.

[14] Muzaffar AR, Mendelson BC, Adams WP. Surgical anatomy of the ligamentous attachments of the lower lid and lateral canthus. Plast Reconstr Surg. 2002;110(3):873–884.

[15] Furnas DW. Festoons, mounds, and bags of the eyelids and cheek. Clin Plast Surg. 1993;20(2): 367–385.

[16] Stuzin JM, Baker TJ, Gordon HL. The relationship of the superfi cial and deep facial fascias: relevance to rhytidectomy and aging. Plast Reconstr Surg. 1992;89(3):441–449.

[17] Lucarelli MJ, Khwarg SI, Lemke BN, Kozel JS, Dortzbach RK. The anatomy of midfacial ptosis. Ophthal Plast Reconstr Surg. 2000;16(1):7–22.

[18] Rohrich RJ, Arbique GM, Wong C, Brown S, Pessa JE. The anatomy of suborbicularis fat: implications for periorbital rejuvenation. Plast Reconstr Surg. 2009;124(3):946–951.

[19] Aiache AE, Ramirez OH. The suborbicularis oculi fat pads: an anatomic and clinical study. Plast Reconstr Surg. 1995;95(1):37–42.

[20] Mendelson BC, Muzaffar AR, Adams WP. Surgical anatomy of the midcheek and malar mounds. Plast Reconstr Surg. 2002;110(3):885–896.

[21] Gassner HG, Rafi i A, Young A, Murakami C, Moe KS, Larrabee WF. Surgical anatomy of the face: implications for modern face-lift techniques. Arch Facial Plast Surg. 2008;10(1):9–19.

[22] Darcy SJ, Miller TA, Goldberg RA, Villablanca JP, Demer JL, Rudkin GH. Magnetic resonance imaging characterization of orbital changes with age and associated contributions to lower eyelid prominence. Plast Reconstr Surg. 2008;122(3):921–929.

[23] Hamra ST. Arcus marginalis release and orbital fat preservation in midface rejuvenation. Plast Reconstr Surg. 1995;96(2):354–362.

[24] Goldberg RA. Transconjunctival orbital fat repositioning: transposition of orbital fat pedicles into a subperiosteal pocket. Plast Reconstr Surg. 2000;105(2):749–751.

[25] Hirmand H, Codner MA, McCord CD, Hester Jr TR, Nahai F. Prominent eye: operative management in lower lid and midfacial rejuvenation and the morphologic classifi cation system. Plast Reconstr Surg. 2002;110(2):620–628.

[26] Yaremchuk MJ, Kahn DM. Periorbital skeletal augmentation to improve blepharoplasty and midfacial results. Plast Reconstr Surg. 2009;124(6):2151–2160.

[27] Shorr N, Fallor MK. "Madame Butterfl y" procedure: combined cheek and lateral canthal suspension procedure for post-blepharoplasty, "round eye," and lower eyelid retraction. Ophthal Plast Reconstr Surg.1985;1(4):229–235.

第九章　美容性脸颊移植物

Aayesha Khan , Laxmeesh Mike Nayak

引言

因为脸颊的位置，以及其对眼睛、鼻子等中面部关键结构外观的影响，中面部成为整个面部的重要审美构成部分。本章将回顾中面部外源性填充材料增大的基本原理以及目前可用于面部的生物医学材料，介绍脸颊提升的手术方法和术后注意事项。最后，我们将展示一些与脸颊整容植入相关的整形案例。

颧骨的主要标志是颧骨突起和颧骨下三角。颧骨突起位于颧骨弓的前1/3处，是植入移植物的常用位置。强健、构造良好的颧骨不仅能够提供比发育不全颧骨突起更好的颧骨软组织支撑作用，而且能够让面部看起来鲜活、年轻。苹果肌上面是颧骨突起，中间是鼻唇沟，侧面是咬肌。颧骨下方区域是随着面部衰老体积流失最频繁的区域。诱人的脸颊看起来应该较为均衡、圆实、饱满。先天缺陷、衰老、外伤、后天问题都是引起颧骨区域外观不良的原因。

Hinderer和Spadafora于1971年首次独立报道了利用外源性填充材料来增高颧骨的方法。1974年，Gonzalez-Uloa提议在标准除皱术中增加颧骨增高术，并展示了改善中面部轮廓对年轻面庞的美化效果。在20世纪80年代至20世纪90年代，人们对衰老过程有了更深的认识，更加关注如何恢复中面部的青春。因为植入手术不仅操作轻松而且并发症的发病率低，结果可预测，因此在恢复面部青春的手术中，外源性面颊填充材料的使用显著增加，据报道，2007年美国有2400名患者接受了面颊移植物植入手术。

移植物的类型

在过去几十年中，早期面部移植物经历了几番变化，在设计与制造方面也出现了革命性的改进。理想的移植物应该能够模仿将要替换、提高、支撑的组织特性。对于任何移植物来说，首要要求就是要具有生物兼容性。其炎性反应应该限制到最低程度，应该采用既不致敏又不致癌的无毒材料制成。这种材料应该具有化学惰性，能够抵抗局部炎症，在长期保持形状与功能的同时，还具有耐受不同机械力量的物理特性。它应该容易获得、安全、不贵，而且在需要时方便取出。现在有多种不同的移植物可供选择。本章主要介绍面部固态移植物。

金属移植物

在16世纪，人们首次将金、银作为纯金属移植物。但是，纯金属放入体内具有腐蚀特征，这限制了它们在20世纪早期的应用。但是金移植物一直被用于面神经瘫痪患者的上眼睑，因为金在临床上具有惰性。但是，金的结构完整性较差，而且因为要达到要求强度必须作为合金使用。人们开发出了钴–铬合金、钴铬钼合金、不锈钢来替换纯金属，因为这些合金具有更高的强度，而且能够有效对抗腐蚀。但是，合金缺乏骨整合，很难在手术中形成轮廓，尽管依然用来制作用于面部骨折和下颌重建的移植物，但是已经在很大程度上被另一种金属钛取代。不像其他金属移植物，钛移植物会形成表面氧化，一旦植入之后就形成保护屏障，不会随着时间而被腐蚀。此外，钛的组织反应度低、强度高，能够与骨头之间形成直接分子连接，因而具有很好的骨性结合。在计算机层析研究中，钛移植物的伪影最少，而且在MRI中也显示为比较安全。钛移植物主要用于上颌面创伤的骨性连接。

硅胶移植物

硅胶从20世纪50年代开始被应用于临床，此后硅胶移植物成为面部固态移植物中最常见的类型。硅胶的化学名称是聚硅氧烷，医用级别硅胶聚合物采用二甲基硅氧烷重复长链制成。聚合物的黏性取决于总链长度以及与长链的交联程度，黏度越高的长链能够带来越结实的橡胶稠度，如甲基硅氧烷、硅橡胶。硅胶具有柔韧性，能够抵抗杀菌过程中使用的高温，易于切割与造型，表面轮廓光滑，没有空隙，易于植入。它具有一定的惰性，但是其组织反应会形成没有组织向内生长的纤维囊。这使得该移植物在需要时便于取出，但是如果放入过大的囊中时，也更容易形成血清肿和移位。制造上的差异对其纯度与稳定性也具有显著的影响。移植物硬度越高，其稳定性越好，由硬度计所测定硬度小于10的移植物，最终会转变成为凝胶，有可能"过滤"或者渗出其中的分子物质。然而，最新研究表明，固体硅胶非常安全且稳定，没有毒性或过敏反应。

可注射硅胶采用短链聚合物制成，从20世纪50年代开始也被用于面部隆起手术中。但是，大量使用液体硅胶后，存在很多并发症，如容易移动、肉芽肿形成、血管内充血、器官损伤、组织变形，甚至死亡。1992年，FDA禁止使用液态硅胶。目前，FDA仅允许液态硅胶SilSkin，用于调查研究和治疗，如用于治疗HIV相关的脂肪萎缩与颧骨中凹陷、鼻唇沟皱褶、嘴角纹。

甲基丙烯酸乙酯聚合物

甲基丙烯酸乙酯聚合物（PMMA）是应用于植入手术中的第一批材料。因为其强度与硬度较高，该材料已经被用于颧骨、眼眶、颅骨缺损的重建中。PMMA可预成型，但是通常作为粉末状混合物使用，通过放热反应催化，产生硬质材料。预成型的移植物很难通过小切口放入体内，但是一旦就位，就会具有很好的耐受性。此外，随着高清CT模型的进步，PMMA移植物能够进行定做，取得了很好的长期效果，在继发于创伤的眶面缺陷提高术中未出现显著的并发症。目前人们已经开发了可注射式PMMA移植物，而且进行了相应的改进。最新的PMMA移植物在2006年通过了FDA的审批，广泛应用于美国以外地区的面部皱纹与HIV相关面部脂肪萎缩的改进。

膨体聚四氟乙烯移植物

Proplast是早期膨体聚四氟乙烯（ePTFE）的品牌名，但是人们后来发现它会引起严重的炎症、高感染率、厚囊形成，在机械拉张应力下容易分解。这些应力会导致频繁的挤压或移出，因此这种生物材料不再在美国使用。

膨体聚四氟乙烯简称为ePTFE，是聚四氟乙烯的一种纤维化聚合物，它的孔隙介于组织向内生长的平均22mm小纤维和让移植物早期稳定的小纤维之间。其引发的慢性炎症反应较为轻微，在必要时便于移除。这种材料是惰性的，具有类似海绵的特性，不会随着时间发生形状变化或被再吸收，没有致癌性或过敏性，生物兼容性非常好。其产品的形式为软组织补片，可作为颧骨、鼻唇沟、鼻背、嘴唇的移植物。ePTFE移植物可作为鼻背重建中肋软骨和颅盖骨移植物，这是一个非常好的选择。

聚乙烯移植物

聚乙烯是一种多孔材料，它允许组织生长，从而保证了移植物的稳定性。这种材料具有惰性与生物兼容性。聚酯纤维由不可吸收的聚对苯二甲酸乙二醇酯组成，已经用于下巴、颧骨和隆鼻手术中。它具有优良的抗张强度、耐用度、弹性、灵活性。聚酯纤维浸入抗生素能够降低感染的发生率。纤维的主要缺点在于网丝制备与放入所需的手术时间较长，以及创伤后出现炎性反应的可能性较大。20世纪70年代开发出来的高密度聚乙烯的平均孔眼尺寸很大，能够让纤维组织向内生长，实现结实的附着与低迁移率。然而，这种性质使其更难去除，软组织向内生长也无法保证移植物在骨头上的稳定性。而且它的柔韧性低于聚酯网，因为它只有在加热后才具有可塑性。它可以很好地用作具有惰性和生物兼容性的面部移植物。

聚酰胺网

聚酰胺是一种有机高分子，被用作面部移植物的历史已经超过30年。聚酰胺网由尼龙材料衍生而来，在柔韧性和用于造型方面具有很好的优势。它的缺点包括集中的异体反应、慢性炎症、因为移植物再吸收而导致术后增大部分损失的水解降解。现在，大部分聚酰胺网已经被聚酯纤维所取代。

面部分析

彻底了解骨骼和软组织的解剖结构，这对确认面部缺陷的不同和可辨认模式是至关重要的。面部增容是一个三维的手术，它使用异质移植物来改变面部最深的骨骼平面，从而影响软组织。对骨骼解剖结构进行分区，有助于对缺陷的诊断以及选择移植物的尺寸、形状、位置，以便获得很好的效果。

颧骨–中面部区域被分为5个不同的分区（图9.1）。1区包括大部分颧骨和颧骨弓内侧1/3。这是脸颊上最大的一块区域，在这块分区中进行增容处理能够提高颧骨突起的投影面积，让颧骨突起看起

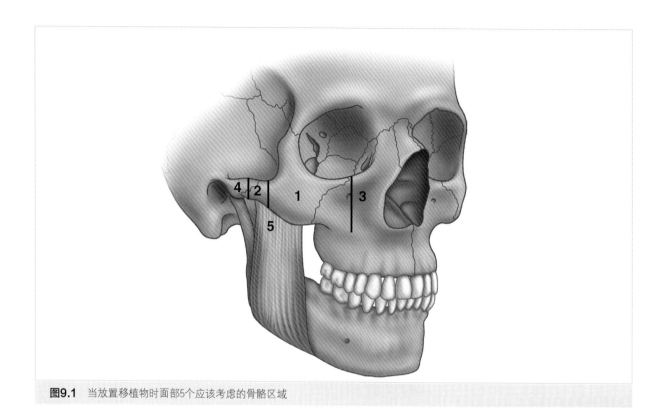

图9.1　当放置移植物时面部5个应该考虑的骨骼区域

来更高、更尖、更有棱角。2区包括颧骨弓中间的1/3。对该区进行增容可以横向加强颧骨，让面部上面1/3看起来更宽阔。3区位于侧面眶下孔和中间鼻骨之间，加强这块区域能够让眼眶下的中间变得更饱满。4区位于颧骨弓后部的1/3，一般不需要对这块区域增容，因为这样会看起来非常不自然。5区即苹果肌区域。

　　想要选择最佳的移植物，不仅需要理解分区解剖结构，而且要认识到中面部变形的特征模式。目前已经形成了一个针对中面部轮廓缺陷的分类系统，这个系统尤其适用于对移植物的选择。1型缺陷伴随原生骨骼发育不全，但是具有充足的中面部软组织。2型缺陷是指颧骨下区域的中面部软组织出现萎缩或下垂，但是具有适当的颧骨骨骼结构。这是衰老面部最常见的变形。3型缺陷的特征是既有骨性颧骨发育不全，又有软组织容量流失。这些患者身上的衰老现象会更加严重，因为面部缺乏骨

表9.1　中面部畸形的类型、理想增容方法与推荐移植物

类型	畸形外观	调整需求	移植物类型
1型	颧弓发育不全：颧骨软组织缺乏。面部缺少应有的角度，无法定义颊部	需要颧突外侧突出；增高颧弓，颊部突出	颧骨移植物：为了更自然的外观应延伸到颧下部
2型	颧下区缺失：颧弓部软组织不足。衰老面部最常见的外观	需要中面部和颧下凹陷前突；恢复中面部丢失的容量，获得年轻外观	颧骨下移植物：越过上颌上突和咬肌肌腱，延伸到颧下间隙
3型	颧弓和颧下区联合发育不足：骨骼和软组织不够的面部容积缺失。为过早衰老的外观	需要整个中面部和颧下区向前、向外侧突出。	颧骨/颧骨下联合移植物：植入外侧（颧）和前（颧下区）侧，来满足很大的中面部空间。

性支撑。针对这些变形的理想增容与推荐移植物具体见表9.1。

手术路径

　　脸颊移植物的主要和最理想放置路径就是口内入路。口内入路有多种好处：能够直观地看到所有中面部结构，包括眼眶下神经，而且有利于插入；该路径能够避免外部切口与瘢痕；因为从下向上切开，能够避免牵拉下眼睑；在这种方式中，形成了一个骨膜下囊，囊纤维化的过程让移植物更加紧密地贴合到面部骨骼上，防止移植物移动。

　　口内入路的缺点是口内细菌会污染移植物，而且可能会出现伤口感染。

　　也可以采用睫毛下（下眼睑整容术）入路，尤其适用于1区或2区需要较小颧骨移植物来垫高颧骨的1型缺陷患者。这种入路能避免口内移植物污染和破坏减少移植物下降的下部软组织。睫毛下入路的缺点是可能出现睑外翻以及技术上很难插入较大的移植物。

　　如果除了面部上提手术之外，还要植入颧骨移植物，这时候也可以采用除皱入路。可通过渗入内侧表浅肌肉腱膜系统而接近颧骨突起，然后直接向下切开到骨头，这样能够安全地浸入到颧骨空间。在这个区域没有主要的面神经支，通过向后解剖形成囊袋。除皱术中有限的暴露使得较大延展移植物的植入与定位较具挑战。其他很少采用的入路包括经结膜入路，这种方法需要断开外侧的眦肌腱，之后还要进行眦成形术和内镜手术，而且无法为移植物放置提供很好的视角。

经口内入路细节

　　颧骨增容术的准备工作从挑选移植物的形状与尺寸开始。大多数患者使用的3种初期移植物为颧骨移植物、颧骨下移植物、颧骨/颧骨下联合移植物。这些移植物能够分别解决1型、2型、3型缺陷（图9.2A ~ C）。

　　一旦确定移植物的形状，就可以根据患者的喜好与手术判断来选择移植物的尺寸（图9.3）。可

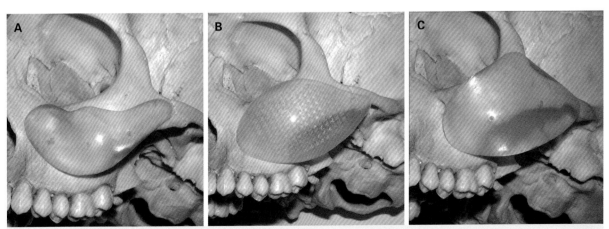

图9.2　不同移植物矫正中面部。（A）颧骨下（上颌区空置）移植物。（B）颧骨（外侧颧骨区域）移植物。（C）颧骨/颧骨下联合（上外侧区域）移植物（由Dr. Joe Niamtu提供）

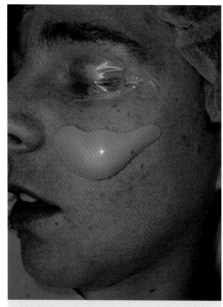

图9.3 术前确定颧骨下（由Dr. Joe Niamtu提供）

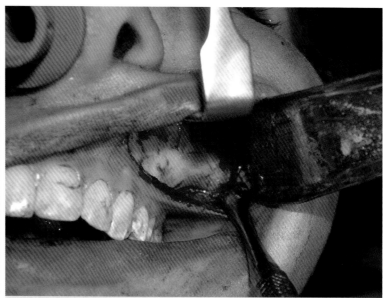

图9.4 在犬齿上做1cm的切口，齿龈沟上方5mm行骨膜下剥离越过上颧弓，小心保护眶下孔（由Dr. Joe Niamtu提供）

以通过术中使用的大小测定器来协助做出决策，但是作者认为术中使用大小测定器的优点较为有限，因为它有可能引起水肿和软组织的畸形。因此，尺寸选择一般要在术前确定。

颧骨增容的麻醉可以仅限局部，也可以是局麻联合镇静剂或者全麻。在将面部消毒和铺巾后，将必妥碘涂料涂到牙齿和龈颊沟区域。尽管无法将经口内入路做到真正的无菌操作，但是彻底地准备好面部与口腔消毒能够减少细菌，将术后感染概率控制到最低限度。

向整个解剖区域注射局麻药物。因为可能用到肿胀渗透液，所以一般要更加谨慎地使用小剂量浓度高的利多卡因溶液（至少0.25%利多卡因与肾上腺素1∶400 000），尽量减少组织变形，保留术中判断对称性和位置的能力。

使尖牙窝处上唇黏膜形成一个1cm垂直切口（图9.4）。如果倾向采用横切口，则必须在龈颊沟顶部以外的地方留下一块附着的黏膜，便于手术结束时缝合黏膜，不管在哪种情况下，牙龈本身是无法缝合住的。因为口腔黏膜具有弹性，1cm的切口就足够了。

一旦形成黏膜切口之后，剥离立即向后转向上颌骨面，进入骨膜下平面。进入上颌骨面上较低的这个平面之后，其中的软组织厚度非常小，几乎能够进行无血解剖（图9.5）。

然后在上面和侧面，借助Aufricht鼻牵开器与帽灯进行骨膜下解剖，对于更富经验的外科医师来说，可直接采用外部"智能手"技术进行盲剥离。一般情况下，没必要将剥离延伸到梨状孔，如果这样做的话，可能会因为插入唇提肌而流血。

看到眶下神经时，会发现该神经位于眶下缘下方约8mm处，位于内侧角膜缘相切的旁矢状面上，一般要比没有经验的医师预估的位置更往上和更靠内侧一点儿。对于颧骨移植物、较小的颧骨下移植物或颧骨/颧骨下联合移植物来说，必要的剥离甚至不用靠近颧面孔。对于大一点儿的移植物来说，剥离必须更加完全，在剥离过程中应该通过牵拉和照明来避免伤及神经，主要颧骨面倾向于在颧面孔正下方形成一个漏斗状凹陷。确认这个骨性特征后，有助于找到颧面孔和保护神经。

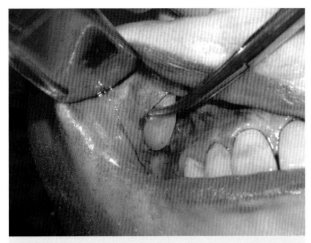 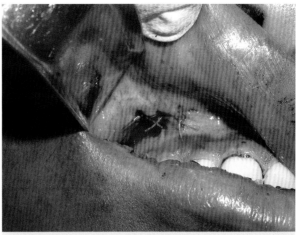

图9.5　用细长的扁桃体夹放置移植物，移植物放置后不应卷曲（由Dr. Joe Niamtu提供）

图9.6　彻底止血后，用4-0加铬肠线关闭切口（由Dr. Joe Niamtu提供）

继续在骨膜下平面进行颧骨突起和颧骨弓上方与外侧的剥离。在颧骨突起的下方，通过横扫/上提动作从骨膜下平面剥离到闪亮的白色纤维咬肌肌腱。这部分的剥离对于所有颧骨、颧骨下、颧骨/颧骨下联合移植物来说都是至关重要的。不正确的剥离与释放会导致移植物下侧挤到一起，可能导致移植物尾部屈曲/折叠，进而导致外部轮廓出现瑕疵。移植物的这种挤压也会施加向前的力，增加移动、移位、挤压的风险。

一旦剥离开正确的囊袋，移植物本身就可以放入这个囊袋中，最好采用夹钳或镊子和"不接触"手法完成（图9.5）。可以考虑提前将移植物浸入杆菌肽或庆大霉素溶液中，或者稀释的必妥碘溶液中，这样可能降低术后感染的概率。

可从内部检查移植物的位置，并检查和触摸外部的轮廓变化。应小心操作，保证移植物被放到令人满意的位置，而且移植物外侧尾部应被充分打开，安放在咬肌肌腱上方。

可将移植物放入一个尺寸精确的囊袋中，这样有助于保持其待在原位，也可以采用经皮临时支撑缝合。作者更倾向于切开一个较大的囊袋，这样能够降低移植物被挤压的风险，然后用一个1mm×6mm自钻孔微型螺钉穿过移植物，将移植物直接塞到上颌骨上，使其以对角线钉入颧骨突起的粗骨中。

在缝合囊袋前，最好放置对侧移植物，判断是否对称。实现对称可能是该手术在技术上最具挑战的一件事了，判断方法：近距离直接仔细和在手术室远距离触诊检查患者的外观；也可以进行内部检查，查看移植物相对于一些标志的位置，如眶下孔、梨状孔、齿列。

用抗生素或必妥碘稀释液冲洗囊袋，用4-0加铬肠线缝合2层，实现防水缝合，尽量减少可能出现的唾液污染（图9.6）。

用微型螺钉来固定缝合移植物的位置，就没必要涂上敷料了。

术后护理包括前5天的软质饮食与餐后漱口，以及持续10天针对口腔菌群的抗生素预防性应用（应用阿莫西林、克拉维酸或克林霉素）。

典型效果见图9.7 ~ 图9.9。

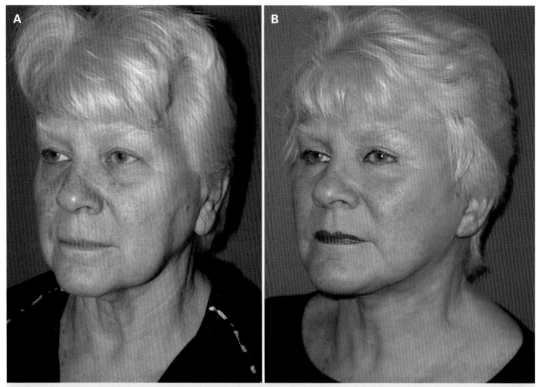

图9.7 （A、B）中等颧骨下移植物面部提升术前、术后（由Dr. Joe Niamtu提供）

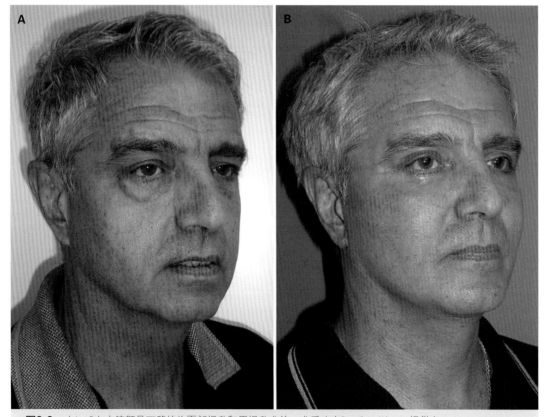

图9.8 （A、B）中等颧骨下移植物面部提升和眉提升术前、术后（由Dr. Joe Niamtu提供）

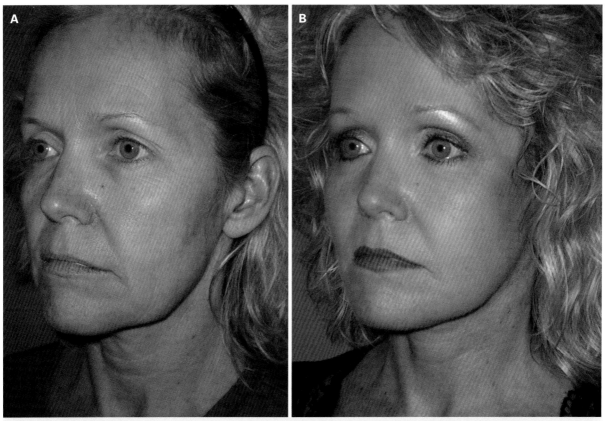

图9.9 （A、B）上下睑整形术、激光除皱术、中等颧骨下移植物面部提升术前、术后（由Dr. Joe Niamtu提供）

并发症

利用脸颊移植物来提升颧骨，最常见的并发症包括移植物位置不正或形状、大小选择错误，据报道，颧骨移植物的修正率为6%~14%。硅胶移植物术后感染的发生率预计为1%~4%。可通过采用无菌手术技术和抗生素溶液浸泡移植物来降低感染的发生率。轻微的感染可通过细菌培养、口服抗生素来治疗，如果移植物采用螺钉固定，可打开并冲洗囊袋。严重或反复感染手术后需要取下移植物，至少在6周后再更换上新的移植物。移植物被挤出这种现象很罕见，但是一般发生于经口内入路手术后，原因通常是后外侧囊袋位置不当。文献中有发生眶下神经损伤的记载，但是通常是短暂的，持续几天到几周不等。其他并发症包括出血、血肿、血清肿形成，这些可通过细心的手术技术来降低发生概率。其他潜在风险包括颧骨弓解剖过程对面神经额支的损伤、咬肌解剖过度导致面神经口颊支受损。

总结

可采用外源性填充材料来有效控制中面部体积流失。这些移植物能够提高因为衰老而出现的骨流失，在技术上是易于插入的，能够在很长时间内保持惰性，不像很多纤维或自体材料那样出现不可预测的吸收。在与其他整容手术联合开展时，如除皱术和（或）眼睑整容术，这些移植物尤其有用，可与这些手术联合应用，以恢复年轻的立体面庞。

参考文献

[1] Hinderer UT. Profi leplasty. Int Micro J Aesth Plast Surg. Card 1, No. 1. Sept 1971 (Profi leplasty 1972-A).

[2] Spadafora A, De los Rios E, Toledo Rios R. Pomulos planos (platizigion): endoprotesis de polietileno insertadas por via sub periostica de arco cigomatico [Flat cheeks: polyethelene endoprostheses inserted subperiosteally along the zygomatic arch]. Prensa Med Argent. 1971;58(40):1946–1950.

[3] Gonzales-Uloa M. Building out the malar prominences as an addition to rhytidectomy. Plast Reconstr Surg. 1974;53(3):293–296.

[4] Brennan HG. Augmentation malarplasty. Arch Otolaryngol. 1982;108(7):441–444.

[5] Binder WJ. Submalar augmentation. An alternative to face-lift surgery. Arch Otolaryngol Head Neck Surg. 1989;115(7):797–801.

[6] Terino EO. Alloplastic facial contouring by zonal principles of skeletal anatomy. Clin Plast Surg. 1992;19(2):487–510.

[7] American Society of Aesthetic Plastic Surgery. Cosmetic Surgery National Data Bank Statistics. 2007;1–20.

[8] Scales JT. Discussion on metals and synthetic materials in relation to soft tissues: tissues' reaction to synthetic materials. Proc R Soc Med. 1953;46:647.

[9] Quatela VC, Chow J. Synthetic facial implants. Facial Plast Surg Clin North Am. 2008;16:1–10.

[10] Morehead JM, Holt GR. Soft-tissue response to synthetic biomaterials. Otolaryngol Clin North Am. 1994;27(1):195–201.

[11] Costantino PD, Friedman CD, Lane A. Synthetic biomaterials in facial plastic and reconstructive surgery. Facial Plast Surg. 1993;9(1):1–15.

[12] Hegger J et al. Biocompatibility of silicone implants. Ann Plast Surg. 1983;11:38–45.

[13] Davis PK, Jones SM. The complications of silastic implants. Experience with 137 consecutive cases. Br J Plast Surg. 1971;24(4):405–411.

[14] Binder JW, Moelleken B, Tobias GW. Aesthetic facial implants. In: Ira D, editor. Facial plastics and recontructive surgery. 2nd ed. Chapter 25, 277.

[15] Mass CS et al. Comparison of biomaterials for facial bone augmentation. Arch Otolaryngol Head Neck Surg. 1990;116:551.

[16] Pearl RM, Laub DR, Kaplan EN. Complications following silicone injections for augmentation of the contours of the face. Plast Reconstr Surg.1978;61(6):888–891.

[17] Piechotta FU. Silicone fl uid, attractive and dangerous: collective review and summary of experience. Aesthetic Plast Surg. 1979;3(1):347.

[18] Jones D. HIV facial lipoatrophy: causes and treatment options. Dermatol Surg. 2005;31(11 Pt 2):1519–29. discussion: 1529.

[19] Gladstone HB, McDermott MW, Cooke DD. Implants for cranioplasty. Otolaryngol Clin North Am. 1995;28(2):381–400.

[20] Van Gool AV. Preformed polymethylmethacrylate cranioplasties: report of 45 cases. J Maxillofac Surg. 1985;13(1):2–8.

[21] Groth MJ, Bhatnagar A, Clearihue WJ, et al. Longterm effi cacy of biomodeled polymethyl methacrylate implants for orbitofacial defects. Arch Facial Plast Surg. 2006;8(6):381–389.

[22] Lemperle G, Romano JJ, Busso M. Soft tissue augmentation with Artecoll: 10-year history, indications, techniques, and complications. Dermatol Surg. 2003; 29(6):573–87. discussion: 587.

[23] Kent JN, Westfall RL, Carlton DM. Chin and zygomaticomaxillary augmentation with proplast: longterm follow-up. J Oral Surg. 1981;39(11):912–919.

[24] Maas CS, Gnepp DR, Bumpous J. Expanded polytetrafl uoroethylene (Gore-Tex soft- tissue patch) in facial augmentation. Arch Otolaryngol Head Neck Surg. 1993;119(9):1008–1014.

[25] Levine B, Berman WE. The current status of expanded polytetrafl uoroethylene (Gore-Tex) in facial plastic surgery. Ear Nose Throat J. 1995;74(10):681–684.

[26] Gross EJ, Hamilton MM, Ackermann K, et al. Mersilene mesh chin augmentation. A 14-year experience. Arch Facial Plast Surg. 1999;1(3):183–189. discussion:190.

[27] Choe KS, Stucki-McCormick SU. Chin augmentation. Facial Plast Surg. 2000;16(1):45–54.

[28] Wellisz T, Kanel G, Anooshian RV. Characteristics of the tissue response to MEDPOR porous polyethylene implants in the human facial skeleton. J Long Term Eff Med Implants. 1993;3(3):223–235.

[29] Beekhuis GJ. Augmentation mentoplasty with polyamide mesh. Update. Arch Otolaryngol. 1984;110(6):364–367.

[30] Binder WJ. Acomprehensive approach for aesthetic contouring of the midface in rhytidectomy. Facial Plast Surg Clin North Am. 1993;1:231–255.

[31] Binder JW, Azizzadeh B. Malar and Submalar augmentation. Facial Plast Surg Clin North Am.2008;16:11–32.

[32] Hinderer UT. Malar implants for improvement of the facial appearance. Plast Reconstr Surg.1975;56(2):157–165.

[33] Wilkinson T. Complication in aesthetic malar augmentation. Plast Reconst Surg. 1983;71:643.

[34] Mladick RA. Alloplastic cheek augmentation. Clin Plast Surg. 1991;18:29.

[35] Ivy EJ, Lorenc ZP, Aston SJ. Malar augmentation with silicone implants. Plast Reconst Surg. 1995;96(1):63–68.

[36] Courtiss E. Complications in aesthetic malar augmentation– discussion. Plat Reconst Surg. 1983;71:648.

第十章　利用经皮悬吊缝合技术实现中面部微创提升

Asa D. Morton

引言

　　要想解答患者的审美困惑并恢复其面部功能，我们有必要理解中面部的衰老变化。随着年龄的增长，颧骨脂肪垫开始下降，覆盖住相对固定的鼻唇沟，使其加深。在脂肪垫以上的地方，弓状缘与眶隔限制住眼眶脂肪的下降。随着颧骨的下降，眼睑与颧骨脂肪垫之间出现一些凹陷。这些凹陷使得眼睛下面出现阴影，使人看起来疲惫又衰老。随着中面部的进一步下垂，眼睑皮肤被向下牵拉，再加上眼睑的横向松弛导致眼睑外翻格外严重。标准的下面部上提整形技术一般不能用来解决中面部的变化问题。

　　现在有多种技术能够解决中面部下降问题。较为积极的技术包括从龈沟进入的技术，可以提供较好的视角与松解，但是这样会增加面部肌肉组织与神经分布的破坏风险。人们已经设计出了一些面部上提整形方法，完成对深入表浅肌肉腱膜系统的平面过渡，试图在垂直方向更充分地实现中面部提升。这些技术涉及近侧切入第7神经的分支，可能会影响面部的表情。这些更加激进的方法可能伴随水肿和康复时间的延长。

　　微创技术，包括一种内镜法和外眦切开技术，这样能够简化中面部提升操作，提供很好的效果。这些手术需要的手术时间更短，而且术后肿胀程度减轻，康复时间快，患者满意度高。

　　本章将介绍在骨膜下利用经皮悬吊缝合技术实现中面部微创松解的中面部提升方法。

中面部松解

　　通过一个较小的外眦切口，实现中面部的骨膜下松解。小外眦切口也用来横向拉紧下眼睑的手术，这种手术一般与中面部提升手术一起开展。

　　颧骨脂肪垫是一个移动的动态结构。利用悬吊带就能够提高骨膜下移动的颧骨，这样无须松解就能实现显著提高。松解的同时提高脂肪垫和骨膜附着物能够刺激内部附着物形成，提高稳健性。

　　局部浸润联合镇静麻醉更加适合中面部松解。通过阻滞眼眶下神经和浸润周围区域，很容易实现松解。手术从8mm外眦切开术和下眦肌腱松解开始。用单极电凝刀在这个创口内向下解剖到外眶缘的外侧。在无法看见的情况下，用Freer骨膜剥离器将骨膜从眶缘外下侧表面提起（图10.1）。用外部的手来引导工具在下方试探提高，保护重要的结构（图10.2）。骨头上骨膜剥离器提供的反馈能够让医师操作停留在安全的骨膜下表面。沿着眼眶下神经上方的眶缘内侧向前解剖，同时医师用外侧的手加以保护，不伤及该神经。接着在眶下孔继续剥离，大约在眶缘下方1cm处。开始时剥离稍低点儿，提升时剥离稍高点儿，这样能够将神经的潜在损伤降至最低程度。

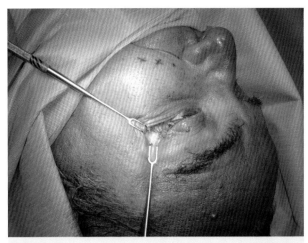

图10.1 已施行外眦及外眦下支切开术。在眶外侧缘行骨膜开窗。从这里进入骨膜下平面，剥离到颧骨表面

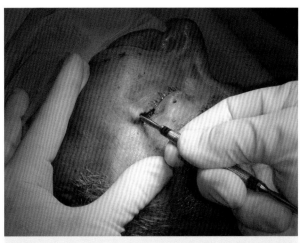

图10.2 一手引导，另一手在盲视下向下剥离，避免损伤重要结构。重要结构用另一只手保护。小心确保剥离平面在骨膜下

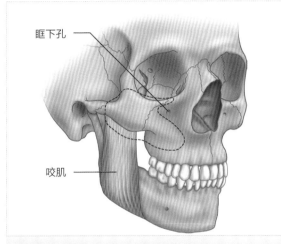

图10.3 图示为骨膜下剥离区域。除了咬肌上方，整个分离区域超过骨骼

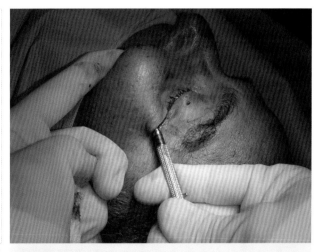

图10.4 剥离器向上旋转至剥离范围的最深处。利用向上的动作释放骨膜，使其变成可充分移动的颊部组织瓣

在上颌骨面上进行松解，然后在颧骨弓上1/3处外侧展开松解。在颧骨弓下方，松解向下延伸至咬肌筋膜的上部，改善中面部的外侧松解效果。在该平面的表面，是面神经的口颊分支，要小心停留在咬肌上面真正的纤维上的神经分支。在前上颌骨面上，向下剥离到达尖牙隆起水平上的齿龈附着处（图10.3）。转动Freer骨膜剥离器，使其尖端向上，深入囊袋中。用上提动作来松解骨膜，形成一个移动的颊瓣（图10.4）。

可用其他方法来完成骨膜下松解，这种微创技术是经皮悬吊技术准备中的最好辅助手段。

利用经皮悬吊缝合技术来提升中面部

经皮悬吊缝合技术能够简单、优雅地解决中面部的悬吊问题。还有很多其他内部缝合放置方法和内部固定设备可用，但它们大多都需要经口内入路或颞部入路实现广泛暴露。内部进行的骨膜缝合或者可吸收骨膜下固定装置，能够通过更前面的韧带和附着物来深层提升和间接提升脸颊。这种方法

的提升程度不如经皮悬吊技术，后者可将骨膜和颧骨垫作为一个整体来垫高。

本章中还介绍了这个技术的前身，它由Su首次报道，是减少鼻唇沟皱褶的闭合悬吊法。这份发表于1995年的报告描述了将鼻唇沟悬吊至深处颞筋膜的缝合定位的方法。2002年，Sasaki和Cohen回顾他们在过去6年中对该技术的改进经验。他们取得了非常好的效果，其报告共涉及392例患者，详细讲述了在缝合选择、针尖定位、患者接受度方面的演变。

2002年，Keller等报道了对Sasaki技术的改进，以及他们在118名患者身上取得的成果。该报道给出了非常好的图表与描述，让很多人开始采用这项技术。此处描述的手术是对上述成果的进一步改进。

经皮技术的一个难点在于缝合位置的皮肤起皱。该技术利用可吸收的薇乔（Polyglactin）缝线来穿过皮层，形成更加粗糙的表面，让松解变得简单，促进颧骨脂肪垫周围的永久性缝合。永久性缝合将脂肪垫作为一个整体垫高，同时支撑骨膜的升高。

下表（表10.1）列出了经皮悬吊缝合技术必要的物料。关键材料包括6in（1in=2.54cm）的Keith缝针、CV4 GORE-TEX®缝线（膨胀聚四氟乙烯）（ePTFE）、3-0Vicryl（Polyglactin）缝线、1mm厚的GORE-TEX®（ePTFE）补块材料、一根弹簧无眼缝针。

下图（图10.5）展示了如何在定位前准备好悬吊缝合。一般每侧采用两个悬吊。由助手在手术前组装好，在相对较快的剥离后放置好。在两根6in（1in=2.54cm）Keith缝针上穿过两道CV4 GORE-TEX®（ePTFE）和3-0 Vicryl（Polyglactin）缝线，在将GORE-TEX®（ePTFE）缝线穿过Keith缝针之前，先将缝线穿过一个2mm×3mm的1mm厚的GORE-TEX®（ePTFE）补块（图10.5）。先将缝线从前穿到后面，然后反过来从后往前，通过ePTFE小补块。补块放置在两根Keith缝针中间的地方，在缝线放好之后，能够将缝线进入颧骨脂肪垫下方的筋膜"豁开"。每个悬吊缝合组合为18in（1in=2.54cm）长。装好的CV4 GORE-TEX®（ePTFE）长度为36in（1in=2.54cm），双臂型。一根缝线适合在面部一侧形成双重悬吊。每个病例需要非常少的GORE-TEX®补块材料。大块的补块产品可以预先切成较小的部分，重新包装和消毒，用于以后的病例。

在准备好缝线后，用止血钳固定住自由端，浸入必妥碘溶液中。在准备悬吊的过程中，必须形成一个颞囊，这样能够进入固定悬吊的颞肌筋膜。这种切口位置与标准的颞部内镜下抬眉术的切口位置一样。为了确定这个切口，要在上外侧画一条线，从鼻翼开始，穿过身体同侧外眦角，继续向后延伸1cm进入颞部头发。从该点开始，在下方画一条垂直、稍微向后靠近耳朵螺旋的3cm的线。该线与

表10.1 皮下悬吊材料

名称	制造商	制造商网址	型号	用途
6in（1in=2.54cm）长 Keith 针	Anchor Surgical	http://www.anchorsurgical.com/	#1827-6	穿过悬吊线
法国弹簧针	Anchor Surgical	http://www.anchorsurgical.com/	#1861-3D	将 ePTFE 固定于颞肌筋膜
ePTFE Suture CV-4	W.L. Gore & Associates, Inc.	http://www.goremedical.com/	4N-16	用于颧脂肪悬吊
1mm 厚 ePTFE 补块	W.L. Gore & Associates, Inc.	http://www.goremedical.com/	1405010010	2mm×3mm 大小，可防止悬吊线有皱褶

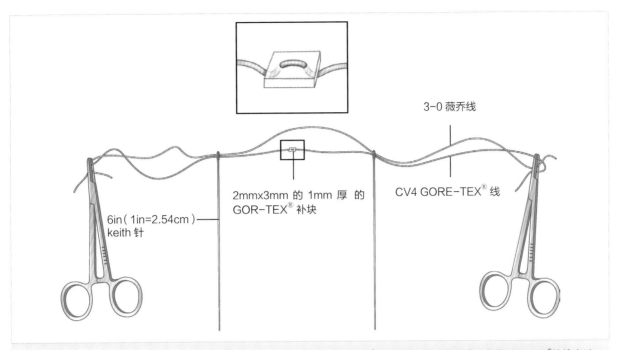

图10.5　两个6in（1in=2.54cm）的Keith针双股穿线，一个是CV4 GORE-TEX®，另一个是3-0薇乔线。在将GORE-TEX®缝线穿过Keith针之前，缝线穿过2mm×3mm的1mm厚的GORE- TEX®（ePTFE）补块（图10.5）。缝线先从前穿到后，然后穿回来。补块放置在两个Keith针之间，在打结后，将最小化线在颊脂肪垫中引起的挤奶酪效应

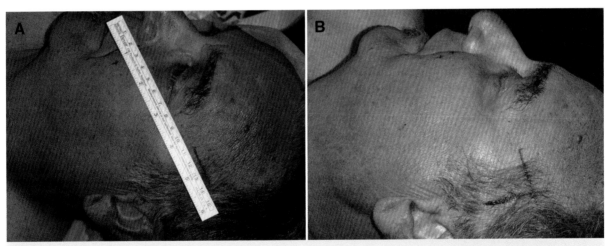

图10.6　（A）用尺子在双侧鼻翼和外眦连线上画线。此线在颞发际线内1cm。（B）在此线终点画3cm长的线，垂直于耳蜗轴。此线基本与颞发际线平行，在其后1～2cm外

颞部发际线大致平行，位于其后方1～2cm处（图10.6A、B）。用一把15号刀片切开真皮。用双爪皮肤钩来提高切口边缘，将附着的颞部顶骨筋膜松散地拉离深处颞筋膜的表浅层，在颞肌正上方可见致密的白色组织（图10.7）。穿过该筋膜的一个小切口能够暴露出颞肌的红色肌肉纤维，用以确定颞肌顶骨筋膜中的大致走向。用骨膜剥离刀使颞肌筋膜上方形成一个宽一点儿的囊袋，然后将Keith缝针导入并拉出。暴露后，将GORE-TEX®（ePTFE）缝线悬吊缝合固定到颞肌筋膜上。与内镜下提眉术结合，可以为颞部剥离提供更好的入路。

　　每侧脸颊有两个悬吊，从不同切口放入。为了确定每个切口的位置，画一条水平的线。小心地

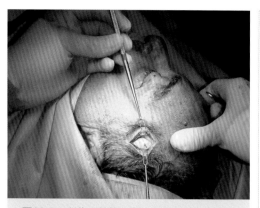

图10.7 制作颞部植入囊。用爪齿皮肤拉钩拉起切口边缘，将颞深筋膜上层都拉起，在颞肌上可见致密的白色组织

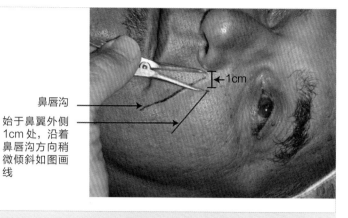

鼻唇沟
始于鼻翼外侧1cm处，沿着鼻唇沟方向稍微倾斜如图画线

图10.8 为了选择每一个线悬吊的位置，在鼻唇沟内侧上画一条平行线，或者稍不平行，指向鼻唇沟

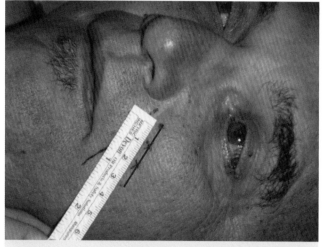

图10.9 第1个X在标记线外1cm。第二个X距同一条标记线2cm。在每个X标记处用11号刀片做小切口。悬吊线将穿过每个小切口

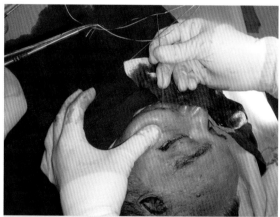

图10.10 将第一根Keith缝针导入最内侧的切口，垂直于皮肤表面，向后导入到颧骨的前表面。将缝针稍微后撤一点儿，将脂肪垫"困"在缝针上，试图提起它，借此来确认脸颊是否可以移动

在深颞肌筋膜的表浅层进行切割，避免伤及第7神经，该神经从鼻翼外侧1cm处开始，在下侧以平行且稍微不同的方向转向鼻唇沟（图10.8）。第1个切口在标记线外1cm处，第2个切口在标记线外2cm处，从这条线的源头开始（图10.9）。用一把11号刀片切出切口，长度不超过2mm。

用浸渍了必妥碘的纱布覆盖住口鼻，防止GORE-TEX®（ePTFE）缝线受到污染。悬吊放置的目的就是围住脂肪垫，将其整体上提。这种上提要比只能提起骨膜的固定技术更加稳健，它主要依靠前部韧带附着来加强提升。在放置悬吊的过程中，Keith缝针成为强大的放置工具。

将第1根Keith缝针导入最内侧的切口，垂直于皮肤表面，向后导入到颧骨的前表面。将缝针稍微后撤一点儿，将脂肪垫"困"在缝针上，试图提起它，借此来确认脸颊是否可以移动（图10.10）。然后将缝针向上引导，由外侧转向颞囊。穿过外眦角，该平面变得更加表浅，但是深度足以避免在表面看到缝针。用一个牵开器来撑开看到的颞囊，并撤出缝针。也可以使用一个有槽的探针来操作（图10.11A）。用止血钳固定住薇乔（Polyglactin）自由端，并从颞部切口退出GORE-TEX®（ePTFE）缝线。

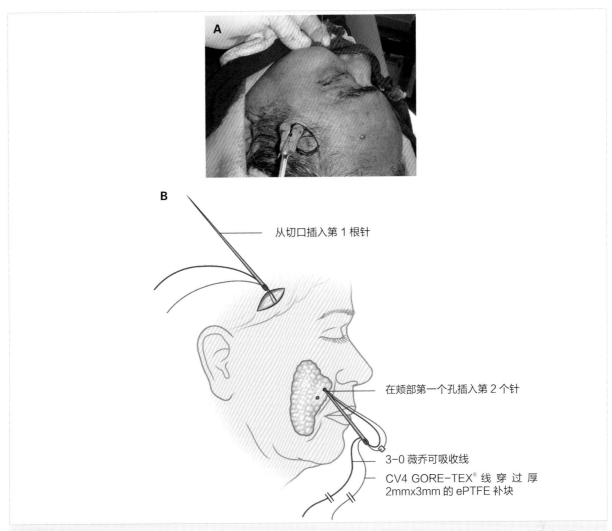

从切口插入第 1 根针

在颊部第一个孔插入第 2 个针

3-0 薇乔可吸收线

CV4 GORE-TEX® 线 穿 过 厚 2mm×3mm 的 ePTFE 补块

图10.11 （A）用中央带沟槽的引导针打开颞部，找到Keith针。（B）第2个针穿过同一个切口。这次在一个较浅的平面，跨越颧脂肪垫。到达颞部。实际上，是用线包住脂肪垫，将其整体提起

　　现在通过相同的切口放入第2根缝针。将其穿过更加表浅的表面，通过颧骨脂肪垫上方，进入之前撤出的颞囊。事实上，是用缝线包住脂肪垫，将其整体提起（图10.11B）。薇乔（Polyglactin）和GORE-TEX（ePTFE）缝线的中央部分依然暴露在脸颊切口上（图11.12）。将3-0缝线拉入位于颞部切口的脸颊创口中，在压力下，脸颊入口处形成一个凹陷（图10.13）。在薇乔缝线两端之间轻轻切割，直至缝线切开皮下组织，松解开脸颊凹陷，将其放入更深的组织平面（图10.14）。

　　利用GORE-TEX®（ePTFE）缝线的两个自由端来牵拉缝线和之前放入的GORE-TEX®补块，将它们放入薇乔（Polyglactin）缝线形成的囊袋中。拉紧GORE-TEX®（ePTFE）缝线，确定实现适当的提高和脸颊轮廓。一旦确认之后，就撤出薇乔（Polyglactin）缝线，然后扔掉。使用法式弹簧无眼缝针能够轻易地放入GORE-TEX®（ePTFE）缝线（图10.15）。GORE-TEX®（ePTFE）缝线的自由端各自穿过颞筋膜，然后穿过GORE-TEX®（ePTFE）的第2个2mm×3mm补块。当自由端被固定到彼此之上后，GORE-TEX®（ePTFE）补块能够防止颞肌中出现筋膜撕裂（图10.16）。拉紧缝线，直至达到理想的中面部提升效果。如果预计会出现一定的术后下沉，可进行保守的过度矫正。缝线结应位于头皮

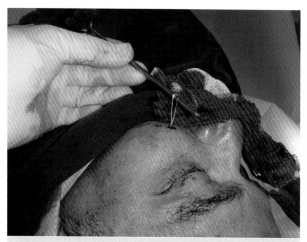

图10.12 薇乔线和GORE-TEX®（ePTFE）缝线的中央部分依旧暴露在颊部切口上。两端穿过了颞部切口

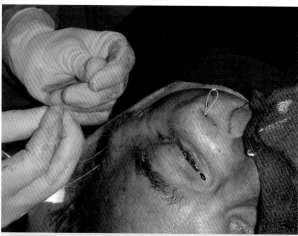

图10.13 将3-0薇乔线从颊部切口拉入颞部切口。在收紧过程中，整个颊部凹陷。医师拉住线两头摆动释放真皮褶皱

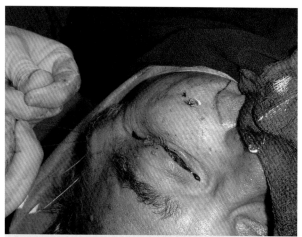

图10.14 将薇乔线置于真皮深层，释放了表面的凹陷。牵拉微乔线确定颧脂肪垫提升的合适位置。如果颊部移动和角度合适，剩下的GORE-TEX®缝线可以从下部移走，薇乔线从上部移走。线再穿过Keith®针。如果薇乔线的牵拉合适，GORE-TEX®缝线和补块可以被拉进切口。然后移除薇乔线

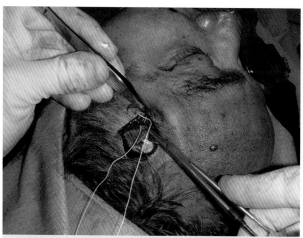

图10.15 使用法式弹簧无眼缝针放置GORE-TEX®(ePTFE)缝线更加容易

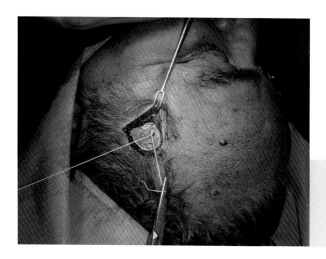

图10.16 GORE-TEX®(ePTFE)缝线的自由端单独穿过颞深筋膜，然后穿过2mm×3mm的GORE-TEX®(ePTFE)补块。当自由端打结后，补块会阻止颞深筋膜起皱褶。收紧线结直到中面部提升到理想位置

切口的前部，尽量减少之后暴露的风险。

然后从第2个切口重复该操作过程，第2个切口位于第1个切口外下侧10mm处。在闭合颞部创口之前，建议从切口前、后瓣上保守移除多余的皮肤。这样有助于减少外眦处上提皮肤时的来回移动（图10.17）。创口采用缝皮钉来闭合，在对侧重复该操作过程。

结果

该技术能够带来可持续的中面部提升效果，不仅外观好看，而且功能实用。存有严重的下眼睑外翻且伴随颧骨下降和前板层缩短时，需要用中面部提升来排除它们复发的可能。经皮悬吊能够提供有效且微创的方案。此外，与水平外翻眼睑紧缩术使用的切口相同，经皮悬吊能够为脸颊的骨膜下松解提供入路（图10.18A、B）。中面部下垂的整形最好与上面部和眉毛提升术一起做。内镜下眉提术中，将颞部提高，能够加强上提中面部皮肤的再分配，为较重的脸颊提供额外的支撑。将下垂的颧骨脂肪垫提高，也有助于改善衰老带来的下眼睑脂肪垫与脸颊之间的分隔线（图10.19A～D）。

在很多流行的"一刀切"面部提升技术中，通常会忽视中面部或对其处理不足。与传统颈面除

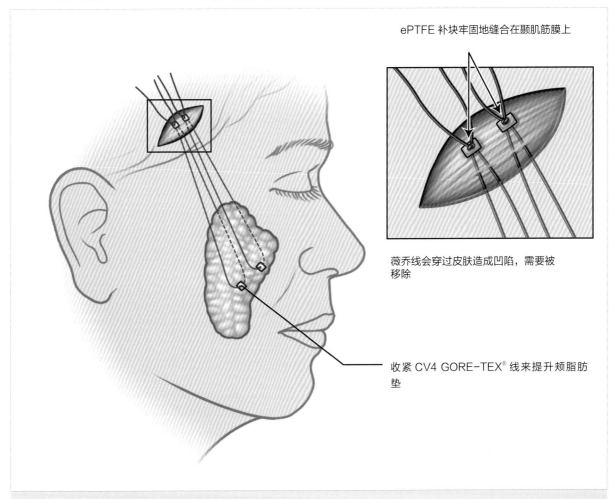

ePTFE 补块牢固地缝合在颞肌筋膜上

薇乔线会穿过皮肤造成凹陷，需要被移除

收紧 CV4 GORE-TEX® 线来提升颊脂肪垫

图10.17 图示显示了两条GORE-TEX®（ePTFE）缝线悬吊颧脂肪垫。显示了线的自由端如何第1次穿过补块并收紧，以及在颊部凹陷释放后移除薇乔线

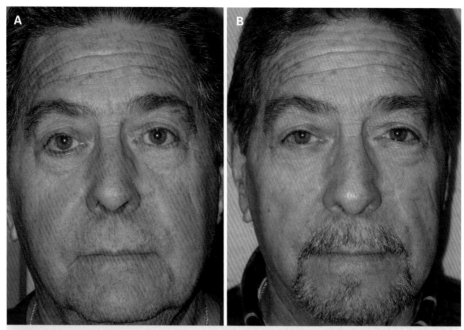

图10.18 （A）70岁男性，由于颧部下垂造成双侧下睑退缩，下睑前叶短且横向松弛。术前，颊部移动后可以恢复下睑位置，提示颊部需要提升。（B）颊部提升和外眦收紧2年后，注意睑颊结合部和鼻唇沟，颧突凹陷明显得到改善

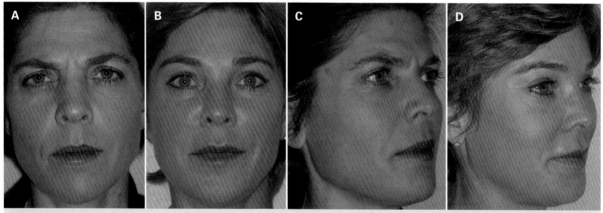

图10.19 （A、C）48岁女性行内镜下额部提升、双侧上睑整形及中面部提升术前。（B、D）手术后18个月，注意下睑及睑颊结合部的改善。鼻唇沟得到改善，颊部向颧突移动

皱术的上外侧和后侧提升组合相比，该技术的相应垂直提升能够按照其解剖起源来提高下垂的中面部单元（图10.20～图10.22）。

并发症

感染

微孔GORE-TEX®（ePTFE）缝线和补块的植入需要采用精细的操作技术。为防止出现感染，应该考虑术前使用抗生素。在覆盖口鼻时，使用必妥碘来浸泡悬吊，能够尽量降低感染的风险。谨慎起见，可在缝合前使用杆菌肽或万古霉素冲洗液来冲洗颞囊。

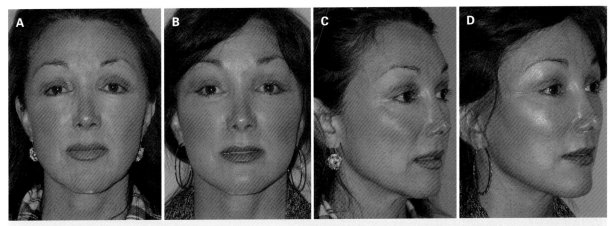

图10.20　57岁女性曾行眼睑手术，有下睑退缩。（A、C）注意外眦位置低于内眦。由于前叶短少导致患者角膜暴露过多。（B、D）外眦收紧、中面部提升、颈部除皱术后6个月，其干眼症状有所改善。注意提升的颊部，鼻唇沟变浅，外眦位置得到改善

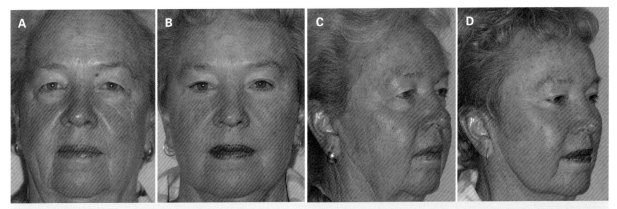

图10.21　（A、C）67岁女性，曾行内镜下额部提升术、上下睑整形术、中面部提升术及颈部除皱术。（B、D）手术后10个月，注意颊部位置的改变及下睑得到缩短

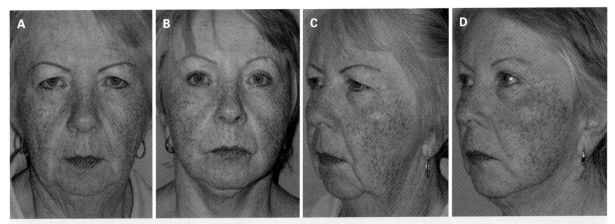

图10.22　（A、C）62岁女性，行内镜下额部提升术、上睑整形、中面部提升、颈部除皱术前。（B、D）术后2年，依旧在颊部、鼻唇沟及下睑位置方面有显著改善

暴露

GORE-TEX®（ePTFE）的耐受性较好，而且具有生物惰性。罕见情况下，该材料可能发生暴露，需要取出来。幸运的是，ePTFE的微孔性质能够促进假囊向内生长和形成，在悬吊需要取出时，能够维持上提效果。

过度矫正

应该提醒患者，一开始脸颊会看起来似乎提得太高。在大多数病例中，术后几周就会变得能够接受。偶尔情况下，出于过度矫正或对称性的考虑，可能需要进行调整。可打开颞部切口，按需要松解颞筋膜或调整ePTFE悬吊。

总结

该手术为中面部整形和重建患者提供了一种有效的新技术。需要医务人员接受教育，其施行手术相关的学习曲线才会相对较短。大多数医院外科或医院手术室都具备该手术的必要材料。

参考文献

[1] Su NN. Closed suspension mini-cheek lift to reduce the nasolabial fold: a preliminary report. Am J Cosmet Surg. 1995;12:31–34.

[2] Sasaki GH, Cohen AT. Meloplication of the malar fat pads by percutaneous cable-suture technique for midface rejuvenation: outcome study (392 cases, 6 years' experience). Plast Reconstr Surg. 2002;110(2):635–654.

[3] Keller GS, Namazie A, Blackwell K, Rawnsley J, Khan S. Elevation of the malar fat pad with a percutaneous technique. Arch Facial Plast Surg. 2002;4(1):20–25.

第十一章　脂肪移植：中面部年轻化的填充方法

Amir M. Karam , Robert A. Glasgold , Mark J. Glasgold , Samuel M. Lam

引言

年轻的中面部对形成有活力和吸引力的形象有非常重要的作用。它的中心地位对这一目标有着重要的影响。那么中面部到底是指哪里？为了展开相应的讨论，我们首先要对中面部加以定义。在描述中面部边缘时，存在多种解剖学定义，这使得相关交流与比较变得非常困难。在本章中，作者将下眼睑/眶下缘定义为中面部的上边缘，鼻子的外侧壁作为内侧缘，以颧骨中部往下的垂直面至口角的连线作为下缘。

传统常用的中面部复原方法主要关注两个方法：①利用外源性颧骨移植物来提高外侧颊骨/颧骨。②在上外侧或上方提升软组织。在本章，我们关注的重点是第3种新方法，利用脂肪来使该区域焕发新生。

本章所描述的每一种方法都侧重于处理一个特定的"问题"。与医学的其他领域一样，治疗选择应该以诊断为基础。因此，我们必须首先了解中面部衰老的病理生理学原理，然后应用适当的治疗方法，有效地恢复该区域的青春面容。选择利用脂肪移植来治疗中面部，前提是中面部的脂肪随着年龄的增长而萎缩，而且这种萎缩是给老化中面部带来关键衰老特征（枯瘦、凹陷、憔悴）的原因。从这个角度来看，尽管提高颧骨脂肪垫确实有助于改善中下面部的饱满程度，但是作者认为通过中面部提升来提高萎缩的颧骨脂肪垫对重塑中面部青春特征的作用很有限。此外，面部体积流失不仅仅发生在颧骨脂肪垫上，它还影响很多附近区域（眶下缘、泪沟、口颊、颊骨下、颧骨下）。因此，上述区域都需要"重新填满"，以便重新形成全面的面部修复。

在中面部体积增加的章节中我们也对固体外源性面颊移植物进行了描述，而且很多外科医师也使用这些移植物来改善中面部衰老相关的变化。但是，我们并不认为只通过骨移植就能够让整个中面部区域恢复青春。尽管骨骼缩小也是整体面部衰老的一个关键因素，但是它不是一个主导因素。颧骨移植也可能加重衰老变化，而不是纠正这种变化。首先，通过对比效果发现，颧骨突出上方的颧骨移植物能够让凹陷的面颊、前颊看起来更加凹陷。与此类似，位于下眼睑附近的颧骨移植物可能会加重眼眶下凹陷的外观。其次，颧骨移植物（或者下颌移植物）能够让已经看起来瘦骨嶙峋的面部变得更加消瘦，因为移植物替代的不是软组织，而是硬组织。

面部脂肪移植的两大主要反对意见就是指其缺乏长久效果和可能导致轮廓变形。在本章中，我们将罗列出产生长久效果又没有任何轮廓变形风险的安全的、成功的脂肪移植方法。在阅读完本章之后，我们希望读者能够理解、接受、实施这种中面部年轻化的方法。

中面部是如何衰老的

年轻的中面部具有一些标志性的凸面。这些凸面上具有自然光线，在其中的一些解剖点上能够看到容光焕发的高光，因此让这些凸面更加突出。相反，衰老会使凹陷区域出现阴影，以至于整个面部看起来没那么有活力，而且更显老化。与此类似，衰老的面部在各个区域之间有多个断点或过渡，如下眼睑/眶下缘凹陷、前面颊低洼、脸颊凹陷、犬齿前和鼻唇沟凹陷。因此，年轻的面庞不仅在正确的位置凸出，而且非常一致，几乎没有什么过渡区域。脂肪移植能够重新塑造年轻的面部形状与轮廓，而且尤其关注如何形成正确的凸面，并消除或者软化面部不同区域之间的过渡。

在考虑进行脂肪移植时，外科医师必须理解通过反射皮肤表面光线来定义年轻的美学原则，这样既有助于与患者沟通，又能够让外科医师理解自己的手术目标。

术前注意事项

对于任何试图说服患者进行脂肪移植的外科医师来说，首要事项就是让医师自己相信脂肪移植的道理、方法和成果。通常患者会透露："我的医师给我做了脂肪移植，但是他对此并不感兴趣"。如果医师对脂肪移植只是敷衍了事的话，那么患者也会持怀疑态度。我们首先要帮助医师相信脂肪移植对于大多数患者来说都是一种理想的面部年轻化的方法。

为了弄清脂肪移植的重要性，医师必须从自己从来没有或者很少进行的一项训练开始：查看患者之前的照片。理解面部体积流失的最明显区域就是中面部区域。医师首先要有一个开放的思想和一双理解衰老要素的眼睛，因为脂肪移植与传统的中面部年轻化手术是完全不同的。

体积流失对中面部/颧骨/脸颊区域的影响也很明显。颧骨外露与前脸颊、下眼睑同时出现的凹陷区是脂肪移植填充的关键区域。中面部提升的一个根本问题就是它只能部分抵消脸颊区域随着年龄增长而出现的体积流失。如上所述，颧骨移植无法完成预定的任务是因为它修复的只是骨流失，而不是软组织，而骨流失只是中面部衰老中较小（尽管现实）的因素。即使是因为体重稍重而更适合进行颧骨移植的人，与脸颊的下半部分相比，其脸颊上半部分依然会出现体积流失。之所以很多人随着年龄增长看起来更加疲劳是因为他们脸颊前部出现体积流失，甚至比眶周区域的体积流失更加明显。为了让潜在患者明白前脸颊体积流失对眼睑区域的影响，可以用一个手指将脸颊小心地从下面向上拉，模拟体积增加的效果。这种效果与从上向下推动脸颊得到的效果不一样；脸颊向上推，能够创造出体积增加的错觉。

通过旧照片与面部形状变化来展现衰老的变化

如果外科医师可以通过研究患者的旧照片来发现脂肪移植是一种有价值的面部年轻化方法，那么下一个目标就是用相同的方法来让患者理解脂肪移植的好处。20多岁和30岁出头时的照片是最理想的。尤其是许多女性发现，自己在青少年时期以及25岁左右的照片脸部过于丰满，不符合自己的品位。"婴儿肥"的存在，正如它在口语中所指的那样，实际上代表了从出生到衰老的一系列持续的体积损失。相应地，很多女性发现自己刚过30岁后的面部看起来是最动人的，这个时候大部分"婴儿肥"已经消失，但是35岁左右及之后才出现的过度体积流失还没正式开始。很多男性随着年龄的增长看起来更加具有男子气概，因此通常男性更喜欢自己稍年长的年龄段，如35岁左右或之后。

在35岁左右衰老更加明显和微妙，这个时候软组织与骨流失开始变得更加明显。当女性在刚过40岁之后，中面部持续经历进一步的体积损耗，让下面部看起来具有更高的比例。这种面部体积的重新分配就像一个倒三角一样，颌部形成了下面的三角顶点，而紧缩的颧骨区域形成了三角形侧边的边缘（见第1章和第2章）。在40多岁末期及之后，重力开始影响面部组织，加上面部、中面部、中下面部的体积减小以及中央1/3和外下1/3面部的一半出现明显的体积增加，这些不断发生的变化继续改变下1/3面部的不均衡，进一步加重倒三角。因此，对于大多数病例来说，尤其是女性病例，目标应该是翻转倒三角，形成心形的面部。显然，在这种罗列出的衰老模式中存在可变性，衰老受到性别、种族、基因、环境的影响。

脂肪移植是面部年轻化策略的一部分

在术前谈话中，医师除了要告知患者衰老与面部恢复年轻的原理，还要决定对于潜在患者来说到底哪种手术是最有利的。大多数30多岁和40多岁的患者只要进行面部脂肪移植就能减缓早期的体积流失征兆。然而，如果有指征的话，也应该将脂肪移植合并其他恢复青春的手术联合应用。本章将总结什么时候应该将面部提升、眼睑成形术、外源性移植与脂肪移植联合起来。在本章中，我们不讨论如何管理衰老的皮肤问题，如皱纹与色素不均等。

作者相信在很多病例中，经皮眼睑脂肪去除术会导致不理想的下眼睑圆形、巩膜外观或完全相反的结果，即过度提高的椭圆形外眦。因此，我们只做没有或只有少量皮肤松弛的经结膜眼睑成形术。然而，因为未处理的眼眶下缘体积损失的问题，经结膜下眼睑成形术作为一种独立的手术在许多情况下是失败的。因此，在几乎所有的下眼睑衰老病例中，都会进行脂肪移植，只有存在过度明显的脂肪型眼睑时，才会将脂肪移植与经结膜眼睑成形术结合起来。只有差不多1/10的病例才需要展开经结膜眼睑成形术，而脂肪移植是几乎所有的病例都进行了的一项标准手术。脂肪移植让医师能够将下眼睑与上脸颊区域结合在一起。

总的来说，在大多数通过脂肪移植来恢复面部年轻化的病例中，都存在两大主要目标：形成眼部框架、重塑心形面庞。形成眼部框架可能是脂肪移植的一个重要原因。眼睛从35岁左右及之后会变得稍显疲劳，所有让个人看起来疲惫的年轻化手术都是失败的。恢复眶周年轻化应该是大多数脂肪移植手术的中心目标。

当一个人的年龄不断增长时，仅进行脂肪移植通常无法实现足够全面的面部年轻化效果。例如，尽管脂肪移植能够改善早期的颌部问题，但是它无法完全逆转中度到重度的颌部和（或）颈部下降。而且脂肪移植对颈部没有明显的作用。在大多数情况下，需要进行正式的皱纹切除术来对抗下面部与颈部的重力性下垂。

术前建立患者期望

在术前谈话中，医师必须讨论康复时间、结果保持时间、短期和长期变化。如果之前没有进行彻底的、持续的咨询的话，患者可能会对术前没有得到足够沟通的事情产生焦虑甚至愤怒。"告知"与"借口"之间的差异在于"告知"是术前提供的，而"借口"是在术后解释的，即使它们可能运用了完全相同的字眼。

从康复的角度来讲，最好不要对术后肿胀和愈合提出明确的时间限定。例如，医师可能会评论说："你需要大概7～14天来康复"，但"我已经出院3周了，却还在康复中"，"我觉得你明明告诉我不会超过2周的，我很烦"。保守的经验法则认为，大多数患者在1周内是不会高兴的，而且看到他们的其他人会被他们的样子吓到。在第2周，患者肯定会看到比之前1周好转的情况，但是仍对自己的样子不满意。这时候，家人与朋友可能认为他们看起来已经不错了（但是不是每个人都会同意这一点呢？）。到第3周时，患者看起来应该挺漂亮了。但是，不是所有的患者都会符合这个程序。

不管建立什么样的康复指南，在开始中面部脂肪移植时应该考虑3条原则：首先，康复时间因人而异（一个显然的事实）；其次，每个医师的脂肪移植手术方式存在微小差异，而康复时间可能因脂肪移植技术而异；最后，康复时间几乎与移植到面部的脂肪量呈正比。详细的康复时间，见本章的"术后护理"。

在确定康复时间方面的差异之后，术后医师应该尽力帮助患者理解在脂肪移植完成后接下来的几周、几个月、几年内会出现什么样的变化。术后水肿出现在术后1～3周，之后的情况会变得较为难以捉摸。但是，如果水肿持续至少2个月，这可能会让术后结果变得不甚明朗，导致看起来好像移植了过多的脂肪。一旦建立血液供应，一般在手术后6个月左右，当所有水肿消去之后，就很容易判断手术成功与否了。在术前，应该提醒患者术后一开始看起来可能会让人觉得失望。医师应该克制做修补手术的诱惑。常常在第1年后治疗效果逐渐得到呈现，我们还曾经看过在手术结束2年后出现改善效果的情况。

最后，医师必须与患者沟通脂肪移植的效果持续时间。按照我们的观点，如果不受持续衰老的影响，脂肪移植效果应该是永久性的。显然，医师必须具有足够的临床经验来证明脂肪移植技术缺乏持久效果的说法是不对的。如果医师可能正处于积累经验的过程中，最好暗示患者不是所有的脂肪都能够停留，至少手术结束6个月后才需要进行修饰。

因为脂肪移植后是一种永久性隆起，患者应该充分清楚这种手术存在的长期风险。我们发现要和患者讨论的最重要风险就是手术后体重增加，因为移植的脂肪就像腹部或大腿脂肪一样发挥作用，例如在体重增加时，它是首先增重的区域，在体重减少时，它也是最后减重的区域。相应地，体重增加6.8～9.0kg时，就会在脸上反映出来，而体重减轻6.8～9.0kg时，也会在脸上有体现，但是没有体重增加时那样明显。因此，在将脂肪注射到年轻人（35岁以下）的身上时要尤为注意，因为这些人在后来可能有体重增加的倾向，对于那些对自己体重控制不当的人，也应注意。总的来说，由于上述原因，在体重较重的人身上展开脂肪移植手术更加安全。

技术

术前规划

首先，医师必须确定移植用脂肪的数量和术前患者面部脂肪的分布，以便确认脂肪移植的受区和选择合适的供区。让患者卸妆后完全直立，将头发梳到后面，没有表情地向前凝视，医师观察后可以决定要注射多少脂肪，往哪里注射。在没有局麻的情况下，以直立位进行术前评估，这是确定将脂肪植入到哪里的最好时机。在术中，可利用患者的术前照片作为术中辅助提示。

采用记号性较强的永久Sharpie记号笔（而不是龙胆紫）标记，在手术结束之时方便擦除，不会受到手术中的局麻药物、血液、脂肪的影响。脂肪注射的标记区域通常包括眶下缘、泪沟、外眦、前脸颊、外脸颊、面颊区域（包括外侧颧下空间）。

然后嘱患者采取斜卧位，标记好脂肪采集的位置。有两个容易采集脂肪的区域，就是小腹和大腿区域，尤其是大腿内侧。这两个地方是我们脂肪采集的主要区域。随着我们年龄的增长，面部脂肪逐渐减少，而身体脂肪不断增加，如何确定合适的脂肪采集量几乎不是个问题。我们偶尔用到的其他供区包括大腿前侧与外侧、腹部内侧、下背部、臀部、三头肌、膝盖内侧。从这些区域采集脂肪通常需要重新摆放患者的位置，这样可能不太方便，因为患者处于镇静或全麻状态。对于憔悴的患者来说，术前规划应该包括对这些区域进行采集，可能需要多个位置，因为医师应该尽力减少在一个区域过度采集脂肪，避免产生供体位置的畸形。

麻醉

尽管脂肪移植可以在患者完全清醒的状态下完成，但是患者接受镇静或者全麻时，能够实现更好的患者服从性与舒适性。镇静程度越深，所需的麻醉浸润就越少，因此与麻醉浸润相关的瘀斑就越少。当患者处于适当的麻醉中时，医师可利用大量聚维酮碘来处理供体部位与受体部位。然后对这些部位进行无菌铺巾。

我们将5%利多卡因1∶100 000肾上腺素和15mL生理盐水混合使用。用一根腰椎穿刺针（尺寸22号，5″）将20mL混合物的一半注到脂肪中，剩余一半的麻醉剂分布到皮下平面。对于每个注射的点，使用大约20mL的该溶液。如果从下腹部采集脂肪，则在该区域使用总计20mL左右的麻醉剂，每条大腿内侧，每边使用20mL。如果准备从大腿前侧与外侧采集脂肪，则每边按照需要再额外使用20mL。总的来说，我们在脂肪采集过程中可安全超过利多卡因最大剂量，因为脂肪细胞能够吸收掉大部分的利多卡因。

面部按照局域阻滞来麻醉（包括颏神经、眶下神经、眶上神经），将不适感降至最低程度，这样可以在不适感不明显的情况下采用标准1%利多卡因加上1∶100 000肾上腺素组成的局麻药物直接浸润。局域齿神经阻滞时需要进行口内注射，这部分阻滞可以在患者已经完成无菌准备后、手术开始时进行。然后采用1%利多卡因和1∶100 000肾上腺素来浸润面部入口位置。可通过相同的浸润套管来注入额外的麻醉剂，根据需要完成面部脂肪注射，补充开始的局麻注射。

采集

采用手动方式采集脂肪，而不是用吸引器。选择隐蔽位置，用16号Nokor针形成入口，如于下腹部肚脐下面、沿腹股沟线从大腿处采集。使用子弹尖形采集套管（加利福尼亚州圣地亚哥Tulip Medical）从上述供区采集脂肪。套管上安装一个10mL的接头-接头（Luer-Lok）注射器，可使用一个"Johnny Lok"设备（Tulip Medical）在采集过程中维持负压，这样有助于减轻手指应力。温和用力的情况下，可使用2~3mL的负压来采集脂肪（图11.1A~D）。

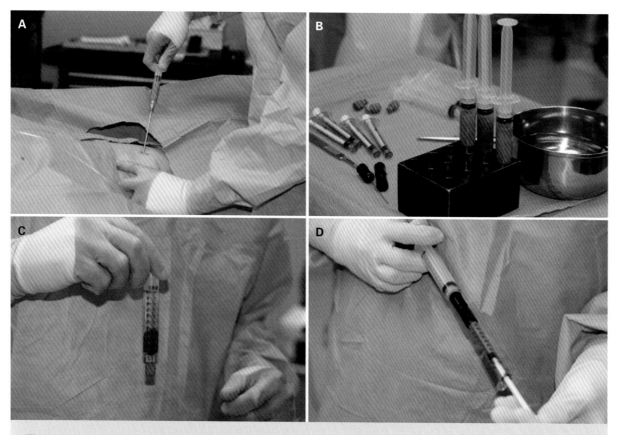

图11.1 （A~D）图片显示了脂肪采集的过程。用10ml注射器以2~3mL的负压标准吸脂针从腹部采集脂肪。然后，脂肪被收集到10mL的注射器中。放置入离心机之中。以3000r/min离心2~3min，拿出针管，脂肪已经分离。血液和细胞碎片在针管底部。脂肪组织在中部，油脂分离到了上层。打开针管底部的帽子后血液流出。油脂从上部倒出，留下的脂肪用脱脂棉或者薄纱进行毛细吸附。最后，脂肪组织被转换到1mL的注射器中

应该罗列出正确脂肪采集中的一些基本注意事项与困难之处。医师应该记住脂肪进入的部分是子弹尖头形的，脂肪从这里进入套管。套管应该开口朝下导入脂肪中，而不是导入皮肤。在采集过程中，新手医师通常将套管硬生生地来回拽，导致套管尖贴近深层或表层皮肤的筋膜，反过来又将功能性脂肪获取量降至最低，让患者感到不舒服。医师应该将套管尖停留在脂肪面的中央，让套管穿过整个采集的区域范围。医师不应该在采集过程中用手来将皮捏起来，因为这样会导致不规则的轮廓。相反，应该将手掌平摊在皮肤的采集区域，在套管移动的过程中稳定住脂肪。新手医师常犯的另外一个错误就是来回沿着一条线采集脂肪，将套管尖扭曲到相邻区域。除非套管几乎全部被拔出，否则医师就有可能沿着完全相同的轨迹来采集脂肪。这种错误可能导致同一区域的过度采集，而相邻区域采集

程度不足。为了避免这种错误，在套管沿着一条有限的直线来回运动几次之后，应该将套管撤出到入口位置（不要完全拔出，因为这样可能失掉吸力），然后将套管重新导入到相邻的线形路径，完全插入，形成一条新的路径。

采集过程中还可能发生的另一个问题就是套管堵塞。一般当结缔组织纤维束嵌入套管时，就会发生堵塞。将套管从身体中拔出，拿下Johnny Lok，撤回到注射器上，就能够确定是否发生了堵塞，因为注射器会被堵得严严实实。这个时候，医师应该查看子弹尖头的开口孔，看看里面的组织束是否能够轻易地移除。如果是这样的话，应该将注射器从套管中撤出，将活塞后撤，吸入一些空气，然后用力推动活塞，让一些空气通过套管，看看堵塞是否被清除掉了。如果堵塞突然被清除掉，推动注射器而不见空气后拉的话，可能导致脂肪被弹出来。

也有可能出现吸力丧失问题。在这种情况下，尽管在活塞上施加负压，但是活塞内没有持续的真空条件来实现适当的采集目的。我们可以通过在采集完成之前不破坏切口接合区域来避免这一问题的发生。在相邻被破坏区域之间让未受影响的结缔组织保持微小相连，能够将这种问题的发生概率降至最低。此外，在形成初始的Nokor穿刺切口时，要尽量保证切口的大小匹配套管的尺寸。皮肤开孔过宽的话，有可能轻易地失去吸力。还应该注意在采集过程中轻轻拉开一点儿皮肤开口。如果失去吸力的话，应该用手轻轻地将皮肤开口向下压，保持皮肤密封，这样有助于保持真空状态。如果这种方法没有奏效，应该考虑转向另一个地点来获取脂肪。小心地从对侧获取相同量的脂肪，尽量避免造成不对称。

因为下腹部与大腿内侧是热门的脂肪来源区域，我们将详细解释如何在这些区域安全采集脂肪。腹部是脂肪移植的一个相对容易且宽阔的区域。对于下腹部来说，在采集脂肪时，医师应该注意从外下侧每一个1/4区域采集，使得该区域相对于中线（此处采集的脂肪较少）和外上侧来说能够保持平衡，这样能够尽量减少突然的转换，否则在术后可能导致轮廓畸形。大腿内侧对于新手医师来说可能更具挑战性。必须穿透一个筋膜面，这样才能保证不会出现轮廓变形。当穿透这一层时，会产生明显的压力释放。找准这个面时，在皮肤表面上不会看到抽吸时套管尖头引起的波纹。应该在该采集区域内外侧轻轻抽吸，尽量减少术后的轮廓问题。

在规划总计脂肪量时，医师应该准备采集相当于最终脂肪移植所需量2倍的脂肪。也就是说，如果需要40mL的可用脂肪时，医师就应该计划采集80mL，或者8管10mL的量。这样做的理由是几乎一半的注射器会被溶解的脂肪细胞、血液、利多卡因占据，而它们在离心时都会被移除。如果脂肪移除是一个有创的、伴随流血的过程，将使用更多的注射器来获得移植所需的相同脂肪量。这种采集困难一般都发生在偏瘦的患者身上，因为在这种患者身上每管注射器采集的可用脂肪会较少。

处理

脂肪处理技术因手术医师而异。在采集、离心、清洗等技术方面，都应由经验丰富的医师来操作。我们的方法很管用，我们鼓励读者在冒险使用其他技术前先试试我们的技术。

在采集脂肪后，利用无菌技术将套管拔出来，换上一个Luer-Lok塞子，然后拔出注射器，换上一个紧贴的盖子。将这样准备好的注射器放入离心机上的无菌套筒内，在3000r/min的转速下旋转3min左右。要保证注射器在离心设备中按照平衡方向放置，这样才能保证操作空间的安全。在离心完成后，以无菌的方式将注射器拿下来。首先，从活塞侧倒出上清液，然后将内清液从Luer-Lok侧排出（图11.1）。将一块开放式未切割的4cm×4cm纱布插入开放的活塞侧，在移植前停留3～5min，清除掉任何残留的上清液。用一个无菌试管架能够方便地放置好手术中所有的注射器。一般来说，要将3支采集了脂肪的10mL注射器放到一个20mL的注射器中，即将内容物倒入到开放的活塞端。然后将活塞插入到20mL注射器的后面，小心地将20mL注射器的Luer-Lok侧向上倾斜，在活塞插入而空气柱被挤出注射器时，将脂肪向后滑向活塞，这样能够避免将脂肪喷射到空气中。用一个接头-接头（Luer-Lok）转换器来将内容物从20mL注射器转移到单个1mL的Luer-Lok注射器中，用于将脂肪注射入面部（图11.1）。在向下压20mL注射器的活塞后，1mL注射器上的活塞小心地向后滑动，接纳转移过来的脂肪，直至活塞被真正拔下并重新插回到1mL的标记处。因为1mL注射器活塞端通常会出现一个气泡，应该清除掉这个气泡，让渗入变得更加容易。渗透套管一般是一个1.2mm宽的钝直套管（Tulip Medical），将其安装到1mL的Luer-Lok注射器上，准备好，进行脂肪注射。此时应该确定可用的总采集脂肪量，保证采集和处理后的脂肪是足够的。

注射

一般来说，我们填充面部一侧的结构，然后在另一侧精准地复制相同的结构，如在完成右侧下眼睑眶缘后，再在左侧塑造相同的结构。这样做主要出于以下4点原因。首先，当单独解决一个结构组分后，能够更容易想起在每一侧到底放置了多大的量。其次，可按照需要确定微小的定量变化。再次，按部分逐步建立面部时，面部结构更加明显。最后，如果一侧填充过多的话，脂肪不太可能被粗心地用光，导致医师没有足够的量来完成对侧填充，以至于不得不再次采集可用的脂肪。

所有的入口点都采用标准的18号针。作者认为效果较好的入口点都是靠近眶下缘、外侧脸颊、口颊区域、鼻唇沟的中面部区域（图11.2）。入口可以确定在外眦的外侧，这样能够靠近上眼睑/眉毛、太阳穴、前面颊区域。另外一个颌前骨沟正后方的入口能够隆起颌前区和下巴前部。因为入口几乎不会出现病变，因此可据需要为套管插入多造几个入口，如帮助靠近下颌骨外侧等。

安全脂肪移植的另一大原则就是只要下眼睑眶缘等敏感区域发生堵塞，医师就应该从入口点拔出套管，继续手术之前在体外排除堵塞。这种操作是为了避免无法耐受单个大块脂肪的区域意外出现脂肪块，如下眼睑区域。使用装好的1mL注射器，将极小量的脂肪注射到眶下缘等敏感区域，而在耐受度更好的区域，如脸颊，可提高单次注射的量（约1mL的1/10）。一般来说，采用温柔和经验法则来完成注射，注射可双向进行，如在套管的入口与出口处。最好使用钝性的注射套管，因为它们不会像锐利套管或针管一样存在血管内渗透的风险。

眶下缘

从技术角度来讲，眶下缘是脂肪移植手术中要求最严格的区域。在错误的组织平面，以很快的速度放入太多脂肪的话，可能带来轮廓问题，这样很难处理，而且可能让效果变得很差。

套管从脸颊中部入口处进入，向上引导至眶缘。用非注射手的食指保护球体，并引导套管到正确平面和正确位置安放（图11.3A、B）。应该感觉到套管尖头在释放一些纤维粘连，让尖头停留在最近的骨膜上平面。应该使用流速不超过0.1mL/s的套管来注射脂肪，一次只注射非常小的脂肪块。总

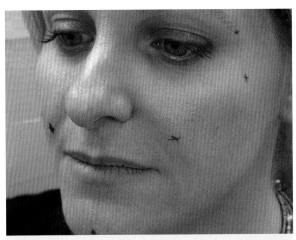

图11.2 面部脂肪注射标准进针点

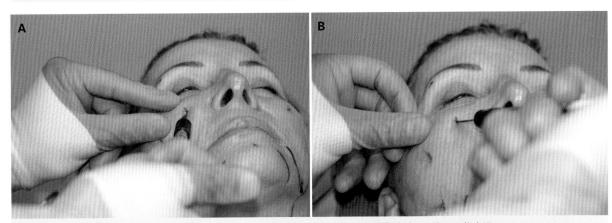

图11.3 （A、B）眶下缘脂肪注射。用非注射手感受脂肪注射位置在每一侧眶缘前后1mm处，不能太远

的来说，每侧放置总计不超过3mL的量，另外0.5mL可能专门停留在导管外侧空心处，这样从单独外入口就能够轻易开进。将非注射手的食指沿眶下缘放置，保护球体从套管中出来，也可以感受脂肪被放在眶下缘上方1mm前后的地方。可将额外1mL的脂肪放置到泪沟或眶下缘内侧正下方的三角软组织缺损处，这样能够提升该凹陷区域。

前脸颊

前脸颊是中面部填充中最具效果和最耐受的区域。对于很多患者来说，脸颊中部凹陷从外上侧一直延伸到内下部，横跨整个脸颊（图11.4A、B）。对于这种线形凹陷，最好从垂直于这条线的一个点开始靠近它。将脂肪平行于线条放置可能会加重上述凹陷。医师通过外眦入口点，从内下侧建立起前脸颊的不足处，让导管来回穿过颧骨韧带凹陷。一般1~2mL就足以构成前脸颊的形状了。

外脸颊

外脸颊是前脸颊的延伸区域，可从中脸颊入口轻易地靠近外脸颊，同时还能从外上侧瞄准套管（图11.5）。应该分别评估前脸颊与外脸颊的脂肪流失，并按照每个地方感知流失量进行处理，因为每个区域相应凹陷程度的解决需要不同量的脂肪。一般来说，1~2mL就足以构建起外脸颊的形状了。

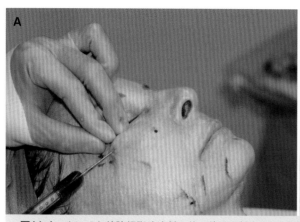
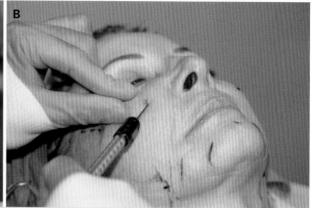

图11.4 （A、B）前脸颊脂肪注射。使用外眦进针点，医师瞄准下内侧来对凹陷的前脸颊进行往复注射，穿过颧韧带

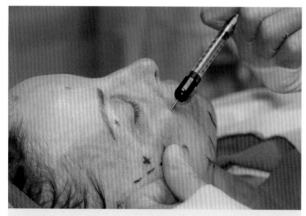

图11.5 外脸颊注射。可以通过中脸颊注射点针孔向上外侧注射

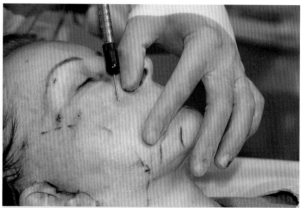

图11.6 近口颊区域注射。可以从中脸颊注射点向下外侧注射，保持在皮下平面

口颊区域

对于体重偏重的患者，要避开口颊区域移植脂肪，因为它会让人看起来更加臃肿。但是，对于中面部相对较瘦的人来说，需要提升口颊区域，因为提升前脸颊之后会让口颊区域偏前，如果口颊区域没有同时提升的话，会显得更加凹陷。

向外下侧瞄准直接皮下平面上阻力最小的一个面，这样能够很容易地从中脸颊入口进入到口颊区域（图11.6）。一般来说，可根据凹陷程度，使用1～4mL的脂肪。也可在颧骨外侧下方的软组织凹陷处，从外侧填入额外的脂肪，实现更为平衡的填充效果。

下颌前部与颌前沟

下颌前部与颌前沟是完成面部年轻化治疗的重要填充区域。在直接皮下平面上阻力最小的面上，从颌前沟外侧的入口点沿着下颌轮廓将脂肪注射到颏骨上面的下颌前部和嘴唇下面，填充沿着颏部褶皱区形成的缺损。将2～4mL的脂肪注射到下颌前部阻力最小的面上，每次注射较大的脂肪块，相当于1mL的1/10。与此类似，对于颌前沟，应该在相同皮下平面填充2～3mL的脂肪，每次注射入0.1mL的量。对于较大的悬垂颌骨，医师应该将脂肪移植定位到下颌轮廓下侧，这样能够改善部分悬垂颌骨。

鼻唇沟

作者认为脂肪移植对活动区域的效果较差，如鼻唇沟和嘴唇，因为这些区域吸收移植脂肪的速度很快。因为移植到嘴唇的脂肪的吸收率较高，作者一般不会选择将脂肪注射到嘴唇，更倾向于使用合成产品。鼻唇沟脂肪移植后并发症的发病率较低，可向鼻唇沟额外注射2~4mL的脂肪，注射量为1mL的1/10，从中脸颊入口点将脂肪注射到靠近鼻唇沟的直接皮下平面，这样能够与鼻唇沟自身达成垂直。医师不仅仅要瞄准鼻唇沟的延伸，而且尤其要注意对鼻唇沟上凹处的填充，这个地方又叫作犬齿窝。

术后护理

因为没有使用缝线或绷带，所需的术后护理措施非常少。术后冰敷有助于缓解术后水肿。避免过度用力、避免弯腰、减少盐摄入能够缓解术后水肿。我们不会禁止在术后立即进行锻炼，但是要注意在术后1~2周内不要进行涉及弯腰的锻炼，如瑜伽。

正如术前讨论提到的那样，患者应该知道在术后18个月内将会发生怎样的变化。我们一般会用一系列照片来评估患者，向他们展示这些变化。

并发症控制

最好的并发症控制包括预测与规避。保守的脂肪移植量能够带来更加安全的结果。

医师应该避免进行早期的修复手术，因为在术后1年内体积填充效果不会完全显现出来。在注射上眼睑等敏感区域时要慢速，因为这样能够将轮廓变形的风险降至最低程度。要选择体重波动较小的患者，这是排除脂肪移植术后体重显著增加的最重要手段之一。

脂肪移植的最常见并发症包括矫正过度和矫正不足。最好是矫正不足，这样还能在适当时间后进一步移植脂肪来消除这个问题。对于矫正过度，必须采取更加激进的措施来纠正。矫正过度可能使下眼睑成为一个坚硬的纤维块，能够在下眼睑区域触及。这个硬块是因为脂肪放置位置过浅所致。可通过注射5-氟尿嘧啶（一般是将0.2~0.4mL脂肪直接注射到纤维束中）来解决。对于明显可见和更大的肿块，可以直接在小心封闭后直接切除。

总结

脂肪移植是对抗面部衰老的一个安全干预措施，它可以单独使用，也可以作为传统提升手术的补充措施使用。理解面部衰老中体积流失的影响以及体积流失的位置是改进脂肪移植技术的前提。本章中提到，我们目前所使用方案能够带来安全持久的效果，但是前提是医师具有适当的技术与审美判断能力（图11.7A~C）。

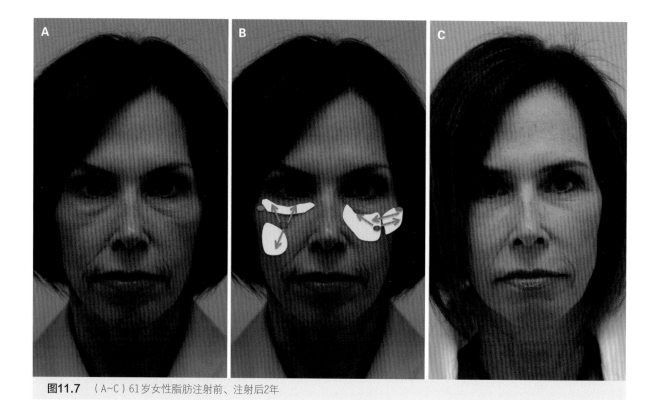

图11.7 （A～C）61岁女性脂肪注射前、注射后2年

参考文献

[1]　Yaremchuk MJ, Kahn DM. Periorbital skeletal augmentation to improve blepharoplasty and midfacial results. Plast Reconst Surg. 2009;24(6):2151–2160.

[2]　Lam S, Glasgold M, Glasgold R. Complementary fat grafting. Philadelphia: Lippincott; 2007.

第十二章　合成填充物

Brad T. Kovach，Roberta S. Sengelmann

引言

软组织填充已有100多年的历史，但在过去的20年里，随着可用药剂的激增和技术的发展，该技术领域经历了复兴。随着医学的进步以及生活方式的改变，人们的寿命更长，生活更加积极丰富。由于老龄人口更为健康，人们希望能够保持或重现年轻的容貌。

面部老化受不同组织的多个过程的影响。包括骨骼和软骨的吸收，面部肌肉和脂肪的萎缩，组织因重力作用而下垂，皮肤变薄、失去弹性，皮肤表面出现色素沉着、毛细血管扩张、角质生长。尽管这些变化中，许多都曾是通过提拉手术等有创治疗来解决的，但一直存在着减少有创干预的趋势。美国整形外科协会的调查数据显示，在2000—2009年，微创整形手术的比例增加了99%，而在同一时期，外科整形手术的比例下降了20%。软组织填充物的使用数量在激增，2009年美国进行了大约170万次注射，比2000年增加了164%。随着这种向非外科手术治疗的转变，与整形手术相关的社会成见也逐渐有所好转，这些干预措施已为更多的患者所接受。

解剖学研究强调，面部皮下脂肪存在浅层和深层脂肪室。这些脂肪室被血管隔膜的分隔包绕，随着年龄的增长，会出现不同程度的萎缩。随着弹性的流失，老化的皮肤包膜无法适应下层体积的变化，因而下垂，产生皱纹和褶皱。肌肉下脂肪的减少会进一步凸显出多个组织面变化的相互作用，改变上覆骨骼肌的形状，导致其失去凸起的曲线形，同时静息张力增加。同样，面部骨骼的变化也会改变软组织所在的平台。人们认识到发生于不同组织面上的多个过程的相互作用后，更加注重使用注射产品，应以更为全面的方式，来矫正面部软组织的流失和分布不均。

中面部修复用填充物

传统上，软组织填充产品仅用作填充物，由于产品本身的存在，使组织发生物理膨胀而带来矫正效果。近年来，业界开发出生物刺激性注射剂，旨在通过刺激胶原蛋白的增生，来实现体积矫正，而不是取决于填充物本身的体积。尽管所有的注射型填充物都可能产生一定的宿主反应，并产生胶原蛋白，但聚左旋乳酸（PLLA）几乎完全依赖胶原蛋白的增生来发挥作用。羟基磷灰石钙（CaHA）的持久性可能一部分来自天然胶原蛋白的产生。然而，玻尿酸（HA）填充物也已被证明会导致胶原蛋白的增生。

如何选择填充物

对于软组织填充，选择最合适的产品，受成本、有效期、适应证、患者期望等因素的影响。任何一次填充都可以使用几种不同的填充物，而一个疗程可以使用多种产品。对于细微的整体填充，例如在苹果肌、太阳穴、颧骨处进行的填充，PLLA可以提供持久的宽阔轮廓。然而，有些患者不愿进行多次注射，并等待天然胶原蛋白增生以获得效果，对其而言，PLLA可能不合适。或者，在另一个位置同时注射另一种产品，例如在嘴唇和口腔联合处注射玻尿酸，这样可以立即产生效果，让患者满意。CaHA还可以用于修饰轮廓，具有立即增加立体感的优势，尽管具有一些生物刺激效应，但它并不像PLLA一样持久，并且常常需要使用多支注射器。可以使用HA或CaHA产品填充单个皱纹或褶皱。HA最常用于皮肤较薄的区域，例如嘴唇和泪沟，而法令纹可能受益于黏性更强的产品（如CaHA）或交联度更高的HA填充物（如Perlane或Juvederm Ultra Plus）。要矫正浅层皱纹，可以使用黏性较小的产品，例如Restylane或Juvederm Ultra。

患者先前的经历和经济条件也会影响填充物的选择。如果患者是首次治疗，他们可能不希望一开始便使用较为持久的填充物，而宁愿使用HA等可逆性产品。相反，如果患者需要更为持久的填充效果，则可能会偏爱在适当的位置使用PLLA或CaHA。对于首次开展治疗的注射者而言，HA填充物因其多用途性、可逆性、相对宽容的性质，通常很适合作为初始治疗的产品。随着经验渐长，建议患者逐步适应每种填充物类型（即HA、CaHA、PLLA）中的至少一种填充物。

微晶瓷

微晶瓷已获得FDA批准，可用于矫正鼻子和嘴巴周围的中度至重度皱纹和褶皱。此外，其还获得FDA批准用于治疗HIV相关的面部脂肪萎缩、声带功能不全、口腔颌面部缺陷，并且可作为放射检查操作的软组织标记物使用。

微晶瓷经证明无毒、无刺激性、非抗原性。微晶瓷由25～45mm的CaHA微球组成，悬浮于包含36.6%的水、6.4%的甘油、1.3%的羧甲基纤维素钠的水性凝胶载体中。注射后，凝胶载体会溶解，留下CaHA微球基质，引起纤维组织细胞反应并随之生成胶原蛋白。CaHA微球会逐渐分解为钙离子和磷酸根离子，从而通过正常的代谢过程被消除。

微晶瓷采用1.5mL、0.8mL、0.3mL预灌封注射器形式，呈白色稠浆状，通常使用27号针头进行注射。还有一个附件套装，包括一个3mL注射器和一个双内螺纹Leur-lock接头，可将麻醉溶液与填充物进行混合。可将体积为0.05～0.3mL的1%或2%利多卡因（含或不含肾上腺素）与1.5mL的微晶瓷进行混合，与未混合的微晶瓷相比，其均匀的混合物具有更低的黏度和挤压力，同时为患者提供更好的舒适感。

体积矫正可持续8～9个月，伴有纤维组织细胞反应，并随之生成胶原蛋白。因此，微晶瓷是生物刺激性物质和填充剂的组合，其大部分矫正效果是通过CaHA微球的存在来实现的，并通过微球周围和渗透到微球中的天然胶原蛋白生成来进行长期矫正。

玻尿酸

玻尿酸是真皮层中天然存在的糖胺聚糖。它是一种亲水性化合物，其天然形式的半衰期仅为1～2天。HA在皮下填充物中的交联可抵抗降解。玻尿酸表现出等容降解，其中每个HA分子在降解时会结合越来越多的水，尽管部分降解，但仍可在体积上保持较长时间。

Restylane

Restylane由马链球菌产生的HA组成。Restylane于2003年获得FDA批准用于填充到中层至深层真皮层，以矫正中度至重度的面部皱纹和褶皱，其具有较久的使用历史。Restylane采用1mL或0.4mL预灌封注射器包装，其中HA浓度为20mg/mL，通过1,4-丁二醇二缩水甘油醚交联，形成1%的凝胶，悬浮在磷酸盐缓冲盐水中。这是一种透明、坚固的凝胶，使用30号针头进行注射。

Restylane是一种多用途的填充物，可用于多种用途。效果通常会持续约6个月，但某些程度的矫正可能会持续更长时间，尤其是在没有实质性肌肉收缩的区域，例如泪沟、鼻子或耳垂。Restylane-L的浓度和适应证与Restylane相同，不同之处在于添加了0.3%的利多卡因，以提高患者的舒适度。

Perlane

Perlane，与Restylane相似，是由马链球菌衍生的HA与1,4-丁二醇二缩水甘油醚交联，悬浮在磷酸盐缓冲液中。其与Restylane的区别在于粒径更大，中值直径在750～1000μm之间。它于2007年获得FDA批准用于填充深层真皮层或浅层皮下组织，以矫正中度至重度的面部皱纹和褶皱。Perlane是一种透明、坚固的凝胶，采用1mL注射器包装。由于其粒径较大，稠度较浓，通常使用27号针头进行注射，并且比Restylane需要更高的注射压力。Perlane-L与Perlane的区别在于添加了0.3%的利多卡因。

Juvederm

Juvederm于2006年获得FDA批准，也是由马链球菌衍生的HA组成。HA通过1,4-丁二醇二缩水甘油醚交联，浓度为24mg/mL。其采用两种配方，Juvederm Ultra和Juvederm Ultra Plus，均已获得FDA批准用于填充中层至深层真皮层，以矫正中度至重度的面部皱纹和褶皱。Juvederm Ultra通过30号针头进行注射，而交联度更高的Juvederm Ultra Plus使用27号针头进行注射。与Restylane和Perlane中的凝胶颗粒悬浮液相反，Juvederm是一种柔滑的凝胶，理论上可以在注射过程中产生更为顺滑的流动特性。其在临床上所转化的产品，不如Restylane系列的填充物那么坚固，但更为平滑一些。

当需要精确地填充具有立体感的坚固填充物时，作者更喜欢Restylane系列产品；而如果需要更平滑、更宽阔的填充物时，则选择Juvederm系列。

Juvederm Ultra XC和Juvederm Ultra Plus XC添加了不含防腐剂的0.3%利多卡因。Juvederm产品系列有0.8mL和0.4mL预灌封注射器可供选择。

Prevelle Silk

Prevelle Silk是一种细菌来源的HA，含有利多卡因，于2008年获得FDA批准用于填充中层至深层真皮层，以矫正中度至重度的面部皱纹和褶皱。这是Captique的第二代产品，这是一种已不再销售的HA，Prevelle Silk与其不同之处在于增加了利多卡因。Prevelle Silk采用0.9mL注射器包装，带有两个30号针头。该填充物的HA浓度较低，为5.5mg/mL，矫正时间较短暂，为2～3个月。它与二乙烯基砜的交联率为20%，凝胶粒径为500μm。

Hydrelle

Hydrelle是经过了一系列名称更换的HA填充物。最初于2006年12月作为美容组织填充产品获得批准，随后以Elevess之名进行销售，近年又更名为Hydrelle。它是一种由马链球菌衍生的HA填充物，通过对亚苯基双乙基碳二亚胺进行交联，并悬浮在含有0.3%利多卡因的缓冲溶液中，浓度为28mg/mL。这是第一种获得FDA批准的含利多卡因的HA填充物。Hydrelle经批准用于填充中层至深层真皮层，以矫正中度至重度的面部皱纹和褶皱，并采用1mL注射器包装，通过30号针头进行注射。

Puragen

Puragen含有20mg/mL的HA，通过醚和酯键由1,2,7,8-二环氧辛烷进行双交联，采用1mL注射器包装。其1mL含有透明质酸20mg、氯化钠8.5mg、正磷酸氢二钠脱水0.22mg、磷酸二氢钠二水合物0.045mg、盐酸利多卡因0.3%、水。Puragen的粒径为40～250μm，并且含有少量的游离（非交联）HA。将非交联HA添加到填充物中，可改善流动特性，但注射后会迅速降解，因此无法长期保持体积。制造商指出，较小的粒径可以实现顺滑的流动特性，而无须大量的非交联HA。据报道，效果可持续9～12个月。

聚左旋乳酸

Sculptra

PLLA最初于1999年在欧洲以NewFill之名获得批准。Sculptra是目前美国有售的PLLA，已于2004年被批准用于皮下填充，以矫正HIV相关的脂肪萎缩迹象。尽管自推出以来，就已在超出标注的范围使用，用于美容用途，但直到2009年7月，它才正式获得FDA批准，当时其获得批准用于治疗具有免疫问题的患者，"以矫正浅层至深层的法令纹轮廓缺陷和其他面部皱纹，这些情况适合采用深层真皮网格状线（交叉排线）注射技术"。Sculptra含有不规则形状的微粒，直径为40～63μm，由乳酸单体的合成聚合物组成。采用367.5mg小瓶包装，含有150mg冻干的PLLA冻干饼、90mg羧甲基纤维素钠、127.5mg甘露醇，需要在注射前进行复溶。尽管制造商建议使用5mL无菌水进行复溶，但也可以使用无菌生理盐水、抑菌生理盐水和（或）利多卡因（含或不含肾上腺素）进行复溶。复溶后体积有增加的趋势，可以提供更均匀的PLLA颗粒分布，并减少结节形成。复溶后体积通常为5～10mL，从复溶至注射的时间为3h至1周。作者通常在注射前3～5天用6～7mL的抑菌生理盐水复溶，并在即将注射之前添加2mL 1%利多卡因，配以1:100 000肾上腺素。为避免堵塞，使用25号针头。

注射PLLA后产生的体积矫正是由于发生了纤维化宿主反应以及胶原蛋白增生。注射后，由于存在用于复溶的液体，其会在1～4天内消散，因此立即会有丰盈的效果。注射后约2个月，通常会出现持久的矫正效果，这是由于宿主生成了胶原蛋白。注射后，PLLA聚合物分解为乳酸单体，然后被掺入葡萄糖或二氧化碳中。随后，每4～8周进行1次注射，以实现逐渐填充。通常需要使用1～2小瓶Sculptra进行2～4次注射，需视部位和所需填充程度而定。

Sculptra注射于深层组织面，在骨膜上、肌下或皮下位置。由于有形成结节的风险，应避免注射于浅表层真皮中。Sculptra以精细的格网形进行注射，以使PLLA颗粒均匀分布。行多条直线的交叉线，每一针均以逆行方式注射0.05~0.1mL。颞区例外，此处需在肌肉下位置使用更多的量，高达1mL。注射后立即按摩治疗部位，并指示患者遵循"5法则"：按摩5min，每天5次，持续5天。

聚甲基丙烯酸甲酯

ArteFill

ArteFill是唯一获准用于美容用途的永久性软组织填充剂，于2006年11月获得FDA批准用于填充法令纹。自1994年以来，聚甲基丙烯酸甲酯（PMMA）便在欧洲被用于软组织填充，最初以Artecoll（荷兰布雷达；Rofil医疗国际）之名进行销售。ArteFill体积的20%由PMMA微球组成，直径为30~50μm。微球悬浮在水性凝胶载体中，该载体含有3.5%牛胶原蛋白、92.6%等渗水、0.3%利多卡因、2.7%磷酸盐缓冲液、0.9%氯化钠。注射前4周进行皮内皮试，以识别对牛胶原蛋白过敏的患者。ArteFill采用0.8mL预灌封注射器包装，配以26号针头，使用前需冷藏。

注射后1~3个月，胶原蛋白载体被吸收，PMMA微球则被天然胶原蛋白包裹，可以无限期存在。ArteFill通过26或27号针头注射于深层网状真皮或真皮-皮下连接处。由于其永久性，建议不要过度矫正，使用多个疗程逐步达到所需的填充水平。据报道，载体被吸收后，剩余体积约为最初注射体积的40%。建议不要用于唇红部，因为有形成结节的风险。

注射型液态硅胶

Adatosil-5000，Silikon-1000

注射型液态硅胶也许是用于软组织填充最具争议的制剂。注射型液态硅胶，或二甲基聚硅氧烷液体，由氧和甲烷共轭的元素有机硅组成。硅胶的黏度以厘斯（cSt，$1cSt=1mm^2/s$）为单位，与二甲基聚硅氧烷的链长有关。二甲基聚硅氧烷链长的增加与黏度的增加有相关性；100cSt物质的黏度与水相当。

硅胶最初在20世纪40年代用于工业目的，尽管早在20世纪40年代和20世纪50年代就已被用于填充皮下组织。其早期的使用受到包括远距离迁移和肉芽肿反应在内的副作用的困扰。到20世纪60年代，道康宁推出了一种更纯化的注射型液态硅胶产品，其中一些不良反应的发生率有所降低。

由于担心硅胶乳房移植物会继发毒性，因此FDA在1992年限制了硅胶产品的使用。直到1994年，一种5000厘拖液态硅胶AdatoSil-5000才被批准用于眼内注射，以治疗视网膜脱落。1997年，Silikon-1000，一种1000cSt注射型液态硅胶也被批准用于治疗视网膜脱落。自此，FDA批准的注射型液态硅胶便在标签外用于永久性的软组织填充。

注射型液态硅胶的支持者认为，硅胶的许多不良副作用，例如可触性、结节性、迁移性，以及可见的丘疹、结节、索状组织，都是由于注射技术不当造成的。目前已得到广泛接受的是，如果要使用注射型液态硅胶，则应采用微滴注射技术，然后使用间隔2~5mm的连续穿刺方法，以注射0.005mL等量试样。通常使用27号针头，注意避免注射于浅表真皮层。与PMMA相似，应用注射型液态硅胶，在任何一个疗程中都只能进行部分矫正，并在间隔数月的多个疗程中实现逐步填充。

技术

疼痛控制

提供舒适的体验，而不会造成不必要的痛苦，这对于患者满意度至关重要。即使取得了最佳效果，患者如果因先前的不适而感到焦虑，也不大可能会再度光顾。

冷敷

在即将注射前、注射中、注射后，局部施用冰、冷冻滚轴、强制冷风冷敷，可减轻不适、淤青、水肿。

局麻药

局麻药虽然不可能完全缓解注射引起的不适，但无疑可以最大限度地减轻针刺引起的疼痛。填充物中结合含有局麻药，可以为部分患者提供足够的麻醉，而不会造成任何组织变形，而使用神经阻滞或麻醉药局部浸润时，则可能会发生组织变形。

神经阻滞

注射前可进行眶下阻滞和颏神经阻滞。特别是，当注射极度敏感的口周区域时，用经黏膜注射的0.5%～1%利多卡因（含或不含肾上腺素1∶100 000～1∶200 000），行眶下和颏神经阻滞非常有用。眶下神经阻滞也可使泪沟和面颊矫正更加舒适。在所有位置，神经阻滞都应使用较为保守的量，以防止因麻醉量和面部表情肌松弛而引起面部轮廓变形。

利多卡因溶液混入填充物

对于制造商未预混合麻醉剂的填充物，注射者可在即将注射前添加利多卡因。1%或2%的利多卡因（含或不含肾上腺素），可以通过双重内螺纹Leur-lock接头混入HA和CaHA填充物。必须注意，在整个注射器中让填充物和麻醉剂均匀混合，以确保在注射时注射均匀。添加利多卡因似乎并不影响矫正的持续时间。由于制造商提供了含有利多卡因的HA填充物，因此该技术现已很少用于此类产品。同样，如上所述，利多卡因常用于PLLA的复溶。

一般注意事项

利用软组织填充技术成功修复中面部的第一步是对患者进行临床评估。在评估衰老的面部时，注射者应考虑不同的组织面和体积流失区域（图12.1A～C）。轮廓变化和软组织不平衡通常可通过较为深层的注射来解决，而更多的浅表褶皱和单个皱纹通常可以通过较为浅层的注射来进行矫正。正如面部老化的特征是在多个平面上发生变化一样，通过在不同的组织面进行填充，可以实现自然的外观矫正以及年轻外观的恢复。通常借助头顶照明，识别并标记出造成不必要阴影的软组织下垂和萎缩。由于眼线笔的痕迹易于擦去，因而是用于标记的有用工具。建议应与患者一同审阅治疗方案，并签署知情同意书（表12.1）。一旦采用了适当的麻醉手段，即开始治疗。

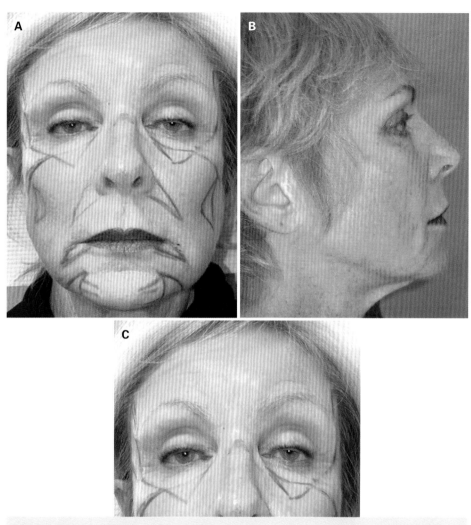

图12.1 患者注射前的基本情况。注意泪沟、颧部、颊下部和颞部凹陷。（A）前面观。（B）侧面观。（C）眶周特写

表12.1 知情同意书中需包括的项目

产品名称

FDA 批准的用途

标签外应用

过敏

肿胀

淤青

不完全缓解

可触及

感染

疼痛

瘢痕

后续治疗

皮肤坏死

通常在坐位下进行注射，患者倾斜不超过45°，同时患者头部靠在头枕上，以保持舒适度和稳定性。皮肤表面应无化妆品，并用异丙醇或其他防腐剂清洗。对于未行神经阻滞的患者，整个注射过程中可以避免填充效果在不同表情下看起来不自然。

通常采用的几种注射技术包括：线形手法、连续穿刺法、团注法。采用线形手法时，将针插入并推进至所需的组织面。填充物以逆行和（或）顺行方式（作者通常二者均会采用）注入，通常注射在真皮–皮下结合处或更深层。线形手法技术可用于注射单线或多线，包括以扇形或交叉线分布，从而将填充物均匀分布于更大的区域。在连续穿刺技术中，沿着所需的填充区域进行多次注射，以小团进行注射。这种技术很少用于中面部年轻化中，而是用于矫正眼睛和嘴唇周围的细纹。作者最常使用此技术，是在中面部轮廓修饰之后，将填充物注射在浅层至中层真皮层，作为法令纹的覆盖层。团注技术涉及将较大体积的填充物进行注射，通常位于较深的组织中，例如肌肉下和骨膜上平面，例如将PLLA注射于颞窝中。

各部位填充技术

随着经验的丰富和填充物种类的增加，填充物注射模式向提供更加整体和平衡的体积矫正的模式转换。因此，下面讨论的部位通常是在多个组织面中利用不同的填充物进行联合处理。

泪沟

解剖构造：泪沟的结构较为复杂，是下眼睑和脸颊之间凹陷的内侧部分。其起始处沿眼眶周缘内侧，向外侧延伸至瞳孔中线附近，此处位置低于眼眶周缘。泪沟凹陷恰好位于睑颊交界处，下眼睑皮肤与脸颊皮肤的交会点。折痕也可能从泪沟下方延伸到脸颊，通常称为睑颊沟。向外，泪沟凹陷会随着眶颧沟而继续，上升到眼眶周缘水平至外眦处。造成泪沟的因素主要有3个：睑颊交界处下眼睑的中空和凹陷，眼眶脂肪垫脱垂造成的突出，上眼睑较薄、有纹理、色素沉着的皮肤与脸颊较厚的皮肤之间的急剧过渡。

尽管由于组织前后凸出度的变化，睑颊交界处会随着年龄的增长而更加突出，但其位置仍保持相对稳定，不会下垂。当下眼睑脂肪垫突出时，就会产生下眼睑拉长的错觉，同时阴影增加会加重泪沟。随着年龄的增长，眼睑皮肤变薄，从而使其与较厚、色素沉着较少的脸颊皮肤的交界处更为突出。伴随着软组织的变化，面部骨骼也发生了变化。眼眶会向上内侧和下外侧扩张，同时下颌骨会退缩。人们通常认为，这种中面部支持结构的缺失，在一定程度上导致了下眼睑"袋"的形成。

关于泪沟注射，一定要避开内眦动脉。应在内眦动脉深侧和外侧的骨膜上平面中缓慢进行注射。

注射剂：玻尿酸填充物常用于该区域的填充，在这一相对较宽的部位注射玻尿酸溶酶，具有可逆的优势。也可以使用CaHA，尽管首次接受治疗的注射者应避免使用。由于在眼眶周围有形成结节的风险，因此通常不使用PLLA，这一预防措施被列于Sculptra Aesthetic产品的标签信息中，尽管在填充脸颊脂肪室的过程中，常常是在眼轮匝肌纤维下方进行注射。

技术：最适合通过填充物矫正泪沟的患者，应是皮肤厚实光滑、泪沟清晰、没有较大的突出脂肪垫者。麻醉操作可通过局部敷冰、将利多卡因预混合入填充物、局部麻醉药、剂量非常保守的局部麻醉［即每道泪沟中使用0.1~0.3mL的1%利多卡因（含肾上腺素）］，或保守的眶下神经阻滞实现，以避免局部解剖结构变形。

由于组织较薄，必须注意注射的平面应深至眼轮匝肌。通常以线形手法或扇形技术逆行注射0.05~0.1mL填充物，从而在骨膜上形成均匀的一层（图12.2A、B）。对于有淤青风险的患者，针数较少，每针注射0.1~0.15mL，可以减少淤青。可以从最下外侧的角度进入泪沟，然后向内推进至泪沟的顶点。注射在每侧的填充物量通常为0.2~0.5mL，具体取决于解剖结构变形的程度。将填充物注射于泪沟中时，填充物的持久性通常比在其他位置强得多，这可能是由于注射于肌肉下平面，并且相对缺乏大肌肉收缩所致。

外侧眼眶和眉部

解剖构造：眉部代表前额的下边界，包括皮肤、一层较薄的皮下脂肪（覆盖着肌肉和筋膜）、松散的蜂窝组织以及深层的骨骼。眉部较厚、覆有终毛的皮肤与眼睑部较薄的皮肤之间存在明显的界限。在瞳孔中线内，眶上神经和血管经眶上孔穿出颅骨，滑车上神经和血管经上内侧眼眶周缘穿出颅骨。

尽管眉部下垂可能出现在少数老年患者中，但上睑下垂的程度并不像人们预期的那样显著。眉部下垂幅度通常远小于眉部提拉术引起的抬高。一项队列研究揭示了眉部会随着年龄的增长而升高，并伴有形状的变化。较年轻的患者，外侧眉部往往比眉中部高，而内侧眉位于最下方。年龄较大的患者，内侧眉部和眉中部上升，使形状变得更为扁平，从而造成外侧眉部的"假性上睑下垂"。与其他区域类似，皮肤、脂肪、肌肉的萎缩，减少了眉部的前凸出度。

注射剂：玻尿酸、CaHA或PLLA都可以用来抬高眉部，从而恢复更年轻的凸出度。

技术：在眉部使用软组织填充物时，目的是抬高眉部外侧1/3~1/2段，从而恢复眉部的凸出度和饱满度，形成年轻的形状。玻尿酸填充物和CaHA可以注射于皮下或肌下/骨膜上平面，而PLLA应注射于肌下/骨膜上平面。作者倾向于将所有填充物均注射于骨膜上平面，因为效果更平滑，并且淤青更少。每注射一针后，都要对填充物进行手工塑形，以确保布局和轮廓适当。通过扇形和线形手法，将填充物注射于眼眶周缘外侧1/3段的上方，从而使外侧眉部向上移位，并带来前凸出度（图12.3）。

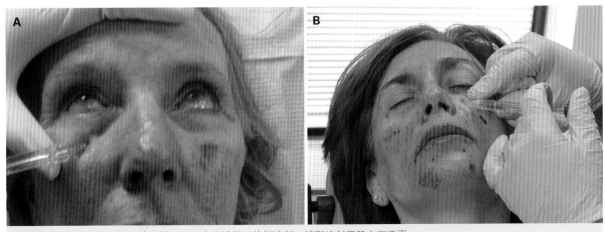

图12.2 （A、B）泪沟区域注射。于泪沟区域从下外侧注射，线形注射于肌肉下平面

重要的是，要避免在眼眶周缘外侧的下方进行注射，以防止上眼睑出现不良的饱满度和沉重感。根据所需的矫正程度，可能需要将其融合至眉心处。在大多数情况下，由于眶上和滑车上神经血管束的位置，应避开眉部内侧的1/2段。然而，有时会填充内侧上沟，以改善凹陷，这通常是由于先前手术过度切除所致。注意不要过度填充眉部，以防出现男性化或不自然的"穴居人"式的隆起。

注射可以延伸至眼眶周缘外侧和下外侧周围，以解决鱼尾纹和眶颧沟，通常与向外侧填充颞窝和向下侧填充颧骨联合进行。为了避免出现血肿和淤青，应避开那些通常很容易观察到的大量浅表血管。将填充物小心地注射到骨膜上平面中，以免注射于眼眶周缘内，否则会加重外侧眼眶脂肪垫。可以通过连续穿刺技术，采用32号针头，将HA填充物注射于真皮中层，对单一鱼尾纹进行更为浅层的矫正。

颧骨和颧骨下脸颊

解剖构造：中面部的皮肤在垂直位置上相对稳定，这一认识表明，许多面部老化的变化都是由于软组织萎缩改变了前后凸出度和面部轮廓。这一概念意味着，解决中面部的年轻化问题，最好矫正这些前凸出度的变化，而不是垂直提拉皮肤和软组织。中面部脂肪室的变化与下层上颌骨的退缩和面部骨骼的后下旋转同时发生。

深层内侧脸颊脂肪，位于内侧脸颊的浅层皮下脂肪深处。当使用填充物填充该脂肪室时，它可以矫正前凸出度的损失，同时软化法令纹和形成下眼睑泪沟的"V"形畸形。这肯定了中面部老化的特征是假性上睑下垂，因此，前凸出度的损失会使萎缩的皮下组织上出现多余的皮肤包膜，从而造成下垂的假象。

浅表脸颊脂肪分为3个不同的脂肪室：内侧脸颊脂肪室、中部脸颊脂肪室、外侧颞颊脂肪室。3者均适合用填充物进行填充。

注射剂：脸颊轮廓修饰涉及肌下注射以及皮下注射。可选用PLLA、CaHA或功能更强的HA填充物，例如Perlane或Juvederm Ultra Plus，效果较好。

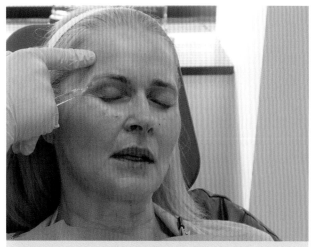

图12.3 对眉部注射时，注射剂应注射到眶缘外侧，平铺或者线形注射，因此不要在眉外侧表浅注射及上部注射

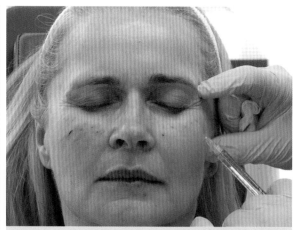

图12.4 对颧骨和颧骨下区域注射时，可经由皮下或口腔内黏膜注射。注射剂应注射到不同组织平面，使用团注、扇形注射、交叉线技术注射

技术：注射颧骨和颧骨下脸颊时，可采用经皮或经黏膜口腔内注射。填充物可注射于多个组织面中，以团注、扇形注射、交叉线技术注射，可形成自然而年轻的脸颊凸出度（图12.4）。注射嘴唇提肌深处的深层内侧脂肪室，可以产生高收益的效果：通过重新拉伸皮肤包膜，为内侧脸颊带来更年轻的饱满度，以及软化法令纹和泪沟。通常这是以较小的填充量来完成的，以扇形和交叉线的方式注射，有时每侧只需注射0.5mL。在更浅表的层面上，也可以通过注射浅层至中层皮下脂肪，来进一步增强效果，从而矫正内侧脸颊脂肪室和中部脸颊脂肪室的萎缩。

技术：除耳前/外侧脸颊区域外，可将填充物沿颧骨注射于骨膜上平面中，于外侧眼眶周缘周围，通常与颞窝填充一起进行。在耳前区域，注射应仅限于浅表皮下脂肪，以免侵犯腮腺筋膜。采用扇形或交叉线式排列注射方法，可实现均匀地增强。矫正这些区域的体积不足，不仅可带来更年轻的轮廓，而且还会对皮肤包膜产生"紧致"效果，可以影响中面部内侧，直至法令纹和木偶纹。

颞窝

解剖构造：颞窝的上方由冠状缝合线界定，下方由颧弓界定，前方由颧骨额突界定。从浅到深，颞窝各层分别为皮肤、皮下脂肪、颞浅筋膜、颞深筋膜（分为浅层和深层）、颞肌、颅骨外膜、颞骨。颞浅动脉和颞浅静脉位于皮下组织层，而面神经颞支位于颞浅筋膜中。

随着年龄的增长，皮下脂肪、颞肌、颞骨均会变薄，导致颧弓和冠状缝合线出现凹陷和骨骼化外观。尽管这一区域并非中面部的一部分，但仍在此讨论，这是因为注射通常结合中面部进行，以提供平衡，并恢复更年轻的椭圆形或倒三角形脸形。某些颞部凹陷是遗传的，而不是与老化相关的，在这种情况下，填充也能改善形状。

注射剂：可应用PLLA、CaHA和黏性HA填充物，例如Perlane和Juvederm Ultra Plus，对于颞窝较为有利。

技术：适合填充的3个组织面为：皮下脂肪，浅层筋膜与颞深筋膜之间，以及骨膜上平面中的颞肌深处。如果注射于皮下脂肪，必须特别小心，以免意外损伤颞浅动脉。此外，由于该区域的皮肤较薄，因此更容易出现结节和不规则的轮廓，所以需要通过扇形或交叉线方式，使注射呈格子状的细线形式。作者首选的注射平面是骨膜上，此处没有血管。尽管有些人主张在整个矫正区域内多次团注，但我们还是建议使用扇形的粗线形式，这样可以使填充物得到均匀注射，同时减少注射次数。通常需要使用1根1in（1in=2.54cm）或更长的针头，并且直至抵达骨膜上平面才开始注射。拔出针头之前应停止注射，以免注射于较浅层的平面上。

鼻翼周脸颊和法令纹

解剖构造：随着年龄的增长，法令纹加重，这几乎已得到人们的公认，通常采用软组织填充物来解决，但该现象的根本原因尚未确定。先前人们认为，这是下层嘴唇提肌对皮肤的牵拉以及中上面部软组织因重力而下垂的双重结果，而今人们越发认识到中上面部软组织收缩在法令纹的形成中所起的作用。在中上面部会发生软组织体积的流失，与之不同，鼻唇沟的脂肪可以持续存在。当与内侧脸颊脂肪室和中部脸颊脂肪室的缩小并存时，剩余的鼻唇沟脂肪会加重。底层骨骼的变化，包括上颌凸出度的流失，以及梨状孔的扩大和后移，会导致中面部失去结构支撑。内眦动脉走行于梨状孔区域，深入皮下和肌肉平面中的外侧鼻翼褶。

注射剂：可以在此位置使用玻尿酸填充物、CaHA和PLLA。

技术：可以在多个组织面注射，进行法令纹的矫正。对于褶皱和沟槽，最好采用较为耐用的产品，例如CaHA或Perlane或Juvederm Ultra Plus等黏性HA填充物，注射于深层真皮和浅层皮下脂肪中。作者倾向于在这一平面上采用线形手法技术，进行顺行和逆行注射。在法令纹的上侧，使用扇形技术可以带来倒三角形的支撑。要解决叠加在法令纹之上的浅表褶皱，最好使用黏度较低的产品，例如Juvederm Ultra Plus或Restylane，通过连续穿刺注射于真皮中层。

带来上颌和鼻凸出度的深层注射也会影响到法令纹。用PLLA或CaHA进行梨状孔的肌下/骨膜上注射，可将鼻翼基部提拉至更显年轻的位置，其次可以软化法令纹，并向上旋转鼻尖。如上所述，深层内侧脂肪室的肌肉下注射，可以软化萎缩的内侧脸颊与持续存在的鼻唇沟脂肪垫的结合处，从而减少法令纹的出现。后一种注射也可以使皮肤包膜之下的组织"重新膨胀"，从而对法令纹产生向上的拉力。

鼻子

解剖构造：尽管对于鼻部解剖构造的综述不在本章范围之内，但值得注意的是，随着年龄的增长，鼻部结构会发生一些变化。鼻尖下垂是逐渐发生的，皮下组织变薄也是如此。部分患者会经历皮脂腺的过度生长，形成带有粗糙纹理的厚重皮肤。梨状孔的扩大和向后退缩会导致鼻翼基部后移，鼻尖向下旋转。

注射剂：鼻部注射首选玻尿酸，CaHA、硅胶、PMMA也均已成功用于该部位。作者不会在此位置使用永久性填充物。

技术：小剂量的注射有助于最大限度地减少血管受压的可能性，因为在注射鼻整形术后患者的鼻尖血管可能受损。为了减轻血管堵塞的风险，作者会在鼻背、鼻尖上、鼻根上的软骨膜上和骨膜上平面进行注射。这种治疗可以使鼻部轮廓变得光滑，并且减少凸起或不对称的外观，例如显眼的鼻缝点，从而在观感上减小鼻子。只需很少剂量即可影响鼻形：鼻背处为0.1 ~ 0.3mL，鼻侧壁处为0.2 ~ 0.4mL。

如上所述，在梨状孔中进行PLLA、CaHA或HA的骨膜上注射，可以将鼻翼基底提拉到更显年轻的位置，并且将鼻尖进一步向上旋转。鼻唇角位于鼻小柱和上唇皮肤的交界处，可以在真皮-皮下交界处行单次小剂量团注注射，然后进行手工塑形。在该部位注射可以扩大鼻唇角，从而掩盖鼻尖下垂。注射量很小，通常为0.2 ~ 0.4mL。

在鼻部注射填充物获得的矫正效果往往可以持续很久，用HA填充物有时可以持续1年以上，用CaHA可以持续26个月 。

嘴唇

解剖构造：嘴唇具有复杂的三维结构，能够进行多种动作，并起着重要的功能性作用，包括说话、饮食、情绪表达。嘴唇随着年龄的增长而变化，不仅在二维形状上，也在前凸出度上发生改变。年轻的嘴唇具有更大的前凸出度，唇红部外翻，从口角联合处到唇弓的斜度更为缓和，唇白线和人中更加显著。

注射剂：玻尿酸填充物最常用于丰唇。如下所述，CaHA和PLLA虽然不建议用于唇红部，但可以注射于能够进一步影响嘴唇形状和质地的部位。

技术：尽管并没有通用的唇部填充方法，但我们将描述一种典型的注射模式（图12.5A～E）。对于唇红缘处的唇白线，通常可以从联合处向内侧，以线形手法，注射很少量的填充物，进行突出塑形。注意要重新调整针的方向，以适应该区域的自然曲线，从而避免唇弓变形。作者倾向于使用较为稳固的HA填充物，例如Restylane，以免皮肤-唇红交界处淡化或模糊。然后进行红唇干湿交界处的注射。不应以均匀的方式填充整个唇部，以免产生"香肠嘴"的外观；相反，应填充出唇红部的自然三维轮廓。在上唇，通常在唇角内侧会由于饱满而出现微微地上扬，正中还有唇珠。在下嘴唇的唇红部，通常靠着中线外侧，会对称地出现两块轻微凸起，中央微微凹陷，对应于上唇的唇珠。填充的程度取决于患者的自然唇形、其美容目的、周围的面部特征。下唇应以1.6∶1的比例大于上唇，为上唇提供放置的平台。维持或创造这一比例，可以防止上唇出现不自然的"鸭嘴"外观；相反，这可以为下唇带来理想的"肉感"外观。然后，以逆行线形手法，于唇峰处的深层真皮/皮下平面行单次注射，来填充人中嵴（图12.6A、B）。

对嘴唇进行年轻化治疗，却不处理嘴角向下弯曲的现象（作者称之为"撇嘴"），会给人一种不自然的外观。该区域选择的填充物应包括HA和CaHA产品。将一系列2～4竖条的填充物以线形手法注射于紧靠唇角下内侧处的真皮/皮下平面中。通常以扇形手法从下行单次注射，沿口角联合处的下方，注射倒三角形的支撑基部。可能需要从外侧注射点，用小剂量团注方法直接注射于口角联合处，从而使褶皱特别深。应避免浅表注射，因为上层组织很薄。

可以通过连续穿刺的方式，使用32号针头，将HA填充物（例如Restylane或Juvederm Ultra）直接注射在真皮中层，从而解决放射状的垂直唇纹。

下颌骨和下颏

解剖构造：下颌骨和下颏的老化特征为皮下组织和底层骨骼均发生变化。年轻下颌骨的凸曲率会由于骨骼分化生长而减小，从而导致下颌轮廓扁平。下颌垂肉是最明显的衰老迹象之一，会破坏下颌的平滑轮廓，在下颏和下颌的突出点之间形成一个下颌前沟。

下颌垂肉包括下颌骨上方的上、下颌脂肪室，以及下颌骨下方的下颌下脂肪室。下颌脂肪室与颊脂肪不同，并且彼此是分隔的，后者并不会对下颌垂肉产生影响。上、下颌脂肪室在临床上表现为法令纹的最下端。下下颌脂肪室与下颌下脂肪室被附着在下颌骨上的下颌间隔所分隔。据推测，该下颌间隔松弛或裂开，会导致下颌脂肪下垂。另外，软组织的紧缩可能会改变下颌间隔的位置，从而产生下颌垂肉。

双侧深层下颌脂肪室也处于颏肌深处。通过检查上唇垂直高度与下颏高度之比，可以发现随着年龄增长的变化。年轻的上唇与下颏高度比例为1/3∶2/3，随着年龄的增长，逐渐朝着1∶1的比例变化，这是由于下颌骨联合处的骨质流失以及上唇的垂直延伸所致。

注射剂：玻尿酸、CaHA和PLLA可用于下颏和下颌骨。

技术：相对于上面部，减小下颌骨和面部下1/3段的相对宽度，延长下面部，并使下颌骨的弯曲度更流畅，可以带来更年轻的外观。可以从下颌垂肉前方的下入路，在骨膜上或皮下平面中对下颌骨进行注射，以矫正下颌前沟（图12.7）。沿着下颌骨的后1/3，在皮下脂肪中进行注射，可以使下颌的

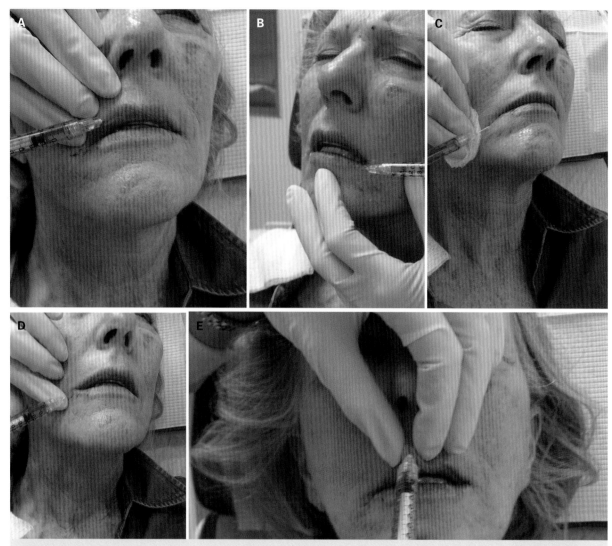

图12.5 透明质酸唇部注射。（A）退行注射上唇白。（B）于下唇中央唇白、唇红结合处注射下唇唇白。（C）对木偶纹平铺注射。（D）在唇角处点状注射。（E）退行线状注射调整人中嵴

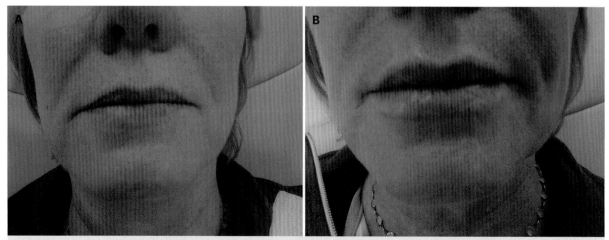

图12.6 （A、B）唇部注射前后。注意补充容积后唇部自然的三维角度、上唇与下唇厚度的平衡及木偶纹的矫正

轮廓变得流畅，并让下颌角变得更加分明。应避免进行深层注射，以免侵犯腮腺。当沿着下颌骨中部边界进行填充时，必须小心，以免损伤面部动脉。

可以在多个平面中对下颏进行填充，以给予自然的矫正。对深层下颌脂肪室进行深层颏下注射，可以改善前凸出度，并矫正颏唇沟的凹度。在降口角肌的内侧和颏肌的外侧，可以对下外侧下颌的缺陷区域进行皮下注射。可以沿着内侧下颌骨和下颏，轻轻地横向挤压组织，来探出这些缺陷区域。通过连续穿刺在中层真皮注射HA或CaHA填充物，可以矫正颏唇沟的尖锐、"蚀刻"似的浅层褶皱。填充下颏可以带来微微的拉长，恢复更自然的上唇与下巴的高度比。如果存在木偶纹，可以通过线形手法，以直线、扇形、交叉线形式排列，用HA或CaHA进行处理。

合成填充物注射技术的一项最新进展涉及钝头微管的使用（图12.8）。软组织填充后最常见的患者主诉之一是出现淤青，而注射后最严重的并发症是在血管内注射填充物引起的。钝头微管可以将血管和神经"推"到一边，而不会像尖头针那样将其刺穿，因而有助于减少这些问题。

刚性的钝头插管用于注射自体脂肪已有多年。有些人也将相同的插管配合合成填充物使用。最近，已生产出配合合成填充物使用的微管，其中一种已获得FDA批准（CosmoFrance，DermaSculpt微管）。这种一次性插管可以拧在Luer-lock填充物注射器上，具有灵活的管头，单个端口位于钝头1~2mm处。其提供多种尺寸，直径型号为18~30号，长度为2.54~14.60cm。

钝头插管可以防止真皮内注射，因为钝头无法穿透真皮层的致密组织。因此，它们非常适合用于中面部年轻化的深层皮下和肌肉下注射。能够使用更长的插管，这样通过单一注射点可以进入多个区域。适合使用微管的部位包括：颧骨和颧骨下脸颊、颞骨、太阳穴、眉部和外侧眼眶、泪沟、法令纹处、木偶纹处、口角联合处、嘴唇、下颏、下颌、下颌前沟。微管可用于注射玻尿酸和CaHA填充物。

由于采用钝头，必须用针头（18号、22号或25号）或11号手术刀创建一个进入点，以进行经皮渗透。该进入部位可以用局部或皮内麻醉剂来进行麻醉。在开始填充之前，将插管小心地插入要插入的位置。类似于用针头注射，可以以顺行、逆行或团注方式进行注射。必须注意确保填充物的正确注射，同时要考虑靠近管头、在插管一侧的端口位置。注射物易于在微管中流动，因此应注意注射量。尽管钝头插管不能穿透血管，但如果对肌肉造成过度的钝性损伤，仍会发生淤青和水肿。

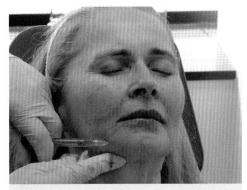

图12.7 下颌可以行骨膜上或者皮下平面注射，向下前注射矫正下颌沟。这是掩盖过于突出的下颏的办法

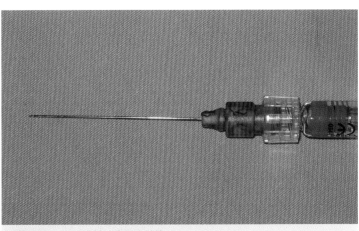

图12.8 皮下注射用的钝头微管

总结

　　近年来，软组织填充的方法已发生了巨大的变化。随着人们认识到面部软组织轮廓会随年龄的增长而发生变化，填充物在中面部年轻化中发挥的作用也有所扩展。在过去的10年中，已从使用类型有限的填充物来仅仅填充细纹和褶皱，转变为使用多种产品（作为填充物或生物刺激剂，带来天然胶原蛋白的生成），采取更为全面的方法来重新塑造面部轮廓。随着人们对前凸出度的变化有了更深的理解，将面部老化视为需要提升手术的垂直过程，已成为一种过时的方法。由于软组织填充剂起到了更为全面的作用，迫切需要医师对面部解剖结构有详尽的了解，并且应由经验丰富且精通面部美容的专家进行治疗（图12.9～图12.11）。对于微创整容手术而言，这是一个令人振奋的时刻，而中面部软组织填充将发挥核心作用。

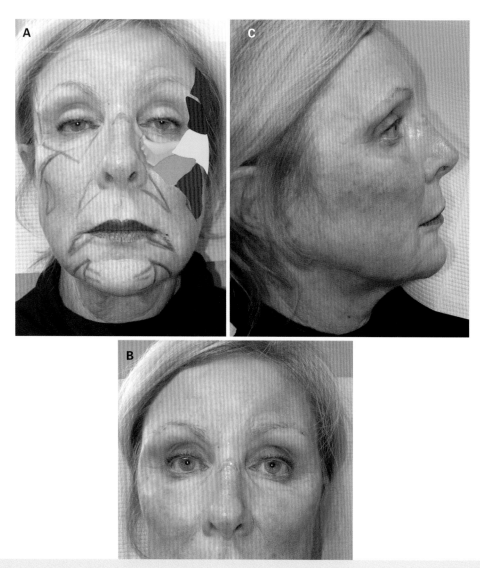

图12.9　图12.1的患者直接注射了2mL的HA及3mL的CaHA。（A）正面观：注射区域包括泪沟/颧内侧（绿色）、颧颊部（橘黄）、颧下（紫色）、颧弓（黄色）、外侧眶缘（蓝色）、颞区和眉外侧（红色）。（B）正面观。（C）侧面观

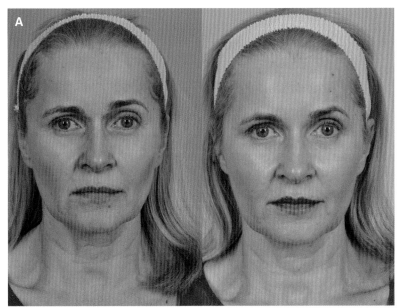

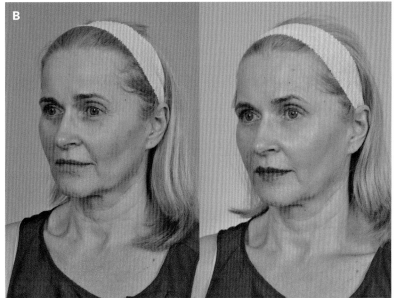

图12.10 （A、B）行面部容量填充患者的正面观和斜面观。患者在软组织调整后4个月。注意颧部和颊下部增加的体积，泪沟阴影变得缓和，颞部凹陷减少

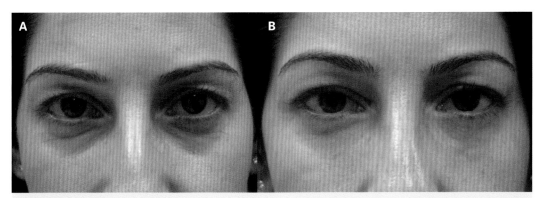

图12.11 （A、B）泪沟填充前、后

参考文献

[1] American Society of Plastic Surgeons Survey Data. http://www.plasticsurgery.org . Accessed 31 July 2010.

[2] Rohrich RJ, Pessa JE. The retaining system of the face: histologic evaluation of the septal boundaries of the subcutaneous fat compartments. Plast Reconstr Surg. 2008;121(5):1804–1809.

[3] Schaverien MV, Pessa JE, Rohrich RJ. Vascularized membranes determine the anatomical boundaries of the subcutaneous fat compartments. Plast Reconstr Surg. 2009;123(2):695–700.

[4] Le Louarn CL, Buthiau D, Buis J. Structural aging: the facial recurve concept. Aesthetic Plast Surg. 2007;31:213–218.

[5] Pessa JE. An algorithm of facial aging: verifi cation of Lambros's theory by three-dimensional stereolithography, with reference to the pathogenesis of midfacial aging, scleral show, and the lateral suborbital trough deformity. Plast Reconstr Surg. 2000;106:479–488.

[6] Wang F, Garza LA, Kang S, et al. In vivo stimulation of de novo collagen production caused by cross-linked hyaluronic acid dermal fi ller injections in photodamaged human skin. Arch Dermatol. 2007;143:155–163.

[7] Gravier MH, Bass LS, Busso M, Jasin ME, Narins RS, Tzikas TL. Calcium hydroxylapatite (Radiesse) for correction of the mid- and lower face: concensus recommendations. Plast Reconstr Surg. 2007;120(6 Suppl):55S–66S.

[8] Coleman KM, Voigts R, Devore DP, Termin P, Coleman III WP. Neocollagenesis after Injection of Calcium Hydroxylapatite Composition in a Canine Model. Dermatol Surg. 2008;34:S53–55.

[9] Marmur ES, Phelps R, Goldberg DJ. Clinical, histologic, and electron microscopic fi ndings after injection of a calcium hydroxylapatite fi ller. J Cosmet Laser Ther. 2004;6(4):223–226.

[10]. Lizzul PF, Narurkar VA. The role of calcium hydroxylapatite (Radiesse) in nonsurgical aesthetic rejuvenation. J Drugs Dermatol. 2010;9(5):446–450.

[11] Busso M, Voigts R. An investigation of changes in physical properties of injectable calcium hydroxylapatite in a carrier gel when mixed with lidocaine and with lidocaine/epinephrine. Dermatol Surg. 2008;34:S16–24.

[12] Berlin AL, Hussain M, Goldberg DJ. Calcium hydroxylapatite fi ller for facial rejuvenation: a histologic and immunohistochemical analysis. Dermatol Surg.2008;34:S64–67.

[13] Monheit GD, Coleman KM. Hyaluronic acid fi llers. Dermatol Ther. 2006;19:141–150.

[14] Tezel A, Fredrickson GH. The science of hyaluronic acid dermal fi llers. J Cosmet Laser Ther. 2008;10:3–42.

[15] Kinney BM. Injecting Puragen Plus into the nasolabial folds: preliminary observation of FDA trial. Aesthetic Surg J. 2006;26(6):741–748.

[16] FDA Approval Order for Sculptra Aesthetic (P030050/S2). 28 July 2009.

[17] Narins RS. Minimizing adverse events associated with poly-1-lactic acid injection. Dermatol Surg. 2008;34:S100–104.

[18] Cohen JL. Understanding, avoiding, and managing dermal fi ller complications. Dermatol Surg. 2008;34 Suppl 1:S92–99.

[19] Rossner F, Rossner M, Harmann V, Erdmann R, Wiest LG, Rzany B. Decrease of reported adverse events to injectable polylactic acid after recommending an increased dilution: 8-year results from the Injectable Filler Safety study. J Cosmet Dermatol. 2009;8(1):14–18.

[20] Rotunda AM, Narins RS. Poly-l-lactic acid: a new dimension in soft tissue augmentation. Dermatol Ther. 2006;19(3):151–158.

[21] Cohen SR, Berner CR, Busso M, et al. ArteFill: a long-lasting injectable wrinkle fi ller material – summary of the U.S. Food and Drug Administration trials and a progress report on 4- to 5-year outcomes. Plast Reconstr Surg. 2006;118(Suppl):64S.

[22] Smith KC. New fi llers for the new man. Dermatol Ther. 2007;20(6):388–393.

[23] Brown JB, Fryer MP, Randall P, Lu M. Silicones in plastic surgery; laboratory and clinical investigations, a preliminary report. Plast Reconstr Surg. 1953;12:374–376.

[24] Balkin SW. DPM injectable silicone and the foot: a 41-year clinical and histologic history. Dermatol Surg. 2005;31:1557.

[25] Narins RS, Beer K. Liquid injectable silicone: a review of its history, immunology, technical considerations, complications, and potential. Plast Reconstr Surg. 2006;118(Suppl):77S–84S.

[26] Orentreich DS, Jones DH. Liquid injectable silicone. In: Carruthers J, Carruthers A, editors. Soft tissue augmentation. Philadelphia, PA: Elsevier Saunders; 2005.p. 77–91.

[27] Lupo MP, Swetman G, Waller W. The effect of lidocaine when mixed with large gel particle hyaluronic acid fi ller on tolerability and longevity: a six-month trial. J Drugs Dermatol. 2010;9(9):1097–1100.

[28] Lambros VS. Discussion: quantitative evaluation of volume augmentation in the tear trough with a hyaluronic-based fi ller: a three-dimensional analysis. Plast Reconstr Surg. 2010;125:1523–1524.

[29] Lambros VS. Hyaluronic acid injections for correction of the tear trough deformity. Plast Reconstr Surg. 2007;120(6S):74S–80S.

[30] Lambros V. Observations on periorbital and midface aging. Plast Reconstr Surg. 2007;120(5):1367–1376.

[31] Goldberg RA, McCann JD, Fiaschetti D, Ben Simon GJ. What causes eyelid bags? Analysis of 114 consecutive patients. Plast Reconstr Surg. 2005;115:1395–1402.

[32] Matros E, Garcia JA, Yaremchuk MJ. Changes in eyebrow position and shape with aging. Plast Reconstr Surg. 2009;124(4):1296–1301.

[33] Rohrich RJ, Pessa JE, Ristow B. The youthful cheek and the deep medial fat compartment. Plast Reconstr Surg. 2008;121(6):2107–2112.

[34] Rohrich RJ, Pessa JE. The fat compartments of the face: anatomy and clinical implications for cosmetic surgery. Plast Reconstr Surg. 2007;119(7):2219–2227.

[35] Sykes JM. Applied anatomy of the temporal region and forehead for injectable fi llers. J Drugs Dermatol. 2009;8(10S):s24–27.

[36] Shaw Jr RB, Kahn DM. Aging of the midface bony elements: a three-dimensional computed tomographic study. Plast Reconstr Surg. 2007;119:675–681.

[37] Humphrey CD, Arkins JP, Dayan SH. Soft tissue fi llers in the nose. Aesthet Surg J. 2009;29:477–484.

[38] deLacerda DA, Zancanaro P. Filler rhinoplasty. Dermatol Surg. 2007;33:S207–212.

[39] Becker H. Nasal augmentation with calcium hydroxylapatite in a carrier-based gel. Plast Reconstr Surg. 2008;121(6):2142–2147.

[40] Mandy S. Art of the Lip. Dermatol Surg. 2007;33:521–522.

[41] Pessa JE, Slice DE, Hanz KR, Broadbent Jr TH, Rohrich RJ. Aging and the shape of the mandible. Plast Reconstr Surg. 2008;121(1):196–200.

[42] Reece EM, Pessa JE, Rohrich RJ. The mandibular septum: anatomical observations of the jowls in aging– implications for facial rejuvenation. Plast Reconstr Surg. 2008;121(4):1414–1420.

[43] Rohrich RJ, Pessa JE. The anatomy and clinical implications of perioral submuscular fat. Plast Recontr Surg. 2009;124(1):266–271.

[44] Vleggar D, Fitzgerald R. Dermatological implications of skeletal aging: a focus on supraperiosteal volumization for perioral rejuvenation. J Drugs Dermatol.2008;7(3):209. 12.

第十三章　中面部提拉以修复下眼睑退缩

Morris E. Hartstein

　　下眼睑整形术的目的是恢复下眼睑的年轻外观。然而，如果术前未能充分掌握解剖学，和（或）在下眼睑手术时未能解决这些解剖学问题，则可能使患者面临下眼睑退缩的风险。眼睑退缩对患者和医师来说都是灾难性的并发症。因此，要注意识别造成这种病症的因素，并了解能够成功修复的详细手术方法。

　　即使由最熟练的医师进行手术，也可能发生眼睑退缩。然而，其更有可能发生在某些情况下，例如术前和术中不够关注外眦松弛、过多地切除皮肤、脂肪切除过度。此外，不能对所有患者都进行相同的手术，"一刀切"的手术会导致患者发生眼睑退缩，且解剖结构欠佳。如果不考虑衰老的变化以及患者之间的差异，后果之一便可能是患者不满意及出现眼睑退缩问题。

　　下眼睑退缩最常见的原因是经皮入路行眼睑整形术。通常是由于切除过多的皮肤（也会引起眼睑外翻）或由于未能解决外眦松弛所致。然而，即使非常审慎地进行皮肤切除，有时甚至根本未行皮肤切除，采用横贯眼轮匝肌直达下眼睑脂肪垫的切口，也会导致中间层出现瘢痕和收缩。这种瘢痕具有拉低整个眼睑结构的效果，可产生明显的手术痕迹。在某些情况下，眼睑退缩是由年龄变化和手术变化共同导致的，并会持续一段时间，在术后长达数月甚至数年。然而更常见的是，在术后早期出现退缩。患者因角膜暴露和反射性分泌抑制导致干眼症而出现溃疡，或外观特征为结膜表面角化、点状白斑睑裂狭小、眼角错位、眼睑退缩、圆眼、巩膜外露（图13.1）。

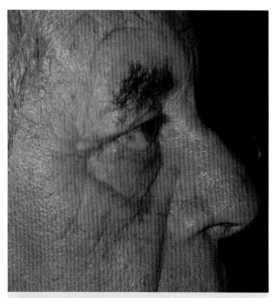

图13.1　角膜暴露过多会使眼睑产生负矢量，如中面部下垂患者一样

解剖结构和处理方法

下眼睑由3层薄层组成：皮肤和眼轮匝肌组成的睑前层、睑板和结膜组成的睑后层、中间层（眶隔）。眶隔起源于弓状缘处的眼眶周缘，然后插入睑板的下缘。眶隔正常为柔性结构，若在术中对其进行切割，在术后偶尔会发生柔性变差的现象，并形成纤维组织。眶隔的收缩会拉低整个眼睑结构，并导致眼睑、眼角退缩，以及穹隆缩短。进行手术向前缝合眶隔，以充盈泪沟，有时会在中间层造成瘢痕。

眼睑整形术后的下眼睑可能会因睑前层变短而出现眼睑外翻，或因中间层的瘢痕/变短或二者合并而出现退缩。相关的水平眼睑松弛也会使患者容易发生眼睑外翻。

当眼球位于眼睑和脸颊结构的前面时，会产生负矢量，即凸眼的情况；当眼球位于眼睑和脸颊结构的后面时，则可见正矢量。在这些情况下，患者所面临的手术风险也不相同。

应对眼轮匝肌的功能进行评估。眼轮匝肌瘢痕和（或）瘫痪，可能会因神经支配的中断而发生于下睑缘，也可能导致眼睑退缩，并且在术后患者中并不少见，特别是将眼睑整形术结合中面部提升共同进行时。尽管这些患者看起来可能皮肤不足，但在微笑时却表现出皮肤过剩。在这种情况下，不建议进一步切除皮肤，因为可能会恶化患者的外观。

对于眼睑整形术术后出现眼睑退缩的患者，应给予明确且耐心的沟通。可以理解的是，这些患者对手术不满意，并且对再次手术矫正持怀疑态度。尽管他们为了获得美容改善而前来寻求手术，但他们现在可能需要重新调整其期望，并接受重建手术的后遗症，并可能已无法完全恢复眼睑形态。他们应明白，对于该问题，很少有快速简便的解决方法。他们可能还需进行额外的手术，通常不止一次手术，而且恢复期可能会延长。在决定进行二次矫正手术之前，与患者讨论所有这些信息是至关重要的。根据我的经验，在这种情况下，大多数患者，在从最初的震惊和愤怒中恢复过来之后，希望针对其未来的护理和美容康复获得真实的评估以及现实的预后判断。

接下来的关键一步，是确定眼睑位置异常的原因。如前所述，这些患者可能合并了眼睑退缩和眼睑外翻。首先，应观察外眦的位置，其通常比内侧高大约3mm。然后，如果未曾进行外眦固定术/形成术，或虽行手术，但对水平松弛的矫正不足，则将眼睑向外拉开，观察是否有潜在的睑板脱离。应观察眼睑是否存在症状明显的外翻（眼睑边缘外翻，结膜表面角化）以及是否存在退缩（眼睑边缘与眼球并置，但竖直向下拉）。然后使用指压法，外科医师用手指在竖直方向上手动抬起眼睑，尝试将其置于正常位置。如果眼睑很容易就抬起归位，那么可能只是外眦肌腱的简单松弛。如果完成竖直抬起的过程中受到阻力，则表明存在竖向缺陷，可能是由于缩肌瘢痕引起的，或者是由于皮肤不足引起的，后者的可能性较低。最后，对于某些患者，眼睑实际上被束缚在眼眶周缘，因此不能用1根或数根手指以相当大的竖向拉力将其抬起（图13.2A～C）。这表明问题很可能是由于间隔瘢痕与眼眶周缘粘连所致。如果同时观察到可见的眼睑外翻，则表明存在睑前层或皮肤不足。虽然可以通过全厚度皮肤移植来解决这种不足，但是使用中面部提拉来募集多余的皮肤，可能会产生更加美观的效果。

手术修复的时机很重要。通常，从最初的手术开始至少等待6个月，甚至长达12个月，退缩的眼睑会变得更加柔性，束缚程度将大大降低。尽管患者很难长时间接受支持性护理，但留出足够的时间，让瘢痕成熟，可能对修复效果有利。然而，在此等待期之后表现出退缩和束缚的患者，仍然是手

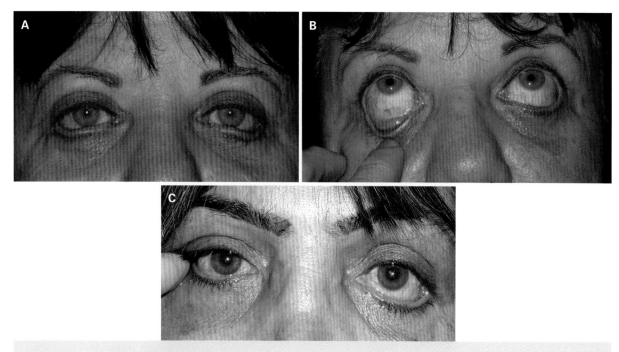

图13.2 （A）患者在下睑整形术后退缩，外眦角变钝，巩膜外露，眼表刺激征。评估患者：眼睑退缩外翻。外眦位置异常。（B）评估患者：向下拉眼睑以评估眼睑和外眦的松弛程度。（C）评估眼睑：用1根手指复位下睑。通过拉紧眶缘，眼睑不能恢复到正常位置

术修复的潜在对象。

　　眼睑退缩患者的修复方法难度不一。对于下眼睑退缩、无束缚、存在正矢量和明显眼睑松弛的患者，可以通过下眼睑拉紧（睑板剥离术）、缩肌松解、外侧睑缘缝合术，或移植眼睑的中间层或睑前层来成功地进行修复。联合应用眼睑拉紧与缩肌松解，在术后眼睑不会向下拉。即使未使用间隔移植物，该手术也可能有效。

　　然而，通常这种方法是不够的。在这种情况下，尤其是当皮肤不足或中间层瘢痕高度增生时，可以进行中面部提拉，以募集皮肤，用间隔移植物来代替中间层，并加入抗代谢药物，例如丝裂霉素–C，来帮助减少术后瘢痕。下面，我将描述上述所有操作的完整方法。该方法可以根据特定患者的需求进行简化和个性化定制，并且可以从下文的下眼睑退缩综合处理方法的描述中推断出来。

手术：一般观察

　　需要强调的是，患者应持有现实的期望。由于存在瘢痕、组织缺乏、血管供应不足，因此可能无法实现期待效果。他们可能在术后数周甚至数月都无法得知最终结果。患者最初可能具有良好的眼睑位置，直至1个月或更长时间后才发生眼睑下降。因此，无论是术前还是术后，耐心很关键。患者还应了解，可能需要使用缝线/眼罩将眼睛遮盖1周。因此，最好一次只对一只眼睛进行手术。

　　在术后眼睑退缩伴有束缚的情况下，可以在骨膜下平面轻松进行解剖，因为该平面仍处于天然状态。对于先前经历过骨膜下提拉的患者，我认为就瘢痕的可能性而言，这仍然是一个"较为安静"的解剖平面。在眼轮匝肌平面内解剖，通常会出现导致眼睑退缩的瘢痕，会加剧炎症性瘢痕形成过

程，导致眼睑进一步退缩。可以行经结膜切口或经颞部切口，进入天然的骨膜下平面。

手术方式

该手术通常行药物镇静，在全麻或监测麻醉下进行，因为仅通过浸润性局麻很难充分麻醉结瘢的组织。如果在全身麻醉下进行，可于外眦结膜下，深至眼睑/脸颊区域的骨骼，注射含有肾上腺素的利多卡因以止血。以无菌方式对患者进行准备和铺巾。

将角膜防护罩套在眼睛上。用1根或数根4-0丝牵引缝线，穿过睑缘灰线。使用15号刀片或锋利的Wescott剪刀进行外侧眦部切开术和下侧眦部松解术，直到外眦处的眼睑完全松解（图13.3）。向上拉动外侧眼睑的同时，可以用剪刀对任何剩余的粘连进行拨动和切割。然后使用Wescott剪刀，首先在睑板上，接着在皮肤和眼轮匝肌下进行解剖/扩张，行睑板剥离术（图13.4）。从睑板的上方移除增生的表皮（图13.5）。用15号刀片轻轻刮拭睑板的后表面，以除去结膜上皮。然后用剪刀在下睑板缘下方进行平行的全厚度切割（图13.6）。使用双极电凝术进行止血。

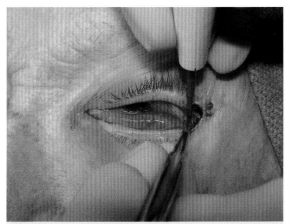

图13.3　外眦切开及外眦下支切断。眼睑需要从外侧眶缘上释放

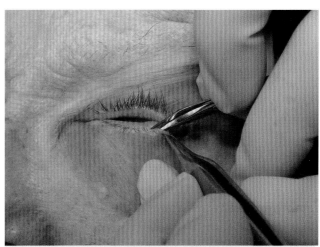

图13.4　制作睑板条：将前叶、后叶分开

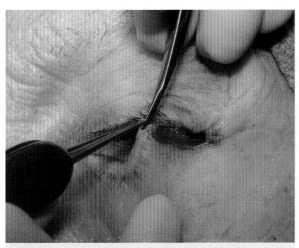

图13.5　制作睑板条：小心移除眼睑边缘增生的表皮

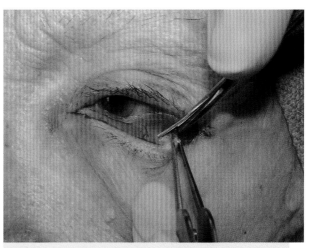

图13.6　制作睑板条：平行于眼睑边缘全层切开

然后沿下睑板缘，跨过整个眼睑的长度，行一经结膜切口。可以用Colorado针或用Wescott剪刀进行结膜下解剖来完成。将牵引缝线穿过结膜下边缘很有帮助。然后朝下眼眶周缘进行解剖，松解在解剖过程中所见的粘连和条带。夹持住结膜，并向眼球上方拉起，同时将Desmarres开眼器置于下睑板缘的切割边缘下方，以使其缩回。这将有助于露出瘢痕和牵引束带，然后可以用剪刀或Colorado针将其松解。

在缩肌层上方进行解剖，直至碰到眼眶周缘。此时，眼睑应该是自由的，应该能够轻松地将其抬至正常位置。一旦碰到眼眶周缘，即用15号刀片或Colorado针做一切口穿过骨膜。然后使用Freer剥离器，将骨膜抬高到眼眶周缘上，然后向下方继续进行解剖（图13.7A、B）。

如果采用经颞部入路游离中面部，则在颧弓上方行骨膜下解剖，以进入并松解骨膜，并进入脸颊上方的骨膜下平面。

在眶下神经区域进行内侧解剖时要小心。让骨膜附着在神经上方与脸颊内侧相邻的区域，这样可以创造一个让中面部和颧骨脂肪垫围绕其旋转的支轴。然后在上颌骨的边缘向下方进一步进行解剖，一直持续到鼻唇沟，直到可以透过口腔的颊黏膜可以轻易看到剥离器为止。在外侧，抬起骨膜，直至咬肌的附着点，然后在外眦继续向上进行解剖。使用剥离器的锋利边缘，长柄的15号刀片，或Colorado针，在骨膜的附着基部向下将其切开，使整个脸颊结构得到脱套和游离（图13.8A～C）。此时，医师可以将1根手指插入皮瓣下方，以松解任何残留的粘连，确保骨膜完全松解。

一旦中面部得到游离和抬起，则应再次将注意力转向眼睑，可以将间隔移植物置于下穹隆中，描述如下。

在植入间隔移植物之前，可以将浸有丝裂霉素-C（0.02mg/mL）的海绵（棉签或Weck-cel切下的头部）植入下穹隆区域，时长2min，以减少再次粘连。如果使用丝裂霉素-C，则应在移除海绵后，用生理盐水充分冲洗该区域，因为这会引起角膜刺激（医学博士Paul Langer，未发表）。

间隔移植的目的是重建眼睑的中间层（间隔）和睑后层（睑板、结膜），为眼睑提供竖向支撑，并防止瘢痕组织再次粘连在下穹隆中。间隔移植物的类型很多。在术后眼睑退缩的情况下，例如

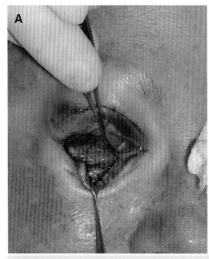
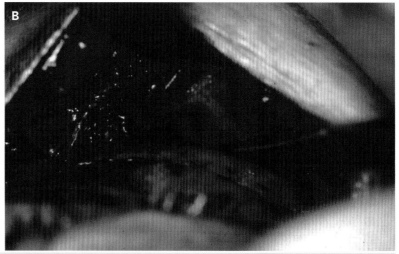

图13.7 （A）向睑板下剥离，通过拉钩剥离一切瘢痕组织。（B）在骨膜下平面向下剥离。小心不要损伤眶下孔神经

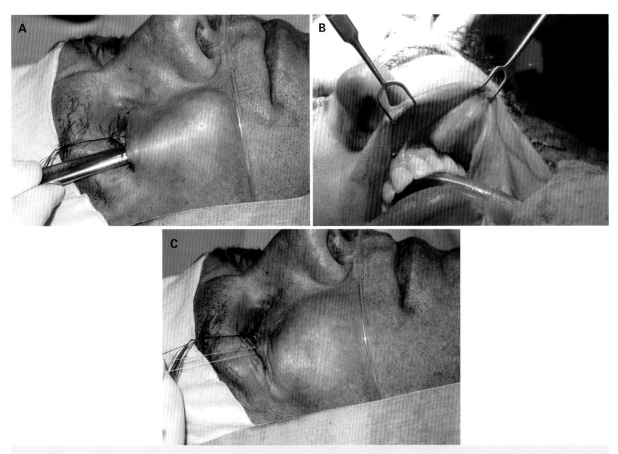

图13.8 （A）从骨膜下平面小心向下剥离直到鼻唇沟和口腔黏膜，彻底松解中面部。（B）从口腔黏膜看完全松解了中面部。（C）缝挂深层组织来提升中面部

硬腭黏膜（HPG）或游离睑板等自体组织，可能会提供最佳的长期支撑以及最好的移植成活率。由于常常没有足够的可用游离睑板，并且由于这些患者不愿意再付出更多的眼睑组织，因此HPG是首选的组织。HPG植入下眼睑时，可提供良好的刚性支撑，收缩极小，并且眼球耐受性很好。使用HPG时，应将移植物的黏膜侧靠在眼球上。

硬腭移植物易于收集，操作简单而直接。使用Jennings或Dingman牵开器张开嘴巴，用压舌板或牵开器向下压住舌头。利用手指触诊，可以轻松找到软腭和硬腭之间的边界。用4cm×4cm海绵将组织干燥，然后用记号笔勾画出移植物形象和位置，其内侧距中线几毫米，外侧靠近牙齿。用含肾上腺素的利多卡因浸润该区域，等待至少10min后切开。用15号刀片切开划界线。使用15号刀片或Freer剥离器收集移植物，同时抓住前缘。该操作需要使用吸引器。注意要收集到黏膜下层，但不要伤及软骨膜，这对于硬腭的再生非常重要。收集好移植物后，将其置于潮湿的生理盐水海绵中。可以使用Surgicel（Ethicon 360）吸收性明胶海绵，或将Monsel溶液（硫酸铁）涂在棉签上，进行供体部位的止血。应尽量少地使用电烙术，以免破坏软骨膜，导致愈合缓慢和（或）出现瘘管。可以将预成型的密闭器放置在供体部位上，也可以保持敞开，使表面更粗糙。

真皮脂肪是另一种有用的自体间隔移植物。脂肪可以提供一定的抗成纤维细胞活性，并为眼睑和脸颊提供一定的体积（脂肪），这些部位可能因先前的手术而凹陷（靠着眼球的真皮表面）。

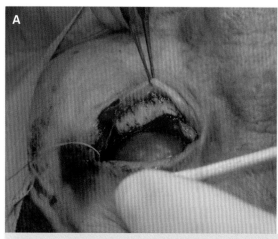
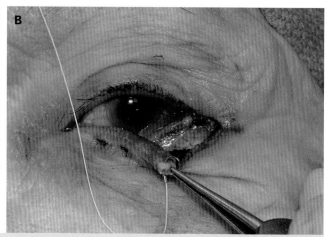

图13.9 （A）在睑板下缘下和结膜切缘下放置角膜保护器。（B）制作睑板条：在睑板条的边缘用半圆针穿过

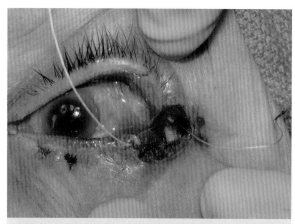

图13.10 制作睑板条：缝线穿过外侧眶缘

我对于合成胶原蛋白（Porex外科Enduragen）的初步经验非常乐观。尽管有持续性术后炎症的报道，但避免了进行二次手术，并且看起来没有萎缩。Enduragen目前有两种尺寸：1mm厚的和0.5mm厚的。对于大多数眼睑退缩的情况，0.5mm厚的尺寸已能带来足够的支撑。

一旦确定了间隔移植物的类型，需将其竖直尺寸扩大3~5mm，以允许术后收缩。使用可吸收缝线，例如6-0普通肠线，以连续缝合的方式，将移植物的下边缘缝合到下结膜边缘。同样以连续缝合的方式，将移植物的上边缘缝合到睑板的下边缘（图13.14）。

将间隔移植物放置到位后，需将注意力转向睑板剥离术（也可以在眦部切开术后，预先放置缝合线，首先进行此步骤）。行双臂或单臂缝线穿过睑板带。此处使用半圆针进行缝合很重要。根据医师的喜好，可以使用4-0薇乔缝合线、聚酯或聚丙烯线。然后将缝合线穿过覆盖在眶外侧结节上的骨膜，这就是粗壮的半圆针最有益的地方（图13.9A、B）。使用双叉的牵拉器，将组织缩回至外侧眼眶周缘上，同时用棉签嵌进眼眶内部的组织，以保护眼球。目标应当是缝合线尽可能向上地置于过度矫正的位置（图13.10）。术后眼睑会下坠，因此过度矫正至关重要。用6-0缝合线（丝或普通肠线）在灰线之间穿过，以重新形成外眦角。睑板剥离术缝合线现已固定。下眼睑边缘应处于过度矫正的位置，竖向移至大约瞳孔高度的初期位置。

现在将注意力转向脸颊皮瓣，在此处使用4-0薇乔线或4-0聚丙烯线，使脸颊皮瓣的骨膜接触外眦。将线缝合至固定点，位于眶外侧缘上的骨膜，或位于更高的深层颞深筋膜中。或者，可以将缝合线向上穿入外侧眼眶周缘的上方，固定在颧额缝合线上。为了确保脸颊皮瓣的足够支撑，需缝合数条这样的线。一旦将这些缝合线绑紧，可以通过在脸颊皮瓣上缘，于皮肤和眼轮匝肌之间进行解剖，制作一个较小的眼轮匝肌皮瓣。然后用5-0薇乔缝线，将眼轮匝肌皮瓣缝合到眶外侧缘骨膜上。用数条可吸收6-0或7-0缝合线间断或连续缝合来闭合外眦皮肤切口。

使用4-0缝合线将下眼睑拉伸，该线之前穿过睑缘灰线，然后被缝合或粘贴在眉部（图13.11A、B）。可以用数条这样的缝合线进行牵引。我倾向于将缝合线粘贴在眉部，因为这样一旦出现擦伤或其他不适，可以检查角膜，即使这样可能会使缝合线略微滑脱，并且偶尔需要加固。将该Frost型缝合线放置1周。将大量的抗生素软膏涂在眼睛中，并在缝合的下眼睑上放置一个眼罩（图13.12）。

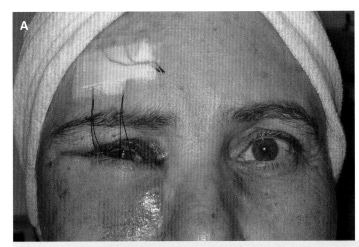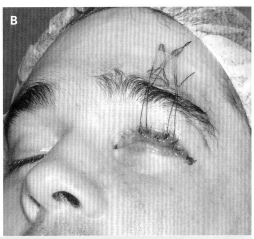

图13.11 （A）在固定中面部和下面的睑板条后，眼睑应该过度矫正至瞳孔水平。（B）下睑缝线被粘贴（或缝合）到额部，确保下睑和颊部拉直

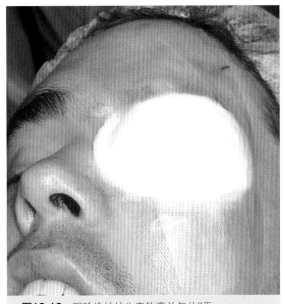

图13.12 眼睑涂抹抗生素软膏并包扎7天

术后护理包括口服抗生素、局部外敷眼用抗生素软膏、抗生素/类固醇滴眼液、大剂量镇痛药，因此术后疼痛并不罕见。在第2周可能需要对患者进行多次检查，以检查角膜。1周后，将眼罩和Frost缝合线拆除。眼睑应保持在最初过度矫正的位置。患者可以放心，眼睑在接下来的3～4周内将继续下坠，因为它最终相对于眼球将处于适当的位置。

可能会发生并发症，例如间隔移植物成活率不佳、间隔物肥大、角膜擦伤、神经损伤、眼睑退缩复发。对于某些患者，眼睑总体高度保持稳定，但可能会出现轻微的颞部眼睑外翻。在这些情况下，有时可以进行简单的外侧睑缘缝合术，以矫正这种错位。

总结

下眼睑整形术后的眼睑退缩可能是一个极难矫正的问题。解决此问题的最有效方法，是在原下眼睑整形术之前进行预防，具体方法是适当评估患者术前是否存在眼睑松弛、矢量、眼轮匝肌紧张度，然后为患者选择最合适的手术，通常会包括某种形式的眼睑收紧。如果发生眼睑退缩，建议医师和患者都需保持耐心，因为某些情况可能会随着眼睑紧张度在术后的改善而缓解，或随着术后瘢痕软化而变得更容易矫正。

最后，在进行手术修复之前，进行适当的评估，并结合适当的术前规划与咨询，将带来最大的成功机会。经历成功矫正眼睑位置的患者，将会是医师临床实践中所遇到感激之情最深的患者（图13.13～图13.15）。

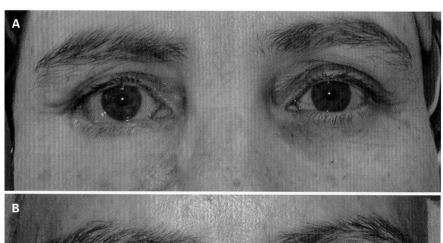
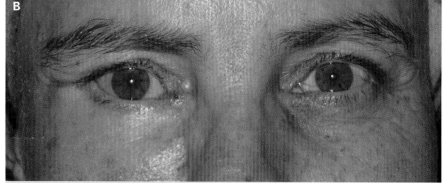

图13.13 （A、B）下睑退缩拉紧睑板和中面部提升的术前、术后

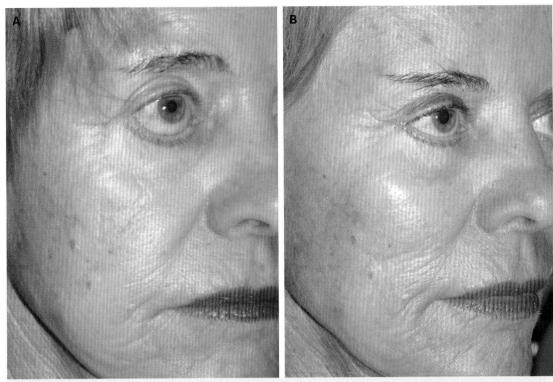

图13.14　（A、B）下睑退缩拉紧睑板和中面部提升的术前、术后

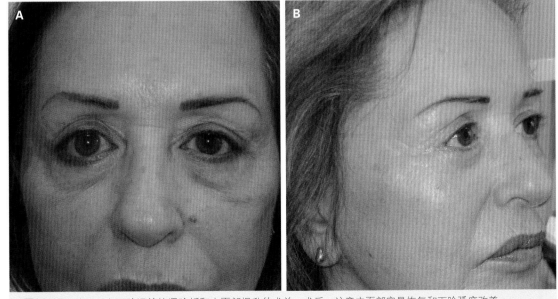

图13.15　（A、B）下睑退缩拉紧睑板和中面部提升的术前、术后。注意中面部容量恢复和下睑弧度改善

参考文献

[1]　Georgescu D, Belsare G, McCann JD, Anderson RL. Management of the post-lower eyelid blepharoplasty retracted eyelid. In: Massry GG, Azizadeh B, editors. Masters techniques in periorbital rejuvenation. New York, NY: Springer; 2010.

[2]　Hartstein ME, Massry GG. Ten tips for midface lifting for correcting lower lid retraction. In: Hartstein ME, Holds JB, Massry GG, editors. Pearls and pitfalls of cosmetic oculoplastic surgery. New York, NY:Springer; 2009.

[3] Neuhaus R, Baylis H. Complications of lower eyelid blepharoplasty. In: Putterman AM, editor. Cosmetic oculoplastic surgery. New York, NY: GrundStratton;1982.

[4] Patipa M. The evaluation and management of lower eyelid retraction following cosmetic surgery. Plast Reconstr Surg. 2000;106:438.

[5] Shorr N, Fallor MK. "Madame Butterfl y" procedure: combined cheek and lateral canthal suspension procedure for post-blepharoplasty, round eye, and lower eyelid retraction. Ophthal Plast Reconstr Surg. 1985;1:229.

[6] Jordan DR, Anderson RL. The tarsal tuck procedure: avoiding eyelid retraction after lower blepharoplasty. Plast Reconstr Surg. 1990;85:22.

[7] Patel BC, Patipa M, Anderson RL, McLeish W. Management of post-blepharoplasty lower eyelid retraction with hard palate grafts and lateral tarsal strip. Plast Reconstr Surg. 1997;99:1251.

[8] Anderson RL, Gordy DD. The tarsal strip procedure. Arch Ophthalmol. 1979;97(11):2192–2196.

[9] Sullivan SA, Dailey RA. Graft contraction: a comparison of acellular dermis versus hard palate mucosa in lower eyelid surgery. Ophthal Plast Reconstr Surg.2003;19:14.

[10] Hester TR, Codner MA, McCord CD. The "centrofacial" approach for correction of facial ageing using the transblepharoplasty subperiosteal cheek lift. Aesthetic Surg Q. 1996;16:51.

[11] Patel MP, Shapiro MD, Spinelli HM. Combined hard palate spacer graft, midface suspension, and lateral canthoplasty for lower eyelid retraction: a tripartite approach. Plast Reconstr Surg. 2005;115(7):2105–2114; discussion 2115–2117.

[12] Putterman AM, Fagien S. Treatment of lower eyelid retraction with recession of lower lid retractors and placement of hard-palate or allogenic dermal matrix spacer grafts. In: Fagien S, editor. Putterman's cosmetic oculoplastic surgery. Philadelphia, PA: Elsevier; 2008.

[13] Putterman AM. Cheek-midface lift. In: Fagien S, editor. Putterman's cosmetic oculoplastic surgery. Philadelphia, PA: Elsevier; 2008.

[14] Korn BS, Kikkawa DO, Cohen SR, Hartstein M, Annunziata CC. Treatment of lower eyelid malposition with dermis fat grafting. Ophthalmology 2008;115:744–751.

第十四章 皱纹切除术和经颞部骨膜下中面部提升

David E.E. Holck , Christopher M. DeBacker , Harvey "Chip" Cole III

中面部提升可以使传统下面部提升手术无法解决的解剖亚单位得到年轻化。内镜和开放式前额年轻化技术可以解决眉部和上眼睑区域，而标准的面部提升技术可以解决下1/3面部和颈部区域。大多数面部提升手术不能充分解决从外眦到外唇角之间的区域。尝试使用双向技术和多平面解剖来提升中面部，仅能带来中等程度的改善，却增加了下眼睑和中面部区域的运动神经损伤的风险。通过松解颧骨皮支持韧带，对表浅肌腱膜系统进行广泛解剖，可以更好地按压颧骨脂肪垫，使用这种方式，可以实现内侧脸颊的向上移动，以及鼻唇沟的改善。Hamra提倡采用经眼睑复合入路进行中面部年轻化治疗，而Baker介绍的骨膜下入路近年来变得越来越受欢迎。对眼轮匝肌和眶隔进行剧烈拉伸、解剖、固定，可能会产生不良的结果，有时甚至无法预测。在要求比较苛刻的美容人群中，一定要将下眼睑退缩、显著眼睑外翻或神经麻痹的风险降到最低。

Tessier、Ramirez等从骨膜下中面部提升中吸取的经验，为了解骨膜下中面部提升对于功能性和年轻化患者的功效提供了基础。Psillakis及其合作者最先通过眼眶、颧骨、上颌骨区域的软组织进行脱套，来描述骨膜下入路。这样便可以调动前额、外眦、中面部的软组织。Ramirez、Baker等均发表了观点，证明了此手术的成功。通过结合骨膜下中面部提升和前额、下面部、颈部提升手术，可以获得最佳的面部年轻化（"面部和谐"）效果，骨膜下中面部提升无法将前额向上抬高，或从下方提升下颌，通常与所述的这些手术配合使用效果最佳。尽管本文对其他提升平面进行了很好的介绍，但骨膜下入路的优势包括最优的拉力方向，标准的向上外侧的下面部提升的力量，骨膜下入路提升的方向更竖直，骨膜下解剖平面是方便和安全的，而且可以通过同一切口，与内镜骨膜下眉部提升同时进行。此外，骨膜下解剖平面不会干扰其他面部提升解剖平面，尤其是针对老化的面部结构，为不同旋转矢量所创建的SMAS皮瓣。

技术

对于骨膜下中面部提升，我们采用两种入路中的一种。一种是只使用颞部眉部提升切口。第二种使用口腔内切口，来补充颞部切口。后一种方法对新手外科医师很有用，因为使用口腔内入路，更易于观察骨膜下剥离中遇到的结构。

遵循标准的无菌手术室规程，包括备皮，使用麻醉监测仪的局麻，或全麻，以及无菌悬吊。采用标准的内镜眉部提升入路。在颞点后1.5~2cm处，做一4~5cm颞部发际线切口。用一条从鼻翼穿过外眦角的线标记出切口所在位置。皮下解剖一直延续到深层颞肌膜的水平。一旦到达深层颞肌膜的表面，即在该平面向眶外侧缘继续解剖。浅层颞筋膜和深层颞筋膜之间的平面是疏松的蜂窝组织，可进行高效的解剖。另外，开放式的眉部提升入路可以完全暴露这一解剖平面。

解剖推进至眶外侧缘以及颧弓内侧的水平。于高出颧弓几毫米处，切开覆盖在中间脂肪垫之上的颞肌膜，在骨膜下平面的颧弓上继续向下解剖。用内镜骨膜剥离器进行锐性解剖，抵达骨膜。骨膜下解剖限于颧弓的最内侧部分，避免对面神经的颞部分支造成意外伤害。术前在皮肤表面标记出骨膜下解剖的后部，距外眦约3cm。避免在颞部脂肪垫内进行粗暴的剥离，以防止脂肪萎缩，以及对前哨静脉造成伤害。此外，避免张力过大，以最大限度地降低损伤颞面部和颧颞部神经血管束的风险。

在眶外侧缘的水平，沿眶缘外侧和下侧向下继续进行骨膜下解剖，从而松解眼轮匝肌支持韧带（眼眶–颧骨韧带）的附着点。解剖进行于颧骨的前2/3部分，沿鼻下方向，继续进行骨膜下解剖至中面部，超越颧上颌支撑。解剖至颧骨突出的下方时，应用向下弯曲的骨膜剥离器，将骨膜下解剖继续进行至龈颊侧沟。在此平面中，颧骨皮韧带被完全松解。可以松解颧大肌和颧小肌的起止点，有些人认为这样做会导致术后出现不自然的外观。继续进行解剖，直至骨膜在龈颊侧沟水平处被松解，从梨状孔边缘向外解剖至内侧咬肌纤维。中面部的复合软组织得到了彻底松解，现在可以自由移动。用剥离器可以将残余附着的任何区域从骨骼上游离出来。

可以通过一2cm的上龈颊切口，进行辅助性经口骨膜下解剖。该切口对于直接观察解剖平面很有用，如有需要，还可以植入颧骨移植物。切口在第一磨牙的水平起始于颧支撑区域的高处，膜龈结合处上方10~15mm。向前方和下方推进该切口，当其接近梨状孔边缘时，比膜龈结合处高大约5mm。这样可以避免对鼻肌的鼻翼部分造成创伤。宽大的封套有利于闭合并防止术后回缩。

在直视下，继续向上解剖至眶下侧缘。这可以暴露眶下神经血管束。将解剖向内延伸至梨状孔和鼻前棘。向外上，解剖可以使颧骨脱套，并暴露出咬肌的内侧边缘，从而松解颧韧带和咬肌–皮肤韧带。通过龈颊入路进行直接观察，可以彻底松解骨膜，并直接连接标准的颞部眉部提升解剖平面。

松解后，中面部被抬高到更高的位置。采用3-0PDS线或类似的缝合线，在眼轮匝肌下脂肪垫的高度，以及靠近颊侧沟切口的鼻翼槽的高度，穿过骨膜。缝线向上缝合至颞部切口，在此固定于深层颞肌膜上。中面部软组织所需的提升程度并不显著。通常，只需5mm的竖直抬高，即可带来足够的中面部提升，而不会显著扩大中面部。如有需要，可以根据所需的提升量和提升程度，进行额外缝合。上述技术在第4章中进行了说明。

我们发现Baker所描述的结合龈颊入路与标准的除皱分离方法也很有用，在此，将耳前皮下皱纹切除术解剖推进至从外眦到下颌骨下角的连线处。在向外距外眦2cm，向内距此点2cm处，在颧骨的后部大约1cm处切开浅表脂肪层。这一位置接近颧大肌的起止点。通过该层，用钝器向下扩张至骨膜和切口，可以抵达先前解剖的骨膜下空间。根据需要，沿颧弓内侧和眶外侧缘，进行额外骨膜下解剖，可以形成一个抵达深层颞肌膜的平面。在竖直方向上拉动，将切开的骨膜下缘推进，实现中面部提升，并固定在深层颞肌膜中。如果使用的话，龈颊切口需用双层封闭进行闭合，采用4-0铬制肠线，注意避免过度的切口张力。接着进行SMAS皱纹切除术，以缩小下颌。

另外，如上一章所述，在骨膜下中面部提升（第4章）中，可将生物可吸收的条带移植物通过颞部切口置入，并将其推进至骨膜下平面中的颧骨脂肪垫上。也可以通过唇下入路，逆行植入该移植物。Endotine中面部生物可吸收移植物具有4.5mm长的五点尖齿，可以通过骨膜下入路固定中面部软组织包膜。该移植物具有11.5cm的条带，带有固定孔，可以固定在深层颞肌膜上。中面部移植物的优势包括：比缝合线速度更快，可以抬高中面部，不必行龈颊切口，还可以为后续的抬高和固定提供更宽的软组织抓取。该移植物是一种聚乳酸–聚乙醇酸共聚物，吸收大约需要6个月。将颧骨脂肪垫高度上的中面部软组织和骨膜推至插脚上，以进行接合。将条带以竖直矢量，从颞部切口提升，直至达到所需的抬高效果，然后使用多条3-0PDS缝线，将条带固定于深层颞肌膜中。

这种移植物的主要缺点在于移植物的成本。

面部皱纹切除技术的使用，要取决于手术目标、患者舒适度、医师的经验。SMAS皮瓣技术可以通过骨膜下解剖进行中面部操作，其包括折叠、咬合、SMAS皮瓣或深层平面技术，其使用不会损害中面部的提升效果（图14.1～图14.11）。中面部提升的竖直矢量不会影响耳前解剖或SMAS固定。经骨膜下入路，可对上睑下垂的颧骨脂肪垫进行竖向再定位，也可以通过缩短皮肤和SMAS解剖，来减少少面部下颌垂肉。联合应用这些手术，可以提供强大而全面的面部年轻化效果（图14.12～图14.14）。

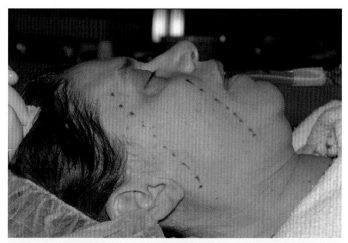

图14.1 前面的线是面部提升术皮下剥离线。后面的线是面神经区域，需要小心对待

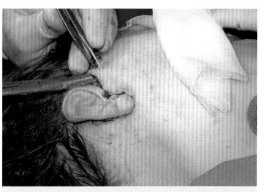

图14.2 小切口面部提升术切口及剥离范围。切口呈斜角状，面部皮肤呈锯齿状切口，沿耳后向内延伸。 对于小切口面部提升术，切口应包绕耳垂。对于全面部提升术，切口应沿着耳廓及耳后沟，在那里截止或者向发际内延伸

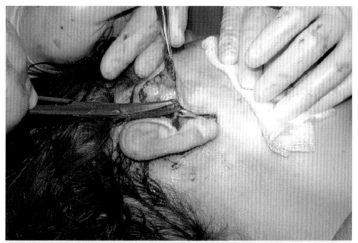

图14.3 小切口面部除皱术的切口及剥离。用组织剪从SMAS上剥离皮肤和脂肪。注意助手应向后牵引绷紧皮肤，这样有利于剥离

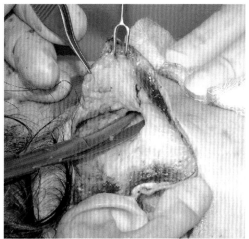

图14.4 小切口面部除皱术的切口及剥离。特写：3～4mm的脂肪留在皮肤侧，但是SMAS已经分离

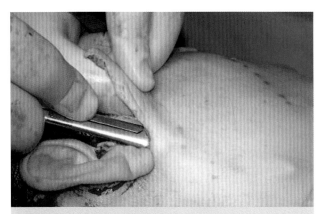

图14.5 小切口面部除皱术的切口及剥离。由助手拉住，用剪刀进行广泛剥离

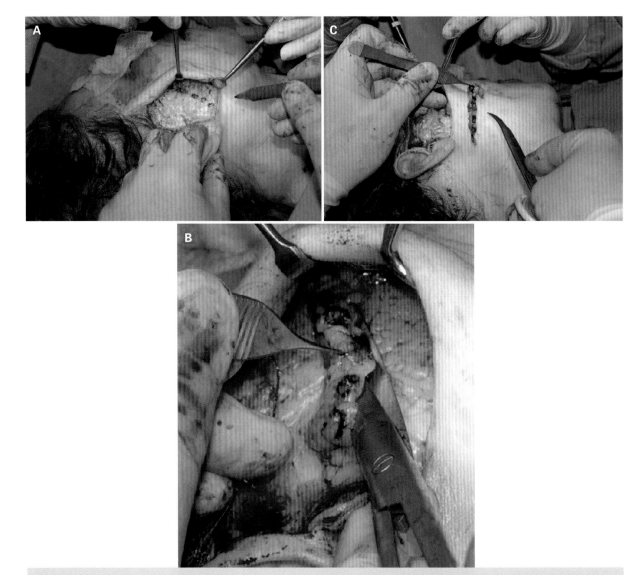

图14.6 （A）标记外侧SMAS切除术的位置，1条SMAS，1～2cm宽，下颌角到颧突的中线位置。（B）区域内SMAS用剪刀从腮腺筋膜上剪下。（c）移除SMAS条后

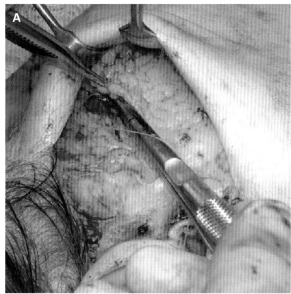

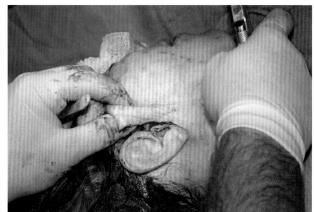

图14.8　在彻底止血后皮肤被向后、向上拉伸

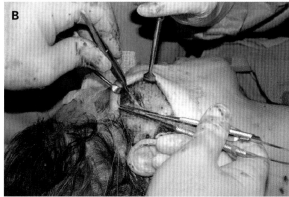

图14.7　（A、B）SMAS切除术边缘用4.0缝线重新缝合

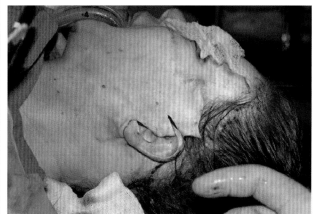

图14.9　皮肤重叠和修正

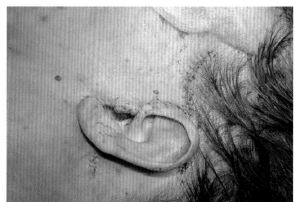

图14.10　连续缝合切口。分别缝合于耳前和耳后

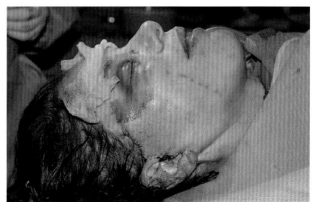

图14.11　术后即刻外观

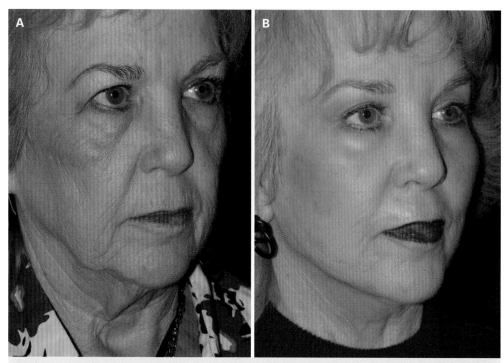

图14.12 中面部提升和面部除皱术。（A）术前。（B）术后。额外治疗：内镜眉提升术、上睑整形及激光除皱术

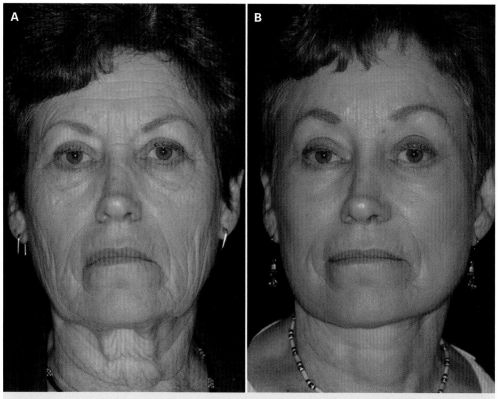

图14.13 中面部提升和面部除皱术。（A）术前。（B）术后。额外治疗：内镜眉提升术及激光除皱术

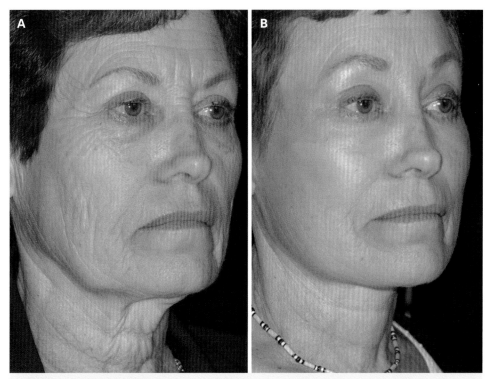

图14.14 中面部提升和面部除皱术。（A）术前。（B）术后

参考文献

[1] Hamra ST. Arcus marginalis release and orbital fat preservation in midface rejuvenation. Plast Reconstr Surg. 1995;96:354–362.

[2] Hamra ST. Repositioning the orbicularis oculi muscle in composite rhytidectomy. Plast Reconstr Surg.1992;90:14.

[3] Owsley JQ, Fiala TG. Update: lifting the malar fat pad for correction of prominent nasolabial folds. Plast Reconstr Surg. 1997;123:1167–1172.

[4] Baker S. Triplane rhytidectomy – combining the best of all worlds. Arch Otolaryngol Head Neck Surg.1997;123:1167–1172.

[5] Hwang K, Lee DK, Lee EJ, et al. Innervation of the lower eyelid in relation to blepharoplasty and midface lift: clinical observation and cadaveric study. Ann Plast Surg. 2001;47:1–7.

[6] McCord CD, Ellis D. The correction of lower lid malposition following lower lid blepharoplasty: fascia sling. Plast Reconstr Surg. 1993;92:1068.

[7] Ramirez OM. The subperiosteal rhytidectomy: the third generation facelift. Ann Plast Surg. 1992;28:218.

[8] Ramirez OM. Three-dimensional endoscopic midface enhancement: a personal quest for the ideal cheek rejuvenation. Plast Reconstr Surg. 2002;109:329–340.

[9] Tessier P. The subperiosteal facelift. Ann Chir Plast Esthet. 1989;34:193.

[10] Ramirez OM, Maillard GF, Musolas A. The extended subperiosteal facelift: a defi nitive soft-tissue remodeling for facial rejuvenation. Plast Reconstr Surg.1991;88:27–36.

[11] Hamra ST. Prevention and correction of the "facelifted" appearance. Facial Plast Surg. 2000;16:215–230.

[12] Hamra ST. The zygorbicular dissection in composite rhytidectomy; an ideal midface plane. Plast Reconstr Surg. 1998;102:1646–1657.

[13] Little JW. Discussion: three dimensional endoscopic midface enhancement: a personal quest for the ideal cheek rejuvenation. Plast Reconstr Surg. 2002;109:341–343.

[14] Psillakis JM, Rumley TO, Camargos A. A subperiosteal approach as an improved concept for correction of the aging face. Plast Reconstr Surg. 1988;82:383–392.

[15] Barton Jr FE. Rhytidectomy and the nasolabial fold. Plast Reconstr Surg. 1992;90:601–607.

[16] Stuzin JM, Baker TJ, Gordon HL. The relationship of the superfi cial and deep facial fascias: relevance to rhytidectomy and aging. Plast Reconstr Surg.1992;89:441–449.

[17] Anderson RD, Lo MW. Endoscopic malar/midface suspension procedure. Plast Reconstr Surg. 1998;102(6):2196–2208.

第十五章　下眼睑整形术结合脂肪重塑

Steven M. Couch，John B. Holds

引言

　　下眼睑整形术是下眼睑和中面部美容修复的基础。年轻的外观取决于下眼睑和脸颊之间的和谐与连续。显著的鼻颧沟（泪沟）、面部凹陷、下眼睑的眼眶脂肪假性脱出，均为面部老化的特征。感官上，年轻人的睑颊结合部下眼睑褶皱不明显，随着年龄的增长，皱褶会逐渐下降，从流畅的"S"形轮廓变为褶皱分明地靠近睑缘，变化为位于眼眶周缘下方的后向"V"形（图15.1）。在我们看来，泪沟是眼轮匝肌支持韧带的外在表现，其突出因眼眶脂肪假性脱出以及紧缩中面部的下降而得到增强（图15.2）。尽管年轻人可能会出现泪沟畸形，但随着年龄的增长，这种情况会很普遍，需要进行美容整形。通常，评估为需行下眼睑整形术的患者，其主诉为下眼睑"眼袋"、容貌疲倦或眼睛周围有"黑眼圈"。泪沟槽内的阴影通常是大龄患者产生黑眼圈的基础（图15.3）。行下眼睑整形术，

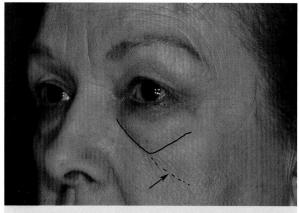

图15.1　黑线标示出老年患者的泪沟。颧韧带（黑色虚线）造成了颊部的第二个凹陷，与泪沟的下缘形成"V"形

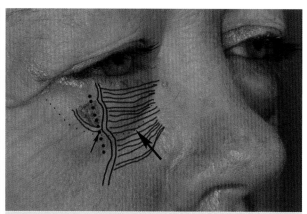

图15.2　有泪沟的老年眼睑（大箭头）和松弛的轮匝肌支持韧带（小箭头），双凸下睑曲线

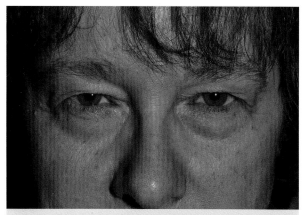

图15.3　下睑沿着泪沟区域的阴影，称为"黑眼圈"

可以重新塑造下眼睑的轮廓，减轻泪沟畸形的突出程度，并抚平和收紧眼周皮肤。

随着人们对衰老的解剖学和美学认识的加深，眼周年轻化技术也随之兴起。下眼睑整形术的技术已从简单的消减式方法，发展为通过眼眶脂肪再定位、脂肪移植和其他技术来增加体积。下眼睑整形术结合眼眶脂肪再定位，不仅可以为泪沟槽的基部提供"填充物"，而且可以抬高睑颊结合部。下眼睑整形术通常会联合上眼睑整形术、眉部提拉、上睑下垂修复，或其他面部美容手术，以提供理想的手术效果。

解剖结构

下眼睑被分为睑前层（含有皮肤和眼轮匝肌）和睑后层（由睑板和结膜组成）。眶隔组成中间层，并将下眼睑的眼眶脂肪与睑前层分隔。眼眶脂肪脱出进入下眼睑，会继发于眶隔内的隔膜弱化，随着年龄的增长，在泪沟区域的下方组织变薄，这一情况会变得更加明显。

对于年龄较大的成年人，睑颊结合部取决于鼻颧沟的外部位置。1969年，Flowers将鼻颧沟重新命名为"泪沟"，因为观察到该凹槽可以为眼泪提供轨迹。Loeb最初假设泪沟是由以下3个原因引起的：①眼轮匝肌和提口角肌之间的三角形间隙。②眼轮匝肌下层的脂肪垫缺乏脂肪。③眶隔固定于内下侧眼眶周缘。多年后，Mendelson介绍了一种"眼轮匝肌支持韧带"，其使眼轮匝肌附着于颧骨的骨膜前脂肪上；Kikkawa等介绍了一种"眶颧韧带"。这两种称呼都表示同一实体。

支持韧带中央部分的弱化加重了泪沟。眼眶周缘水平上的结缔组织变薄，从而产生突出的外观，并且可能有眼眶脂肪的脱出。上睑下垂和中面部的紧缩也可能导致泪沟畸形的突出。其他临床上可识别的下眼睑和中面部的衰老变化包括下眼睑条纹、皮肤弹性损失、眼轮匝肌卷曲突出。

下眼睑手术入路的发展

传统下眼睑整形术介绍了一种针对眼眶脂肪假性脱出至下眼睑的消减式方法。手术技术针对眼眶脂肪塑形，试图将眼睑的眶隔前部分与下侧眼眶周缘对齐。

消减式下眼睑整形术的入路可以是Castanares最初介绍的经皮入路，或是Bourquet在1924年最初介绍的经结膜入路。下眼睑整形术外部经眼睑入路的常见并发症包括下眼睑退缩、眼睑外翻、睑裂狭小、眼睑骨骼化。此外，消减式外部下眼睑整形技术可能会加剧泪沟畸形的外观。经结膜下眼睑整形术仅可以去除脂肪，通常会使皮肤看起来多余，褶皱增多，通常，多余的皮肤可通过"捏掐"去除，保持眼轮匝肌完整，或采用烧蚀激光处理。过度塑形的下眼睑整形术不仅不能充分解决面部老化的问题，而且可能会加剧衰老的外观。

为了改善消减式下眼睑整形术的美学效果，人们已开发出了更多的保守技术，包括保存脂肪、管理泪沟、填充眼眶周缘。眼眶和中面部脂肪填充被用作减轻鼻颧沟突出程度的方法，在本文中另有介绍。人们已经尝试通过填充物、脂肪塑形、骨移植物植入来改善鼻颧沟，而所有这些技术均得到了专家的认可。

Loeb在20世纪80年代介绍了下睑缘下眼睑整形术结合脂肪保存及再定位的方法，他介绍了一种脂肪垫"滑动"技术。在20世纪90年代，Hamra推广了使用血管化脂肪填充泪沟的方法，具体是将眼眶脂肪蒂缝合至超过眼眶周缘。后来，Hamra用"眶隔重置"改进了他的技术，进行外侧外眦固定术和下侧眶隔再固定，结合脂肪再定位。这些技术均采用下睑缘入路进入下眼睑。Goldberg在1998年介绍了脂肪再定位结合经结膜下眼睑整形术。Goldberg的方法是通过结膜切口剥离至眶下缘，对下侧眼眶周缘进行剥离。骨膜下袋是在下侧和内侧产生的。内侧和中央脂肪团被移动并重新定位到骨膜下袋。然后用内缝线或外缝线缝合固定重新定位的脂肪。下眼睑整形术结合带蒂脂肪移位术的经结膜入路，相比经皮入路，有很多优点。通过在许多情况下避免外部皮肤切口，以及在所有情况下避免眶隔的外部开口，可以避免发生中间层瘢痕，或减轻其后果。这种中间层瘢痕的形成可能是术后下眼睑退缩和睑裂狭小伴外侧外眦变圆的病因。下眼睑缩肌松解术，常规是通过经结膜切口进行的，也可能有助于防止下眼睑退缩。

我们的目标包括：减少眶膈前区域鼓起的脂肪，减少泪沟的突出程度，减少多余的皮肤，以及处理下眼睑和中面部的光学老化变化。

手术方式

作者的手术技术涉及在骨膜前平面中行经结膜下眼睑整形术，并结合脂肪再定位。可以在办公室式手术室或医院手术室进行手术操作。患者取直立位，医师进行标记，即对下眼睑脂肪垫的突出程度和泪沟位置进行注明和标记。

患者取仰卧位，医师将一块浸有局麻药的小拭子置入下穹隆中。用肾上腺素稀释局麻药（见下文），在面部准备和铺巾之前，将其注射于下眼睑和颧前区域（图15.4）。通过进行眼眶内神经阻滞，对眼眶周缘以下的前脸颊进行充分麻醉。以无菌方式进行准备，在全效麻醉下，对下眼睑进行重新浸润麻醉。含1∶100 000肾上腺素的2%利多卡因可用于麻醉，但0.5%含肾上腺素的丁哌卡因可以使患者舒适的时间更长，无论是术后还是在手术延长时。放置眼罩，外翻下眼睑。

在睑板下缘下方约3mm处行一经结膜切口，从泪阜延伸至靠近外眦肌腱处（图15.5）。可以用CO_2激光或针尖单极电烙术做切口。将4-0缝合线穿过球侧结膜边缘进行牵引。在眶膈前平面通过下

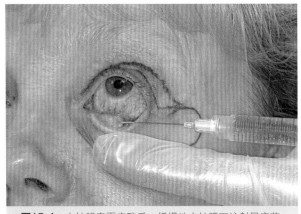

图15.4　在结膜表面麻醉后，缓慢地在结膜下注射局麻药

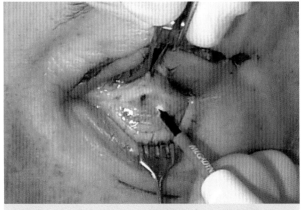

图15.5　拉开眼睑和结膜，用电刀做从外眦开始的经结膜切口

眼睑解剖至弓状缘（图15.6）露出眼眶周缘。

于眼轮匝肌下脂肪（SOOF）内的骨膜上平面中用Kaye剪刀进行钝性剥离，从弓状缘到眼眶周缘下方8~12mm处（图15.7）。这样可以完全松解眼轮匝肌的下部（图15.8）。眶隔现已打开，露出眼眶脂肪垫，它们本身被结缔组织隔膜所包围。这些隔膜现已打开，轻轻取出脂肪。对隔膜进行分离，直到脂肪被调动，并且能够自由移动；然而，蒂基部的血管供应得以保留。应注意确保下斜肌（走行于鼻部和中央脂肪垫之间）不会随着脂肪蒂一起被调动。通过修剪掉浅层和内侧脂肪的结缔组织，将蒂仔细显露出来，保留更深层的附着点。然后可以将其游离，以便进行额外的调动；应以最小的张力对脂肪进行移位。也可以轻轻对鼻部和中央脂肪垫进行塑形。对外侧眼眶脂肪垫进行塑形或切除，因为脂肪对于泪沟的重新充盈不再是必要的，而外侧脂肪已不足以进行再定位，来充分填充老化的眼眶凹陷的外侧部分。

现在，使用两种不同技术中的一种，将眼眶脂肪蒂再定位到已显现的SOOF内袋，并缝合到位。下眼睑的松弛程度将影响对再定位的脂肪进行缝合固定的技术。下眼睑显著松弛，可以使用小半圆针配合可溶解缝合线，进行内部缝合技术［5-0聚多糖910（薇乔线）配合P-2针，Ethicon］。将缝线穿过每个脂肪蒂的顶点（图15.9），然后以褥式缝合穿过在SOOF内袋的最下部，穿过骨膜前组织。对

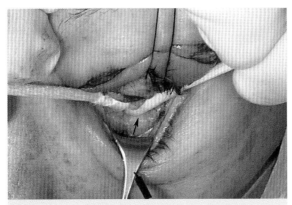

图15.6　在剥离到弓状缘（大箭头）后，显露轮匝肌下脂肪和附近的眼轮匝肌边缘（小箭头）

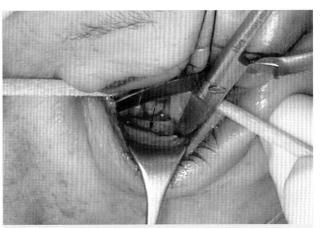

图15.7　在骨膜浅面钝性剥离眼轮匝肌（箭头边缘）

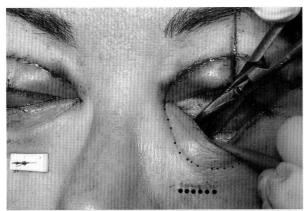

图15.8　一个行双侧眼睑手术患者的手术剥离，显示了泪沟（小点虚线）和预备支撑缝合的位置（大点虚线）

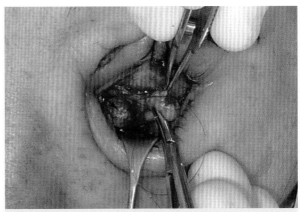

图15.9　用5-0聚丙烯线穿过内侧脂肪（箭头）和中央脂肪（夹子中）

于年龄较小的患者，或者下眼睑松弛程度较轻的患者，有必要采用不溶性缝合线配合较大针头（5-0聚丙烯配合P-1针-Ethicon），进行外部缝合。

同样，将缝线穿过每个脂肪蒂的顶点，然后从外部在SOOF内袋的下部穿过脸颊组织。然后将缝合线绑在泡沫垫上（图15.10）。未进行结膜或缩肌的闭合，如果采用外部缝合，则在术后1周内拆除缝合线和泡沫垫。

确认止血后，拆除（牵引）缝合线，轻轻对下眼睑进行重新定位，并取下眼罩。在另一只眼睛上进行类似的操作，移位和（或）切除的脂肪量在两侧均等。这种手术方法的优势包括先前讨论的经结膜眼睑整形术的所有优点，可以避免出现中间层瘢痕，并减少下眼睑退缩的发生。该技术不仅利用了再定位的眼眶脂肪来填充鼻颧沟，从而使眼睑-中面部过渡区域变平滑，而且似乎提高了睑颊结合部的位置。由于是在骨膜上平面中进行脸颊解剖，眼轮匝肌附着点和覆盖其上的脸颊肌肉组织得到了松解，使睑颊结合部可以被竖直提高至更年轻的水平。

辅助疗法

由于脂肪再定位会减少眶膈前眼睑的体积，并且竖向抬高睑颊结合部，因此睑前层冗余度增加是普遍的后果。下眼睑紧缩加剧了下眼睑的多余皮肤，以及眶隔前和睑板前皮肤的皱纹。为了获得最佳的美观效果，可能需要收紧下眼睑，这可以通过直接切除皮肤或皮肤磨削术来完成。可以采用中等程度的化学换肤，例如30% TCA换肤，或通过CO_2或铒-YAG激光进行激光换肤，来完成皮肤磨削术。

直接切除通常经下睑缘皮肤切口进行（图15.11）。皮肤以小椭圆形进行切除，通常高度不超过3mm，围绕外侧下眼睑，目的是使（该水平的）眼轮匝肌和眶隔完好无损。然后将皮肤重新排列，用7-0聚丙烯缝合线闭合。

对于所有下眼睑松弛显著，或需要切除皮肤的患者，应进行外眦固定术。通过外侧下睑缘切口，暴露出眦角和外侧眼眶周缘。然后，用5-0薇乔缝合线配合P-2针，穿过外眦肌腱下脚，至外侧眼眶骨膜。可能还需要将眼轮匝肌的侧面支撑到骨膜上，以支撑睑前层，并防止下眼睑下垂。

根据需要，可以进行眼睑整形术和眉部提拉术，配合上眼睑和额头年轻化。面部脂肪转移在矫

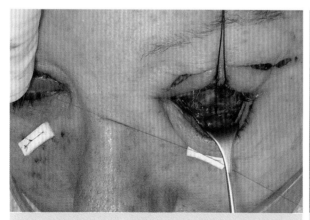

图15.10 线已经穿过。在其收紧后，将中央和内侧脂肪（小箭头）向下拉到先前释放的眼轮匝肌边缘（大箭头）

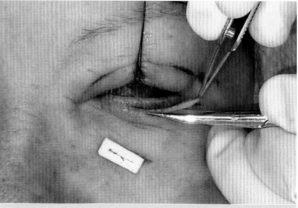

图15.11 切除多余皮肤。通过外眦切口行外眦固定术。然后在全面部行TCA化学剥脱术

正中面部体积缺陷方面有特殊的应用，可以很好地补充通过上述眼睑整形技术而实现的泪沟淡化。

并发症

下眼睑整形术后常见的主诉可能包括眼部刺激和视力模糊，以及复视或肿胀。反向上睑下垂，即下眼睑跨于下角膜缘上方，是在经结膜入路中由下眼睑缩肌松解所致，最初可能会使患者感到烦恼，但几周内即可缓解。下眼睑外翻可见于术后早期，通常对临时措施有反应。眼睑外翻很少需要使用外眦整形术或全厚度皮肤移植进行正式修复。

术后普遍会出现水肿、瘀斑、结膜水肿。如果水肿范围大或消肿期延长，短期口服类固醇皮质激素（最初为泼尼松40mg，3天内逐渐减少）可能对缩短水肿的持续时间非常有效。手术后约2周时，再定位的眼眶脂肪通常会在穿过眼眶周缘处肿胀并变硬。这是正常现象，会在接下来的2周内缓解。

使用适当的技术，并在解剖过程中识别下斜肌，则复视的发生极为罕见。眼眶血肿引起的视力丧失也是下眼睑整形术的罕见并发症。适当的手术技术配合细致的止血是必要的。建议所有行下眼睑整形术的患者，避免使用具有抗凝特性的药物，并适当控制血压。对于引起视力丧失的眼眶血肿，其治疗可能涉及紧急眼眶血肿清除或外眦切开术结合外眦松解术。下眼睑整形术后的感染是眼睑手术后的另一种罕见并发症。大多数感染均较为有限且浅表，对局部外用和口服抗生素有反应。需要采取更加激进治疗（例如住院或急诊手术）的感染极为罕见。特别是在某些地区，如果出现晚期慢性感染，应怀疑是非结核性杆菌感染，应采取适当的管理措施，包括进行切片活检和适当的抗生素治疗。

总结

作者对本章中所介绍的脂肪再定位眼睑整形术技术保持热情。这种方法在技术上很简单、直接，可有效地解决面部老化中的下眼睑脂肪假性脱出以及泪沟突出程度增加。该技术让医师可以在眼睑整形手术中，同时采取辅助技术，并且对额头、上眼睑、中面部、下面部进行补充性手术（图15.12A～D）。该手术并发症很少需要通过手术矫正或强化治疗。下眼睑整形术为解决下眼睑老化问题提供了一种安全有效的手术方式。该技术与中面部年轻化的其他技术可以很好地融合在一起。

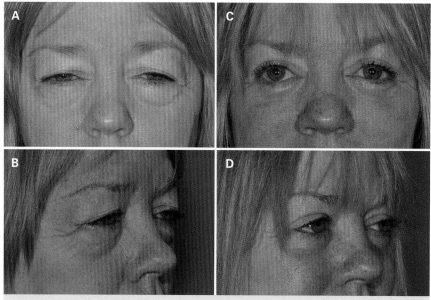

图15.12 行双侧眼睑整形术和下睑激光换肤术。（A、B）术前。（C、D）术后

参考文献

[1] Goldberg RA, McCann JD, Fiaschetti D, et al. What causes eyelid bags? Analysis of 114 consecutive patients. Plast Reconstr Surg. 2005;115:1395–1402.

[2] Flowers RS. Tear trough implants for correction of tear trough deformity. Clin Plast Surg. 1993;20:403–415.

[3] Loeb R. Fat pad sliding and fat grafting for leveling lid depressions. Clin Plast Surg. 1981;8:757–776.

[4] Kikkawa DO, Lemke BN, Dortzbach RK. Ophthal Plast Reconstr Surg. 1996;12(2):77–88.

[5] Muzaffar AR, Mendelson BC, Adams WP. Surgical anatomy of the ligamentous attachments of the lower lid and lateral canthus. Plast Reconstr Surg. 2002;101:873–884.

[6] Espinoza GM, Holds JB. Evolution of eyelid surgery. Facial Plast Surg Clin North Am. 2005;13(4):505–510.

[7] Bourguet J. Fat herniation of the orbit: our surgical treatment. Bull Acad Med. 1924;92:1270–1272.

[8] Castanares S. Blepharoplasty for herniated intraorbital fat: anatomical basis for a new approach. Plast Reconstr Surg. 1951;8:46–58.

[9] Espinoza GM, Holds JB. Evaluation and treatment of the tear trough deformity in lower blepharoplasty. Semin Plast Surg. 2007;21:57–64.

[10] Hamra ST. Arcus marginalis release and orbital fat preservation in midface rejuvenation. Plast Reconstr Surg. 1995;96:354–362.

[11] Hamra S. The role of the septal reset in creating a youthful eyelid-cheek complex in facial rejuvenation. Plast Reconstr Surg. 2004;113:2124–2141.

[12] Goldberg RA. Transconjunctival orbital fat repositioning: transposition of orbital fat pedicles into a subperiosteal pocket. Plast Reconstr Surg. 2000;105:743–748.

[13] Goldberg RA, Edelstein C, Balch K, Shorr N. Fat repositioning in lower eyelid blepharoplasty. Semin Ophthalmol. 1998;13:103–106.

[14] Goldberg RA. Transconjunctival orbital fat repositioning: transposition of orbital fat pedicles into a subperiosteal pocket. Plast Reconstr Surg. 2000;105:743–748.

[15] Goldberg RA, Edelstein C, Balch K, Shorr N. Fat repositioning in lower eyelid blepharoplasty. Semin Ophthalmol. 1998;13:103–106.

[16] Mohadjer Y, Holds JB. Transconjunctival lower blepharoplasty with intra-SOOF fat repositioning. In: Hartstein ME, Holds JB, Massry GG, editors. Pearls and pitfalls in cosmetic oculoplastic surgery. New York: Springer; 2009. p. 167–70; Chapter 57.

[17] Mohadjer Y, Holds JB. Cosmetic lower eyelid blepharoplasty with fat repositioning via intra-SOOF dissection: surgical technique and initial outcomes. Ophthal Plast Reconstr Surg. 2006;22:409–413.

[18] Holds JB. Blepharoplasty. In: Levine MR, editor. Manual of oculoplastic surgery. 4th ed. Thorofare: Slack; 2010. p. 75–81.

[19] Holds JB, Buchanan AG. Muscle repositioning in fat repositioning lower blepharoplasty. Presentation Annual Fall Scientifi c Meeting of the American Society of Ophthalmic Plastic and Reconstructive Surgeons, San Francisco, California, USA; October 21, 2009.

第十六章　外眦手术

Morris E. Hartstein，Guy G. Massry

引言

不管是否合并进行中面部提升，下眼睑整形术的一个重要并发症就是术后下眼睑退缩或下垂。下垂似乎更常见于眼睑入路，而不是经结膜或经颞部入路。外眦处下眼睑紧缩能够显著降低眼睑整形术后眼睑错位的发生。因此，外眼角手术已经成为下眼睑、中面部手术的一个关键辅助部分，我们在这里描述了多种不同的手术技巧。

外眦外科手术包括外眦成形术、外眦固定术、眼轮匝肌收紧术，这对整形外科医师可能具有挑战性，特别是如果对该领域的解剖学缺乏了解的话。外眦固定术是在不引起肌腱断裂的前提下收紧外眦肌腱，而外眦成形术是完全剥离和重新悬吊外眦肌腱。眼轮匝肌收紧术是在外眦处将睑板前或眶前眼轮匝肌形成褶皱或交叠起来，这样能够在不影响外眦的情况下矫正轻度到中度的眼睑松弛。这些手术可能引起眼角位置的意外变化，要么是垂直变化，要么是水平变化，可能引起下眼睑轮廓变形，包括斜视或"猫眼"，或者使眼睛看起来变小，以及内眼角成网状或变形。总的来说，外眦收紧术越简单，其效果越差，通常成功率也越差。如果复杂外眦手术的主刀医师技术不行或精确度不够，会导致更多的并发症。

解剖结构

弄清外眦的解剖结构非常重要。成人的水平睑裂大概为30mm。在上、下眼睑外侧结合处终止。这种结合形成的内角被称为外眦角，而结合点被称为外眦缝。外眦通过与骨头的深层（皮下）连接保持位置与稳定性。这种连接被称为外眦腱（LCT），这是一个纤维结构，间接地将外眼睑固定到外眶缘的骨组织上。

这种纤维结构较为复杂，其解剖结构依然有待阐明。在上、下眼睑的外边缘，睑板前眼轮匝肌在这里终止，继续成为表浅和深层结缔组织带，形成LCT。LCT附着在外眶缘内侧面沿线的Whitnall结节上。结缔组织附着物与LCT相交，并加强LCT，包括提肌筋膜的外角、外直肌的抑制韧带、洛克伍德韧带。这些结构共同构成了所谓的外侧支持带，并形成了附着在外侧眼眶缘后4mm的外侧眼眶结节上的附着物。LCT的这一关键固定点可以稳定并保持眼睑与眼球位置。来自眼眶隔的纤维正好在睑板前缘插入到侧面的附着物形成了LCT的"前头"，LCT沿眶缘附着在弓形缘的最外侧表面。在隔垫和LCT之间是一小块脂肪，称为Eisler囊袋。始终可以看到Eisler囊袋，这是解剖学上的一个标志，可用于外眦附着手术中，在这块脂肪垫后面是外眦对Whitnall结节的附着之处。再将眼睑重新固定到内眶缘结缔组织上，将下眼睑固定到组织对面更前一点儿的组织上，可以让下眼睑/眼球位置最大化。

总的来说，LCT在外眦上的附着比内眦要高出2～3cm。因为附着在提肌的外角和下眼睑缩肌上，往上看时，外眦向上移动；往下看时，它向下移动。

常见考虑因素

在下眼睑成形术中采用经皮入路时，因为存在眼睑松弛和（或）为了减少复发，应该考虑采用眼睑收缩术。通过干扰测试和回转测试来评估眼睑松弛程度（图16.1A、B）。在这种情况下，如果未能解决眼睑松弛问题，很有可能出现术后眼睑错位。在经结膜的下眼睑成形术中，眼睑退缩或外翻的风险较小，只有在松弛程度更加明显或者要进行皮肤切除/收紧时才要进行眼睑收紧。在结合眼睑成形术和中面部提升时，都应该考虑进行下眼睑收紧术。

考虑在外眦进行收紧操作时，也要评估眼球的突出程度。如果眼球前部突出超过中面部，就出现负矢量。当眼球相应突出或中面部投射不足时，就会出现这种情况。在此情景下，收紧下眼睑能够拉紧眼球下方的眼睑，增加或促进巩膜的出现，使得眼睛看起来更加突出，导致视角面刺激。因此，应该根据患者量身定制眦手术，旨在利用植入移植物和眼角垂直提升来改善中面部的突出情况。如果眼球突出或存在负矢量，则不应该收紧眼睑，而应该松解和提高外眦处的眼睑，这样才能促进眼球的垂直覆盖面，防止眼睑退缩，进一步加重负矢量。

手术技巧

区分开重建外眦手术和整形外眦手术很重要。传统的外眦成形术适用于眼睑松弛和错位显著的功能性或重构性患者。该手术是将外眦从其对外眶缘的附着上完全剥离（外眦切开术）。终点眼睑缩短，通过睑板重新固定到骨头上。这是个标准的睑内翻/睑外翻修复手术，是个"重活"。然而，该手术可能导致眼角轻微排列不齐，改变外眦角，这对于整形患者来说是不太能接受的，因为他们就是为了重建才接受手术的。

对于考虑进行眼睑收紧的整形患者，在大多数病例中采用外眦固定术或眼轮匝肌收紧术就足够了，能够避免术后眼角与下眼睑错位，不会引起眼角赘皮等问题。但是，手术的选择最终还要取决于

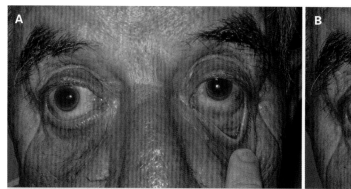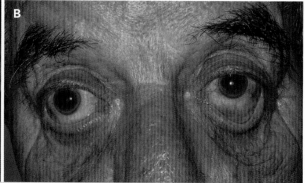

图16.1 在牵拉试验中，从眼球处牵拉开下睑。（A）正常情况下，此距离不应大于6mm。（B）在回缩试验中，向下牵拉眼睑，然后松开手指使眼睑回缩到眼球处。当存在眼睑松弛时，眼睑会直到下次眨眼时才能恢复

眼睑的松弛程度以及患者希望或能够承受的结果。

睑板条收紧外眦术

先用27号针将局麻药物（50：50的2%利多卡因与0.50mL或0.70mL含有肾上腺素的丁哌卡因）浸润外眦。然后针沿着外眶缘向后移动，在外眶缘进行麻醉，因为外眦固定术或外眦成形术的针要经过这里。可采用15号刀片或Wescott剪刀进行外侧眦切开术和下眦切开术。在抓住眼睑外缘和向上提的过程中，用剪刀拨动眼睑与眶缘中间部分，松解眼睑，直至其完全可移动。在这里可能会遇到Eisler脂肪垫，如果有出血的话，可以进行灼烧止血。

在向外拉开眼睑切口时，用Wescott剪在睑板和上覆皮肤之间进行剪切，并剪开睫毛下沟中的眼轮匝肌。将剪刀的一侧放在皮肤-肌肉瓣下面，另一侧放在皮瓣外面，将前后骨板分开3~4mm的距离，具体要看计划将眼睑缩短多少。用15号刀刮擦睑板后表面，去除上皮层。将睑板条垂直高度修剪成3mm。用双股的4-0缝线或5-0缝线（聚乙丙交酯线、聚丙烯线、mersilene）和一个半圆缝针穿过睑板条边缘，形成垫状。用一个较小的双分叉牵开器和一个棉签头敷贴将组织覆盖到外眶缘上。然后让

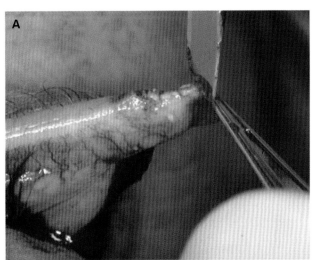

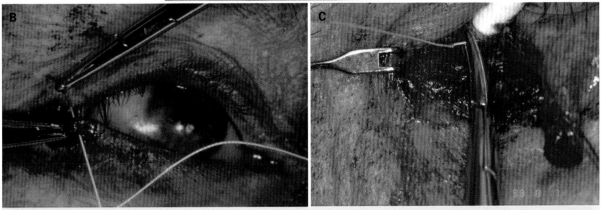

图16.2 （A）睑板条收紧外眦术中的关键步骤：通过从前叶移除皮肤/眼轮匝肌和从后叶移除结膜做出睑板断端。睑板条一般3mm宽。（B）双针线穿过睑板条边缘，可以用4-0或5-0的可吸收或不可吸收缝线，最重要的是用半圆缝针。（c）当向外收紧组织时，应用棉签遮盖挡住前叶组织，用半圆缝针穿过眶外侧结处的骨膜。另一针线（6-0 羊肠线）从灰线穿到灰线，恢复外眦角

缝针穿过外眼眶结节上方眶缘内缘的骨膜，左侧不系紧。然后用一份6-0普通肠线或丝质缝线从灰线穿到灰线，重新形成外眦角（图16.2A～C）。在将睑板尖系紧之前，牵拉缝线，观察眼睑相对于眼球的位置，拉紧眼睑。为了保证外眦位置是对称的，术后拉紧双侧的睑板条。也可以升高台面，或者让患者坐起来，这样就能在系紧缝线前判断外眦的位置了。然后固定好睑板条，接着缝合灰线。切掉多余的睑板，然后用间断缝合技术闭合眼睑。

外眦固定术

采用上述类似的局麻药物注射。进行与上面类似的外眦切开术和解剖，但是不用进行外眦剥离或眼睑缩短操作。抓住末端眼睑，用双臂4-0或单臂5-0薇乔缝线固定住睑板或肌腱（图16.3A、B）。将缝线固定到内眶缘骨膜，检查好位置。用灰线（6-0普通肠线或6-0丝线）缝合眦角（图16.4A、B）。在系紧该缝线时，应该注意保证上、下眼睑能够在眦角处均等闭合，不会一个覆盖另一个。然后使用间断缝合技术闭合外眦切口。

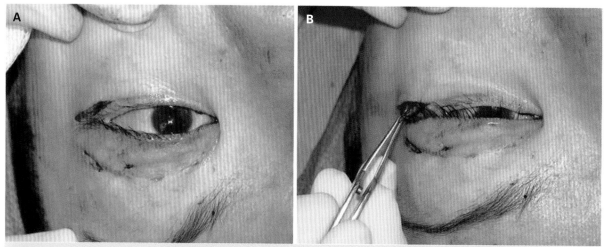

图16.3 （A）外眦固定术：从外眦处做几毫米的辅助切口向外延伸。（B）抓住下睑板但不是插进去

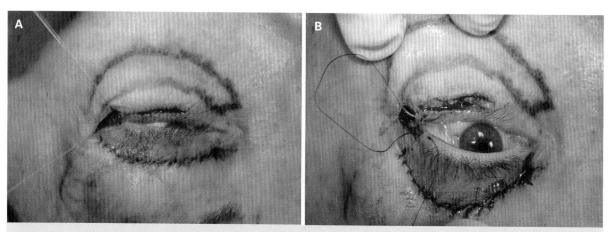

图16.4 （A）用4-0或5-0的可吸收缝线穿过下睑外侧睑板边缘，然后穿过外眶缘的骨膜。（B）线穿过灰线到灰线，重塑外眦角。间断缝合皮肤

眼轮匝肌悬吊术

对于皮肤冗余和眼睑松弛明显的患者，将外上侧眼轮匝肌上提到外缘，能够实现多个目的（图16.5、图16.6）。首先，能够在没有皮肤的情况下支撑住眼睑。其次，眼轮匝肌重叠有助于增加容积，抹平泪沟。再次，不会干扰外眦或切除睑板前眼轮匝肌。最后，该手术能够提供"轻微"的中面部提升作用。这种上提效果背后的基本原理与颧骨前区眼轮匝肌衰减的收紧和提高有关（J. William Little, MD, 个人通讯）。该手术可单独执行，也可与睑板条收紧外眦术或上述外眦固定术一起展开。

在外眦的外侧做切口，用剪刀在眼轮匝肌上做孔洞，向下切割到边缘（图16.7、图16.8）。然后用一根5-0薇乔缝线穿过外眶缘的骨膜（图16.9、图16.10）。在向下系紧该缝线之前，可捏起皮肤切除，按照需要切除过量皮肤（图16.11A～C）。在将5-0薇乔线打结固定后，向外切除多余的皮肤（图16.12A、B），用6-0聚丙烯缝线或6-0普通肠线从内侧向外侧间断或连续缝合皮肤切口。该手术的容积效果包括经皮脂肪提高、脂肪袋收紧、水平眼睑缩短（图16.13）。可将其与脂肪再定位下眼睑整形术、脂肪转移结合起来。如果与脂肪再定位下眼睑整形术结合的话，为了将脂肪安放到位而分

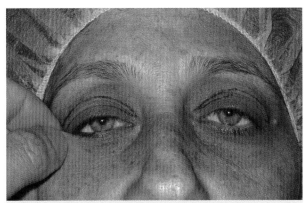

图16.5 通过外侧夹捏观察下睑松弛程度和皮肤多余量

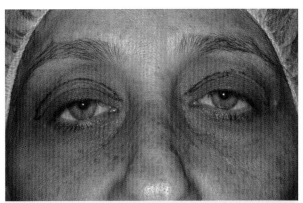

图16.6 画出皮肤切除范围

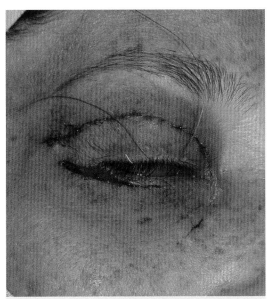

图16.7 用15号刀片在外侧做辅助切口

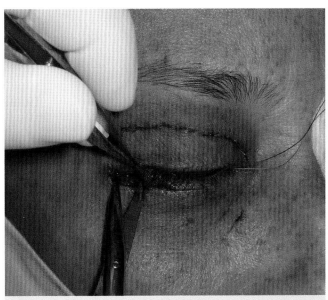

图16.8 用剪刀从轮匝肌向外侧眶缘造孔洞

开眼轮匝肌下面的隔膜和眼眶颧骨韧带附着，这样可能松解足够的中面部，提供比眼轮匝肌单独勾接更好的中面部提升效果。我们一般会结合几种手术，因为我们感觉同时提升中面部和抹除泪沟，能够改善中面部治疗效果。

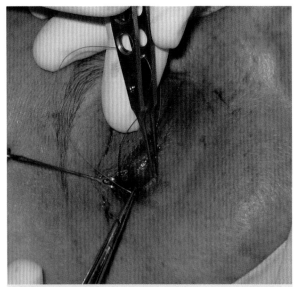

图16.9 用5-0可吸收线穿过外眦骨膜。拉一拉线，确保牢固

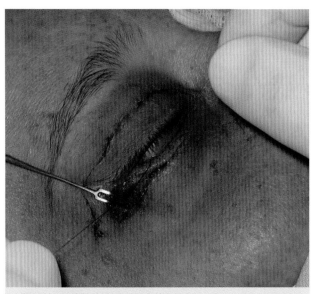

图16.10 将缝线穿过大量眼轮匝肌

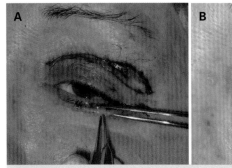

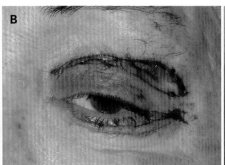

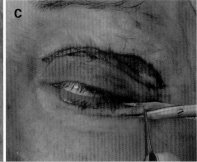

图16.11 （A）用夹镊拉紧下睑。（B）评估夹起的皮肤是否过多。（C）剪掉夹起的皮肤。这种模式下，只移除皮肤，加速了愈合时间，减少瘢痕及眼睑退缩的发生风险

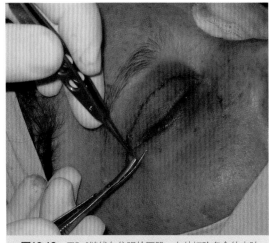

图16.12 用5-0缝线勾住眼轮匝肌，向外切除多余的皮肤

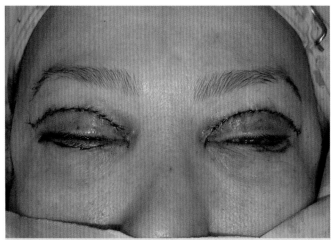

图16.13 右侧眼睑轮匝肌悬吊和皮肤切除后。注意泪沟的变化

并发症

因为这些手术能够收紧下眼睑，患者可能会抱怨眼睛外角有拉紧的感觉。患者可能很难描述自己的感觉。这种感觉会在术后第1个月逐渐消失，但是也可能持续更长的时间。告诉患者这是愈合过程中一个正常的阶段，这一点很关键。在罕见的延长疼痛或不适情形下，注射低剂量的类固醇（0.22mL丙酮缩曲安西龙5mg/mL）、拉伸、机械按摩可能具有一定的效果。

术后外眦可能出现缝线脓肿和肉芽肿，一般在术后几周出现。在一些情形下，可采用热敷和抗生素治疗（口服和外用）。如果经治疗未能缓解症状，可能需要在局麻的前提下切开眼角，取出缝线。如果出现肉芽肿，注射类固醇可能有效。

在外眦手术后可能出现球结膜水肿。外用（Alrex、Lotemax）和口服类固醇（甲泼尼龙）通常有效，但是可能复发，水肿会慢慢消失。在罕见的难治性球结膜水肿病例中，可考虑采用压力修补、临时睑缘缝合术、结膜切除。

当同时进行上睑成形术并且上眼睑切口与外眦切开术之间距离不足时，可能会形成外眦赘皮。经皮下眼睑整形术也可能会产生赘皮，而与外眦周围闭合的关系不大。如果出现赘皮现象，最好等待至少6个月再考虑进行修正。可以通过不同的组织重排（Y-V和Z整形术）来解决这些问题。类固醇注射也可能有用。

外眦角与术前形状和位置的差异或变化较为常见，这可能是患者和外科医师遇到的最麻烦的术后问题。通常来说，没有横切眼角的手术，如眼轮匝肌上提或外眦固定术，不太可能引起外眦错位。

总结

不论是否进行中面部提升，在下眼睑成形术时可考虑进行下眼睑收紧术。大多数情况下，创伤越小，结果越好，并发症越少。如果要进行全面的睑板条收紧外眦术，在手术时理解解剖结构和掌握精准的手术技术能够改善原始手术的结果（图16.14A、B）。

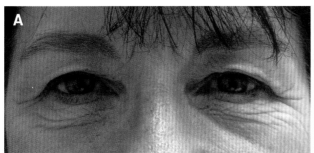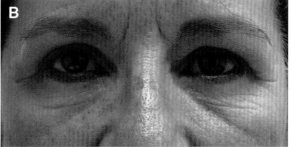

图16.14　（A、B）患者常因下睑松弛而出现眼睛感染。在眼睑整形过程中，她进行了下睑睑板条收紧外眦术，减少了眼睛表面的刺激

参考文献

[1] Harris PA, Mendelson BC (2008) Eyelid and midcheek anatomy. In: Fagien S (ed) Putterman's cosmetic oculoplastic surgery, 4th edn. Elsevier, Philadelphia, pp 45–62.

[2] Anatomy (2010–2011) In Basic and Clinical Science Course Sec 7: Orbit, Eyelids, and Lacrimal System. American Academy of Ophthalmology, San Francisco, part II chap 9:137–149.

[3] Edergton Jr MT. Causes and prevention of lower lid ectropion following blepharoplasty. Plast Reconstr Surg. 1972;49(4):367.

[4] Rees TD. Correction of ectropion resulting from blepharoplasty. Plast Reconstr Surg. 1972;50(1):1.

[5] Levine MR, Boynton J, Tenzel RR, et al. Complications of blepharoplasty. Ophthalmic Surg. 1975;6(2):53.

[6] Tenzel RR. Surgical treatment of complications of cosmetic blepharoplasty. Clin Plast Surg. 1978;5(4):517.

[7] McGraw BL, Adamson PA. Postblepharoplasty ectropion. Arch Otolaryngol Head Neck Surg. 1991;117:852–856.

[8] Nowinski T, Anderson RL. Advances in eyelid malposition. Ophthal Plast Reconstr Surg. 1985;1:145.

[9] Carraway JH, Mellow CG. The prevention and treatment of lower lid ectropion following blepharoplasty. Plast Reconstr Surg. 1990;85(6):971.

[10] Shorr N, Goldberg R, Eshagian B, Cook T. Lateral canthoplasty. Ophthal Plast Reconstr Surg. 2003;19(5):345.

[11] Anderson RL, Gordy DD. The tarsal strip procedure. Arch Ophthalmol. 1979;97:2192.

第十七章　中面部"S形曲线"：审美与技术因素

Oscar M. Ramirez

引言

其他作者们介绍了多种中面部提升的技术，包括标准的开放和半开放治疗手段。但是，据本章作者的经验，内镜下小切口中面部提升技术能够从最安全的切割平面靠近中面部深层，比其他方法更能实现软组织重塑。在作者早期的经验中，作者介绍了进入中面部的多个入口点和不同解剖平面。对于介绍的每种技巧，作者一直在骨膜下平面上完成手术。

从20世纪90年代中期开始，作者倾向的中面部入口就是颞部切口（2cm）和口内黏膜切口（2cm）的结合。这些切口能够预防和避免困扰眼睑切口的中面部年轻化眼睑并发症。

在为了美化中面部而改变面部容积时，需要考虑很多审美因素。Bichat脂肪垫又称为口颊脂肪垫，可以被控制，对于面部憔悴或者想要获得对称性的患者，可以选择或辅助选择脂肪移植技术。

理想的中面部轮廓

在过去的20年里，眼睑的年轻化和眼睑的改善一直是人们关注的焦点。因此，人们提出了很多有关理想中面部形状的问题。脸颊的形状从3/4视角看效果最好。自古以来，画家就一直使用这种视角，最近，摄影师和性感女模也开始使用这种视角来强调面部的年轻和美丽。直到最近，整形外科医师才意识到该视角的美学重要性以及它赋予观察者的形状和体积。在此视角下，看到的中面部具有特定的西格玛或希腊字母S的形状轮廓，这也被称为"S形曲线"。事实上，整个面部轮廓都是一条"双S形曲线"，作者之前将其称为"双向多曲线美颜线"。由于这个名称很烦琐，因此"S形曲线"一词的概念已越来越为作者们的同行所接受。"S形曲线"从额头上以轻微凹陷开始，在外侧眉毛上继续凸起，在外眼眶区域呈现凹陷，逐渐改变为脸颊上的明显凸起。该凸起在上唇水平逐渐消退，逐渐在下颌区的外侧形成轻微的凹陷。在3/4视角下看到的脸颊凸起的最高点为所谓的"颧上颌点"（图17.1）。在外侧眶缘上画1条垂直线，再画1条从鼻子上外软骨延伸到耳屏的水平线，就能够定位人体测量软组织点。这两条线的交点决定了凸起的最大投影点或颧上颌点。男性和女性的凸起在范围和投影方面存在显著差异。在女性中，凸起延伸到上唇。在男性中，凸起较短，并终止于鼻翼的突出水平。通常情况下，该轮廓使男性中面部更具棱角和骨感。相反，在女性中，较大的凸起由于缺乏棱角和总体圆度而给人以柔软和精致的印象。它还显示出较少的骨性面部外观。中面部恢复年轻化的一个重要目标就是创造出这种美丽的多曲线或"S形曲线"。其中第一步就是了解女性和男性不同的中面部理想形状。

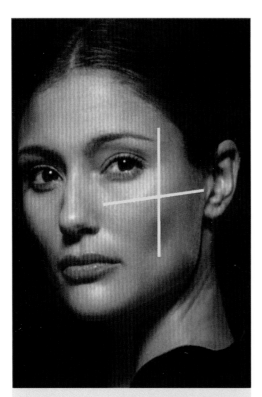

图17.1 作者指出新的人体测量学的关键是颧上颌点。在这里模特中可以看出。它是3/4侧面观中面部"S形曲线"中的最突出点，是垂直于外侧眶缘、鼻翼和耳垂平行线的交叉点

患者选择

大多数患者都可以接受内镜下中面部容积提升手术，不管他们的年龄或性别如何。不论患者的骨骼支撑情况是好还是坏，患者都可以成功地进行中面部手术。作者采用三维年轻化的原理来增强中面部。由于发展和概念上的原因，作者不称之为面部年轻化。相反，作者更喜欢"面部美化"这个词。因此，作者甚至对18岁的人群开展了这些面部提升和重塑手术，实现美化的目的。

当一名男性或女性在30多岁时开始出现衰老迹象，他/她们一般会出现泪沟变形、脸颊下垂、鼻唇沟加深。这是能从内镜下中面部年轻化术中受益最多的患者群体。这是因为他/她们对面部恢复青春所需的变化不像老年人那样剧烈。当患者想要尽快恢复工作或活动时，即使面部衰老变化更为显著的患者，也可以接受这种手术，因为中面部提升的结果自然而且"面部提升"迹象也不如较大切口手术明显。中年人、中老年人、老年人也是该手术的适合人选，因为内镜下中面部提升很容易实现广泛的面部年轻化。实际上，作者对所有年龄段和所有个人都使用相同的中面部提升术。对于那些需要增加更大体积或矫正软组织不对称性的患者，可添加脂肪移植术。对于那些需要在梨状肌、颧骨或眼眶区域提高骨骼的患者，可植入相应的面部移植物。男性和女性都同样适合该手术。

指征

面部中央椭圆形结构出现早期衰老或明显衰老、下垂的患者可从内镜下微创中面部提升手术中获益。眼裂狭窄、鼻唇沟、脸颊、嘴角等都可以利用这种方法来得到有效治疗。适度泪沟变形和眶下凹陷也可以在内镜下得到矫正。扁平脸颊可以改变成为年轻的"S形曲线"轮廓。

内镜下小切口中面部提升对需要进行二次或三次面部提升手术的患者也较为有效，对需要进行深层化学剥落或CO_2激光治疗以及脂肪移植来提高软组织的患者也是有效的。在二次除皱中，中面部的剥离应该在先前手术没有触及的地方进行，因此剥离是在原始骨膜下平面进行的。使用激光换肤是安全的，因为皮瓣是多层的而且有丰富的血管分布，并且在皮肤上进行的消融手术不会损害其完整性。在最后一种情况下，面部的中层和浅层组织紧密，脂肪需要通过多个通道注入这些平面中。

骨骼/软组织不均衡的患者也可以从中面部内镜下技术中获益。可通过植入移植物、截骨术或骨加工来提高暴露的骨性结构，当手术在面部的表浅或中间平面上进行时，不需要进行不同层次的剥离。

手术技巧

仅从口内切口来重塑与提升中面部，可以应用于年轻患者；该手术被称为内镜下中面部提升手术，可通过口内一个2.5cm的切口来完成。如果将颞部包括在内，可取得更好的结果；该手术被称为内镜下颞部–中面部手术（图17.2、图17.3）。大多数年龄较大的患者也使用此方法，因为有必要增

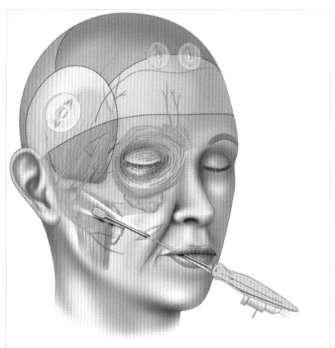

图17.2 通过内路切口剥离中面部。骨膜下剥离延续到咬肌筋膜外侧与颧弓骨膜延续的地方

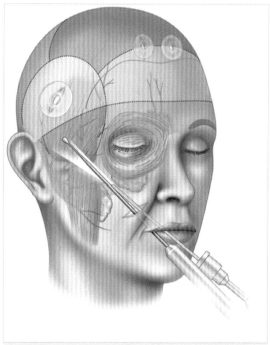

图17.3 中面部骨膜下剥离穿过颧弓，与颞肌平面相通

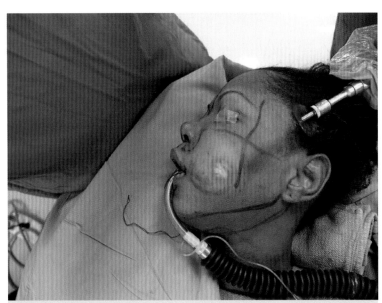

图17.4 通过颞部切口使用内镜。内镜显示的为颊间隙，内有颊脂肪垫

加外侧眶骨膜和颞部的提升与重塑程度。如果不加入颞部剥离的话，这些区域的组织会发生堆积和折叠，使效果不太美观。尽管作者最常做的内镜下面部手术是内镜下前额–中面部的结合手术，但出于阐述的原因，作者将仅介绍内镜下颞部–中面部提升手术，这是使面部恢复年轻和美丽的最佳且最简单的技术。在开始使用这项技术之前，有必要熟悉一下相关解剖学术语。

手术在颞部头皮上有毛发的部分上做一个2cm长的颞部切口（图17.4）。该切口通常垂直于连接鼻翼和延伸到颞部的外眦缘连线，这样能够定位这个切口，该切口通常位于颞部发际线内水平3cm和垂直3cm的位置。建议不要在颞区毛发区域较大的患者中将切口切得太向前。在这种情况下，切口可能会损伤面神经的额叶分支。在头发稀疏和发际线退缩的患者中，可以使切口向后或向上后延过多，使临时悬吊超过适当的颞筋膜（TFP）。作者找出TFP闪亮的筋膜，然后在没有阻碍的视线下用剥离器继续向前剥离几厘米。在切口处使用Guyuron设计的硅橡胶端口保护器保护毛囊，避免头发渗入手术切口。在内镜下进行进一步剥离。作者使用直径为5mm、角度为30°的内镜，并在上面使用了"拉米雷斯眼镜蛇套"。

利用1把4号Ramirez骨膜剥离器将软组织提升，直至确认颞部结合线和警戒静脉区域［又称为颞静脉#2（TV2）］。在面神经颞支（额神经）所在的轴后方，剥离到耳轮根部和颧骨后软组织。虽然单纯使用中面部提升技术不能涉及额头中部，但仍需要抬高眉尾和鱼尾纹区域。因此，剥离范围应在超过融合颞线（TLF）内侧1~2cm，并超过眉毛外侧1/3。对于该技术的这一操作，使用带弧度的8号Ramirez骨膜剥离器将TLF的骨膜和颞筋膜附着分开。因此，剥离在颞浅筋膜（STF）下和颞区域的颞深筋膜上进行，并在额骨骨膜下继续剥离。在下部，剥离到弓状缘的外侧，并把腱膜从外侧眶缘骨膜上抬高。换句话说，在眼眶边缘的骨膜侧面保持完整。然后用0号Ramirez骨膜剥离器向前剥离到颧弓。在颞静脉的前部和颞神经（ZTN）之间形成通道。在颧骨前缝隙线附近，通常会分开一条小静脉（TV1）并进行电凝。通过上述通道，借助内镜和9号Ramirez骨膜剥离器将颧骨弓骨膜抬高，刚好进入弓状缘的上边界及其前1/3。确定剥离的平面后，将进行颧弓中部1/3的横向剥离。

罕见情况下，需要提高颧弓的外1/3。这种颧弓外侧剥离是在需要脸颊外侧垂直提升更多的情况下进行的。如果咬肌肌腱/肌肉筋膜很容易就能从颞部入路提升，可继续向下剥离1～2cm；但是如果没办法做到的话，这部分剥离应该从口内入路开始。

如果需要的话，在第1/第2前磨牙平面上斜向/垂直引导口内切口，远离口中腮腺导管开口。切口的终端可扩展成"Z"字形。首先用15号刀片切开黏膜。直接将上覆的颊肌肌肉分离开来，同时沿上颌骨方向加深切口。使用9号Ramirez骨膜剥离器和带照明的Autfricht牵开器，进行骨膜下解剖，直到识别出眶下神经。平稳剥离延伸到梨状肌小孔，并横向延伸到咬肌腱。当剥离变得困难或有些困难时，使用内镜和8号Ramirez骨膜分离器继续进行侧向剥离，使咬肌的筋膜与颧骨的骨膜下平面相连。从侧面和上方来看，颧骨主体骨膜被抬高，直到暴露出预先剥离（来自颞侧入路）的颧骨弓部分，然后将这两个剥离部分连接起来。围绕眶下缘和眼眶外侧缘延伸的通道应保留颧部神经。此外，根据需要进行颧骨弓的侧面和下侧的剥离。在大多数情况下，需要在咬肌肌腱上进行2～3cm的剥离。中面部与颞囊之间广泛的连接有助于通过垂直提升与放置在颧上颌部而产生容积变化（Bichat的脂肪垫、SOOF重叠等）。更大的好处在于，使用9号和-4（负4）号的Ramirez骨膜剥离器将骨膜和附着在眶下缘上的软组织剥离开来。在眶下缘内侧，将下弓状缘提高2mm或3mm。目前还没有完成眶下神经的上方和内侧的剥离。放置所有中面部悬垂缝合线之后，以及在将悬垂缝合线锚定于颞筋膜之前，完成后面的剥离。附着的周围肌肉和软组织将保护眶下神经，使其免于在进行中面部操作时被无意地过度牵拉。牵拉通常是术后脸颊和上唇神经麻痹、麻木的原因。使用-4（负4）或0号剥离器分离上睑提肌和眼眶内缘及眼眶下缘的眼周肌肉。

下一个关键步骤是固定点的选择（图17.5）。这些缝线的数目与拉力是具有个性化的。只有依靠

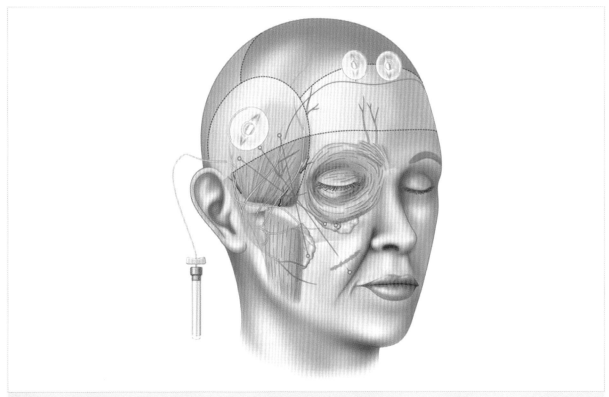

图17.5　中面部重塑缝线悬吊在颞筋膜上。颊脂肪垫向上增加颧弓处的体积

经验，才能够确定缝线的位置与数目。

用4-0聚二氧环己酮（PDS）缝线和RB1缝针将眶下缘固定住。在眼睛外侧缘垂直水平上完成这一操作。将垂直的SOOF固定到眶缘和内缘下方大约1.5cm处。缝线两端均穿过眶缘和颧骨面神经之间的通道到达颞囊，在2号颞静脉（TV2）前方。在滑动的内镜下接着用秘鲁结的方式将该缝线固定到TFP的最前端。这将把眶下缘上方的眶下SOOF在上外侧位置垂直提升得更高。

除了眶下SOOF之外，还要在以下方向进行额外的悬垂缝线：

（1）外侧SOOF，位于脸颊凸起最大的一块正下方。一般位于外眦肌腱下方3～4cm处。作者使用3-0 PDS缝线和RB1缝针进行这一操作。

（2）利用4-0 PDS缝线和RB1缝针在口角轴正上方的面部−脂肪组织上进行悬吊。就在口内切口处的黏膜附近展开。悬吊的位置就在口内切口的前面。当医师垂直拉伸口内切口时，悬吊点就位于切口的最上面。水平交织缝线2～3次，防止绕住颊神经分支（作者的治疗中从未出现过缝合导致的相关神经功能障碍）。

（3）颊部脂肪（BFP）垫悬吊。最后在口角轴缝合之后，将颊脂肪垫暴露出来并从口颊空间内挤压出来。如果使用脸颊、眶下缘和/或梨状肌移植物的话，则在去除颊脂垫之前先固定移植物。在执行这些操作之前，脂肪垫的暴露会导致脂肪从颊腔连续脱出，进入手术区域，从而干扰移植物的放置。在咬肌腱前缘和上颌骨侧面之间打开颊腔筋膜。进入颊腔后，将看到由黄色细筋膜覆盖的深黄色脂肪。用钝性剪刀将BFP从其包容点挤出，使用两个光滑的钝钳或类似的神经外科手术钳移动该脂

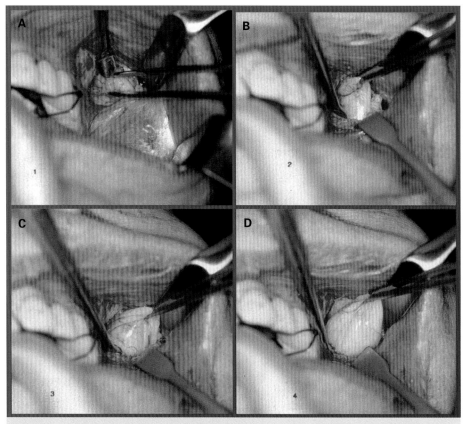

图17.6 （A~D）显示了从口内切口调整颊间隙内的颊脂肪垫。需钝性剥离、轻柔操作

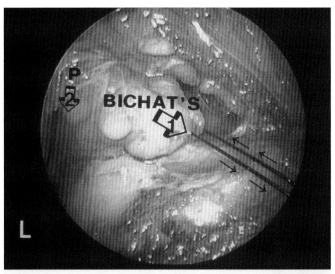

图17.7　颊脂肪垫以瓣的形式固定在颧弓和咬肌筋膜上。P指骨膜

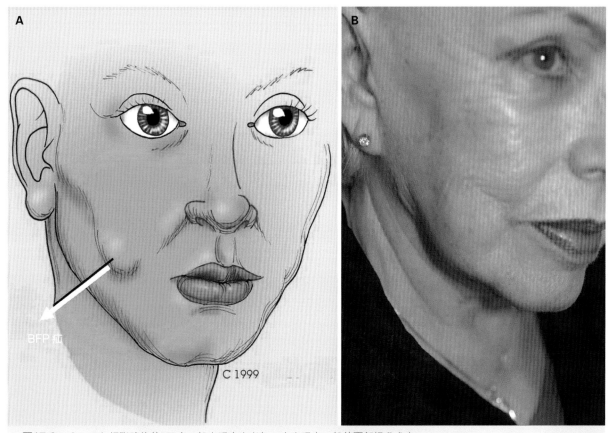

图17.8　（A、B）颊脂肪垫的BFP疝一般出现在中老年，也出现在一般的面部提升术中

肪垫。用一把镊子轻轻拉动BFP，用另一把镊子将颊腔筋膜从脂肪垫上取下。此操作类似于去除腹股沟疝囊，而BFP的构成类似于眼睑脂肪团。保护BFP的筋膜完好无损，使其能够作为蒂状瓣移动（图17.6A~D、图17.7），这一点至关重要。细筋膜血管化后，在结缔组织包膜中可以看到细血管网络。BFP倾向于在咬肌肌腱、肌肉前端和前部突出，位于颧骨主要肌肉的外侧，形成由深入浅的轨迹。由下颌骨在下方围成的三角形是中面部较为薄弱的一个区域，仅由表浅肌肉腱膜系统（SMAS）层覆

盖。颊部（空间）筋膜与腹膜囊相似，并且倾向于跟随"囊内容物"（在这种情况下为BFP疝）移动而移动（图17.8A、B）。Matarasso已经介绍了BFP疝这一种新的综合征。用食指从面部的外侧在颈部水平处向上颌骨轻轻推动，有助于进一步活动低处的脂肪垫。脂肪垫在颊腔外移动约3cm，进入口内切口。在这里，用2~3根编织的4-0 PDS缝线和RB1缝针固定住它。非常轻柔地拉动固定缝线，可以尝试向口腔内切口以外的上牙弓运动。这样做是为了检查脂肪垫是否可以自由移动。颊脂肪垫被推回到颊腔，缝合线的两端穿过颞部区域，并通过颞部切口引出。如果目标是在SOOF水平用最高投影填充颧骨下空间，则将缝线运到SOOF悬吊缝线的圈环上，然后直接系到上面。这将限制脂肪垫的上升高度。如果目标是使颧骨实现更大的容积提升，则将BFP缝合线固定在TFP上。

中面部缝线放置顺序从最开始系紧的垂直SOOF缝线开始，接着固定外侧SOOF缝线，然后是口角轴，最后是BFP缝线。

固定和系到TFP上的顺序是反过来的。先固定BFP，然后是口角轴，再后是外侧SOOF，最后是垂直的SOOF缝线。颞部平面内的常用空间位置也遵守这个顺序：但是BFP定位更加靠前，口角轴位于中央，SOOF缝线更加向外。这样的话，所有缝线在颧上颌点会与最大增容形成"十字交叉"，形成理想的最大投射点。每种缝线的效果是不同的，系紧之后，会产生额外的效果。

垂直的眶下SOOF缝线能够消除泪沟和眶周"V"形变形。BFP缝线能够显著提升脸颊的容积，增加中上面部的凸起，同时提高下半边脸的凹陷（图17.9）。这样能够强调出"S形曲线"。

切除BFP能够凸显下半边脸的凹陷，加强某些特定选择病例的效果。BFP的切除采用与移动类似的技术。将脂肪完好地挤到口内切口。将一块湿润的2cm×2cm纱布塞到移动后蒂状瓣的上颌骨与颈部之间。利用单极针尖烧灼，将蒂在挤出部分的底部烧灼。采用这种办法，观察到比利用零碎切除法来取下该脂肪垫时的出血量要少。

该口角轴缝线能够提高嘴角，将下脸颊覆盖住上脸颊，这样让中面部更加丰满。当患者处于仰卧位露出整颗犬齿时，外上唇末端随着口角轴缝针移动。如果这是双向进行的，则确保唇部隆起角的对称性。在不对称的情况下，作者倾向于矫正凹陷的嘴唇和嘴角。

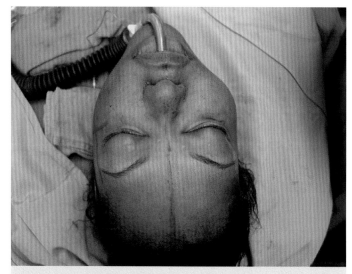

图17.9 患者右侧显示出颊脂垫增加中面部"S形曲线"颊部体积的同时颧下区产生凹陷

外侧SOOF缝线也能够向颧上颌点拉动脸颊，悬吊起脸颊，有助于承受其他脸颊悬吊缝线的负荷。

除了固定BFP的缝线外，其他每根缝线都在内镜下采用滑动锁"秘鲁渔夫结"来系紧。这样能够逐渐达到所需的张力。如果缝合线的张力过大，则可根据需要松解开原始结。完成此目标后，单个平结就能够固定住整个体系。BFP用单方结固定，而助手用针托固定住第1个结，以防止在牵拉结构引起其滑动。这种结构可在没有拉力的情况下平移。

作者已经在几百例患者中使用该项技术，作者仅看过2例出现脂肪垫破坏。如果发生破坏，必须重新移动口颊空间的脂肪垫，从皮瓣中央放置2个编织缝线，固定到外侧SOOF缝线上。

其余任何不对称现象通常都是因为之前存在的不对称在脸颊提高和覆盖后更加明显引起的。可在面部中间层注射微型脂肪来解决这个问题。每边脸颊上留下一个2mm的"蝶"形引流。

现在通过单根3-0 PDS缝线将颞瓣从表浅颞筋膜（STP）悬吊到TFP上。缝线位置形成梯形，较大底端位于FTP上，而短一点儿的底部位于浅表颞筋膜上。如果将形状制成四边形或梯形倒置，则抬起的颞部头皮会在切口处或切口附近聚集。皮瓣张力的方向可以是垂直方向，也可以是居中垂直。这样可以有效地垂直提升外侧脸颊、颧骨弓软组织、颞部组织。这也将以与收缩力和重力相反的力打开鱼尾纹区域。这种特定的方向还可以防止侧向拉动眉毛，防止向外侧牵拉时外侧眶周软组织和颞部发际线之间过度分离。

下眼睑整形术

内镜下中面部提升让下眼睑整形术的创伤不那么明显，而且还能减少其潜在的肌肉损伤。这是中面部提升的一个附加技术，能够显著加强整形效果。年轻的患者可能不需要同时进行中面部提升和下眼睑整形术。在这些情况下，可以使用一遍CO_2激光或化学剥离治疗皮肤少量的堆积。在老年患者中，脸颊的垂直提升能够将更多的皮肤拉到下眼睑。在这些情况下，除了中面部提升之外，作者还进行了下眼睑部整形术。并将眼轮匝肌悬吊起来，将眶周改善效果最大化。作者在内镜下中面部提升过程也抬高了眼轮匝肌对眶缘的附着部位，而且综合软组织能够重新用该肌肉的眶前部分斜向牵拉覆盖。轮匝肌拉紧还可能将突出的脂肪垫推入眼眶，同时矫正下眼睑眼轮肌松弛。手术的第一步是在睫状缘以下切开2cm的切口，并沿水平方向将横向切口延伸至鱼尾纹区域。皮肤从睑板和前中隔眼球垂直剥离1~1.2cm，肌肉未横切。这样可以避免在标准的下眼睑整形术中出现眼轮匝肌下部的神经分支损伤（图17.10、图17.11A~D）。将眼眶眼外侧肌张开，可形成一条通向TFP最前部分的通道。用5-0 Prolene褥式缝合线固定前房间隔眼球的侧向肌肉。它通过前面提到的通道固定在TFP中。因此，肌肉被向上和外上侧提起。这会在睑板前区域形成一条卷起的肌肉，这条肌肉有一个令人愉快的效果，因为这种微妙的饱满感通常可以在年轻的眼睛中看到。但是，如果患者患有前房间隔肥大，则可以将其从内侧修剪到外侧，以保留垂直运动到深眼眶肌的垂直神经。同样，如果需要治疗鱼尾纹，可以菱形切开眼眶外侧的眼轮匝肌肌肉，如Viterbo所述。此时，将皮肤在垂直方向上重新覆盖，并保守地去除多余部分。手术开始前，如果患者下眼睑明显松弛，可通过同一切口进行外眦成形术或外眦固定术。然而，在大多数患者中，垂直眼轮匝肌悬吊结合外眦固定术就足矣。作者很少需要进行外眦成形术或水平缩短术。用6-0 Prolene带针缝合线闭合皮肤。

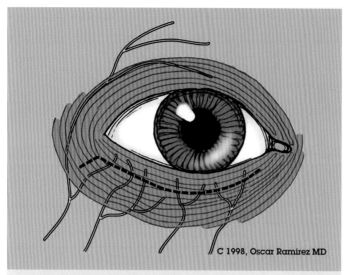

图17.10 作者发现了支配下睑眼轮匝肌的神经，这与传统的观念完全不同

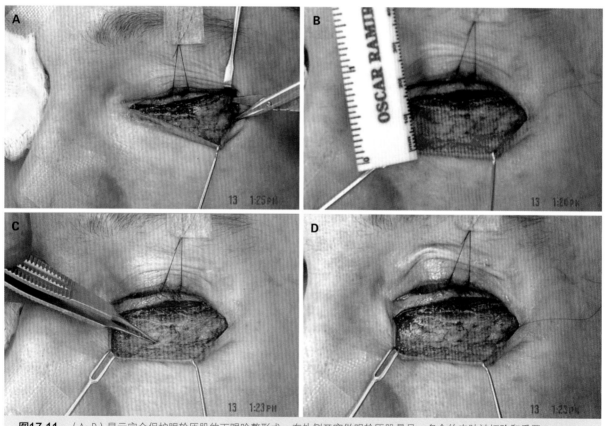

图17.11 （A~D）显示完全保护眼轮匝肌的下眼睑整形术。在外侧开窗做眼轮匝肌悬吊。多余的皮肤被切除和重置

脂肪移植

脂肪移植可轻易地归入本手术，因为脂肪能够从皮下任何地方向下注射到骨膜上。一般从脐周区域获取脂肪，然后用离心机离心，直至分离出液体部分。采用带Ramirez上鲁尔接口微套管的1mL

鲁尔接口注射器，注入脂肪，矫正残留的任何不对称，消除鼻唇沟长期折叠形成的皮肤皱褶，按照需要将脂肪注入眉毛区域。作为辅助技术，作者在整张脸使用平均30mL的脂肪。但是，作者不依赖脂肪移植来提升脸颊的容积，除非患者太瘦、太憔悴，没有足够的软组织来形成重叠所需的容积，以及Bichat脂肪垫已经萎缩或太小。

引流、闭合、包扎、敷料

在作者的手术中，因为切口很小，所以没有明显的闭合区域；但是包扎面部是非常重要的一项操作。用头皮钉将颞部头皮单层闭合。这里，因为下部皮瓣垂直向前，因此不存在张力。重要的是要翻转创口边缘，防止皮瓣覆盖住缝合线附近皮瓣内毛发的生长。每侧需要3~5个皮肤钉。术后第4天或第5天去除中心皮肤钉外的所有皮肤钉，术后7~10天取下其余的皮肤钉。环状褥式缝合口内切口，该缝合使用4-0含铬肠线。这样能防止黏膜边缘倒置或穿透黏膜。此外，这种褥式缝合还提供1个单向阀（从内部到外部），在出血或积液过多的情况下，该阀会有血液或积液渗入，阻止唾液进入切口。如前所述，在闭合颞部切口之前，先短暂穿刺颞部头皮并将针尖留在中面部，引入2mm的"蝶"形引流管。引流管采用4-0 PDS缝线固定，并连接到Vacutainer管上。术后24~36h，从头皮出口拉出约2.54cm来促进引流。术后48~72h取出引流管。

前额与中面部用1.27cm的微孔胶带包扎。原始包扎从颞部光滑无毛区域开始，沿着内上侧延伸到前额。下眼睑与脸颊一开始垂直包扎。胶带斜向下前进至颞部。接着，互相连接两个区域的包扎，不要在外侧眶周区域皮肤上形成皱褶或波纹。面部包扎是防止移动、面部水肿和瘀斑的另一种稳定、固定方法。保留胶带10天。在术后第5天取下初始胶带，之后换上类似但是小一点儿的胶带。下眼睑可额外包扎5~7天，防止发生眼睑水肿和球结膜水肿。在前额、面部、颈部应用圆形敷料，保持24h左右。这种敷料主要用来保持舒适，截流术后因防脸颊与眼睑肿胀而冰敷产生的任何液体。在24~48h内冰敷。

总结

微创中面部提升术可单独通过口内切口开展。但是，内镜下颞部–中面部手术和内镜下前额–中面部手术在重塑中面部与眶周区域方面更加有效，尤其是对于上了年纪的患者。骨膜下和筋膜下剥离范围宽广能够有利于更好地移动和重新覆盖组织。交叠缝线能够提升和增加脸颊的体积。Bichat脂肪垫是最为重要的元素之一，提高该脂肪垫有助于在脸颊区域形成凸面，在结合旁处形成凹面，这样就能在中面部形成"S形曲线"（图17.12~图17.16）。

该微创中面部手术可与任何恢复面部青春的手术一起进行，也可以完美地加入面部植入或脂肪移植的技术中。

中面部提升能够将恢复眼睑年轻化形状的步骤减少至最低程度，通常能够获得更好的审美与功能效果。

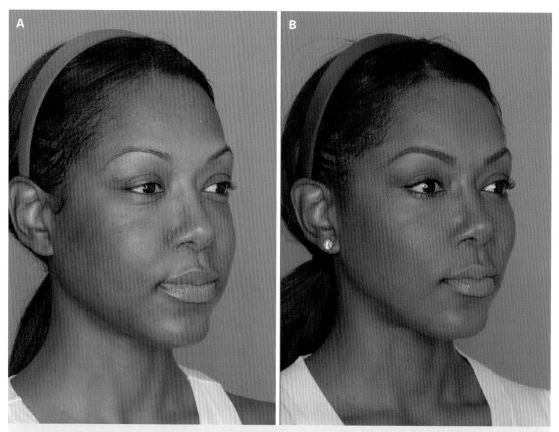

图17.12 （A、B）中年女性行内镜下颊脂肪垫重置中面部提升和下眼睑整形术，植入鼻移植物，骨膜下鼻折叠，没有进行脂肪移植

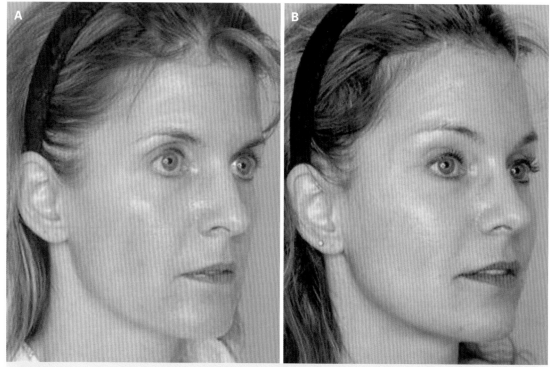

图17.13 （A、B）另一个患者行内镜下额部提升、颊脂肪垫重置内镜下中面部提升，眶周进行20mL脂肪移植

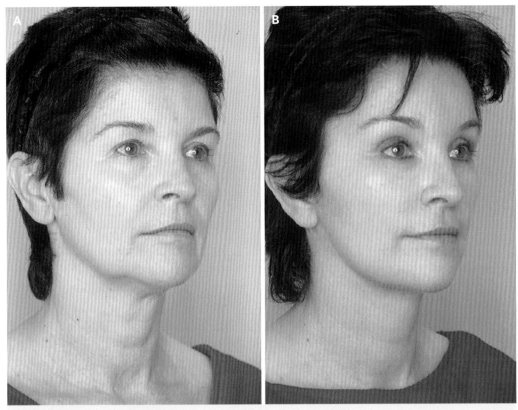

图17.14 （A、B）内镜下额部中面部提升，颈部提升

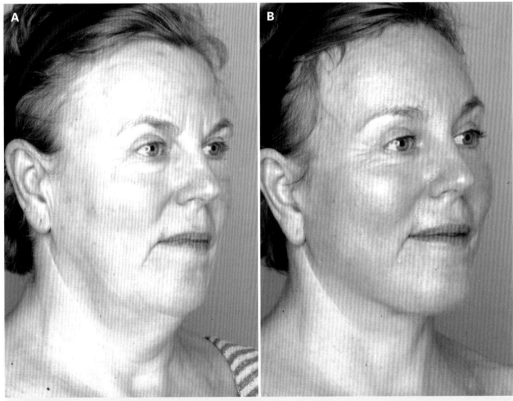

图17.15 （A、B）患者行内镜下额部提升、中面部提升、颈部提升、颈阔肌成形术，以及眉间、眉、嘴唇脂肪移植

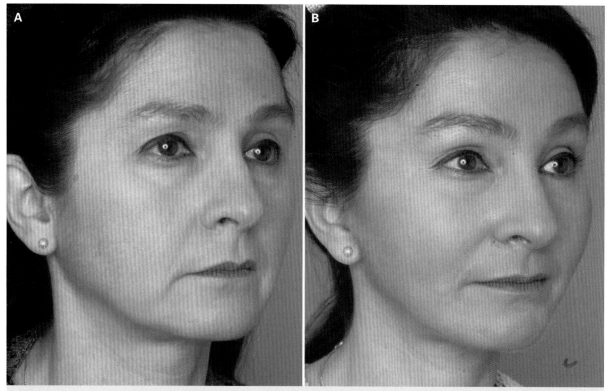

图17.16 （A、B）内镜下额部、中面部和颈部提升。颊脂肪垫提升后加强了中面部 "S形曲线"

参考文献

[1]   Hurwitz DJ, Raskin EM. Reducing eyelid retraction following subperiosteal face lift. Aesthetic Surg J. 1997;17:149.

[2]   Ramirez OM. The central oval of the face: tridimensional endoscopic rejuvenation. Facial Plast Surg. 2000;16:283–298.

[3]   Ramirez OM. Full face rejuvenation in three dimensions: a face lifting" for the new millennium. Aesthetic Plast Surg. 2001;25:152–164.

[4]   Ramirez OM. Three-dimensional endoscopic midface enhancement. A personal quest for the ideal cheek rejuvenation. Plast Recosntr Surg. 2002;109:329–340.

[5]   Ramirez OM, Volpe CR. Double ogee facial rejuvenation. In: Panfi lov DE, editor. Aesthetic surgery of the facial mosaic. New York: Springer; 2007. p. 288–299.Chapter 43.

[6]   Ramirez OM, Heller L. Facial rejuvenation. In: Peled IJ, Manders EK, editors. Esthetic surgery of the face. London: Taylor & Francis; 2004. p. 73–90.

[7]   Ramirez OM, Volpe CR. Tridimensional endoscopic facelift. In: Azizzadeh B, Murphy MR, Johnson CM, editors. Master techniques in facial rejuvenation. Philadelphia, PA: Saunders, Elsevier; 2007. p. 173–196. Chapter 11.

[8]   Ramirez OM. Limited incision midface lift. In: Nahai FR, Nahai F, editors, Codner MA, series editor. Minimally invasive facial rejuvenation. Philadelphia, PA: Saunders, Elsevier; 2009. p. 155–176. Chapter 12.

[9]   Ramirez OM, Tezel E, Ersoy B. The Peruvian fi sherman's knot: a new, simple, and versatile self-locking sliding knot. Ann Plast surg. 2009;62:114–117.

[10]   Matarasso A. Pseudoherniation of the buccal fat pad: a new clinical syndrome. Plast Reconstr Surg. 2003;112(6):1716–1718.

[11]   Ramirez OM, Santamarina R. Spatial orientation of motor innervation to the lower orbicularis oculi muscle. Aesthetic Surg J. 2000;20:107–113.

[12]   Viterbo F. New treatment for crow's feet wrinkles by vertical myectomy of the lateral orbicularis oculi. Plast Reconstr Surg. 2003;112:275.

第十八章　经口垂直中面部提升

David Hendrick

大多数中面部提升技术采用中面部上面的切口，这样才能形成固定点。外科医师多利用中面部下面位于唇沟的"辅助"切口来进行操作。经口垂直中面部提升与其他中面部提升技术在整个流程上存在差别，这种方法从切口到固定，从上唇沟开始的一个单入路就可以完成。上唇沟中的单切口优势如下：

- 没有明显的外部切口。
- 减少了暴露术野、固定和闭合创面的时间。
- 下方入路能够固定到眶下缘上，实现更加垂直的上提效果。
- 利用眶下缘固定缩短了距离，能够形成强大、明显的上提效果。
- 无须切开下眼睑，因为这样会破坏下眼睑层，在联合中面部切口时，引起术后下眼睑退缩。尤其是当下眼睑的支撑已经因为眶下缘"负矢量"降至最低时，更是如此。
- 无须颞部切口，颞部辅助切口需要在外眦周围切开剥离，过度的横向牵拉和（或）不自然的外眦上提可能导致不自然的外观。
- 不会伤及面神经的颞部分支，这在经颞部入路中较为常见。
- 不会伤及面神经的脸颊分支，这在面部提升入路中较为常见。

出于这些优势，当患者不希望看到明显的瘢痕或眼眶下缘有"负矢量"时，这种提升中面部的技术特别有用，而采用下眼睑切口可能不太合适。

术前准备

就像所有整形手术一样，准确和可复制的术前和术后照片是至关重要的。在患者静止状态下拍摄全套标准化面部照片，包括正位照片、侧位照片、斜位照片。二维照片在记录中面部提升的三维改进方面的能力受到内在限制。因此，最具代表性的视图是将照相机聚焦在远端脸颊投影上的斜视图（图18.1）。

中面部的骨膜下剥离会导致持续2~3周的水肿。尽管这种水肿较为轻微，但是因为看起来"不一样"，朋友和亲人还是能够轻易看出来，因此术前要建议患者最好找个"好理由"，如整牙，或者在这个时间段内避免参加社交活动。于眶下缘周围进行的钻孔或其他操作有时会导致眶下缘水平上出现瘀斑。发生瘀斑时，一般会持续2~3周，建议使用匹配患者肤色的遮瑕妆。

手术前，让患者处于直立位置时标记，并在手术室中拍摄标记以供参考。在瞳孔中线处或附近，颧骨脂肪垫的最前部投影用"X"标记，并测量"X"与眼睑–颊颧交界处的距离。还应标出仰卧矢量，以作为患者仰卧时的参考。该矢量主要是垂直的，略有横向倾斜的倾向（图18.2）。当正确标

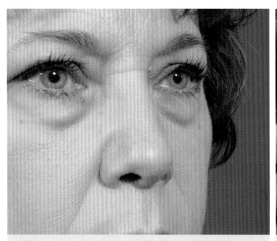

图18.1　中面部投影最好的衡量是颊部斜面观

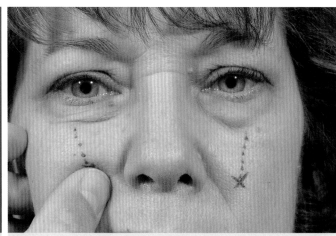

图18.2　颧脂肪垫最前面的投影标为"X"

记时，矢量应指向瞳孔中线和眼外侧角之间大约一半的地方。外科医师可以用拇指对比标记检查提升的效果（图18.2）。

经口垂直中面部提升可作为单独手术进行，也可以与其他美容整形手术一起进行。因为需要在靠近患者眼睛的眶下缘骨头上钻孔固定，作者倾向于在全麻下行中面部提升手术，以防止患者出现意外的移动。和其他面部年轻化手术一样，手术一般也都采用轻微意识Ⅳ级镇定，最后在全麻下进行中面部的手术。

手术技巧

暴露术野

如上所述，最好采用全麻，将从下方处理眶下缘而引起眼球损伤的风险降至最低。使用照明灯来改善医师的手术视野。沿着每侧眶下缘和每个上唇沟浸润局麻药物。将不到5mL的总量分到两边。

利用电刀在尖牙窝中的上唇沟进行切开，在牙龈上方留下一块黏膜用于之后的缝合。然后可以使用骨膜剥离器在骨膜下平面中将其切开，或者直接使用4cm×4cm的纱布和镊子在眶下神经血管束的外侧进行剥离，并应延伸至整个突出处，显露出咬肌的某些纤维。剥离范围不要延伸至颧弓。眶下神经外侧的眶下缘应完全暴露。注意不要伤及眶下神经血管束，以避免术后出现感觉异常或血肿。将4cm×4cm纱布塞入囊腔数分钟即可轻松实现止血。很少需要烧灼。

使用Aufricht或带状牵开器暴露，用Freer剥离器沿着眶下缘，从外侧向内侧剥离，进一步解剖眶下神经上方的中间区域并释放眶隔的弓状缘。在视线部分受阻的情况下，松解弓状缘（被眶下神经血管束所遮住）。眼眶周围脂肪的内侧腔室比外侧腔室的血管更多，因此，在内侧执行松解操作时，应注意不要将剥离器延伸超出弓状缘。一旦弓状缘被松解，眶周脂肪将开始在眶下缘上方松散突出。在眶骨边缘时，用牵开器的尖端轻轻将脂肪推回眼眶。

完成之后，眶下神经外侧的整个颧骨应该都被暴露出来（图18.3）。在这里，可确认骨道钻孔的参照标志。

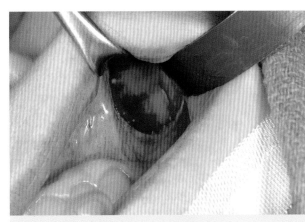

图18.3　通过上唇齿龈沟切口暴露颧外侧到眶下孔神经之间

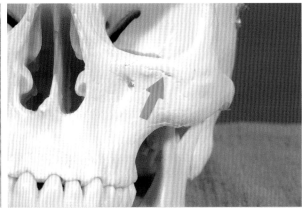

图18.4　缝合固定的位置在眶缘下上颌骨与颧骨之间。橘色的箭头标志垂直提升的方向

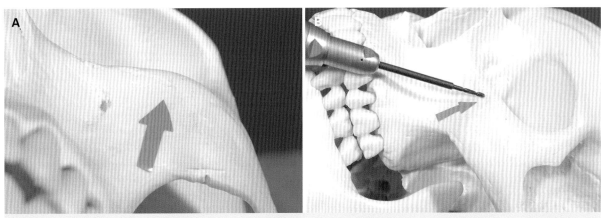

图18.5　（A、B）眶下缘投影使在标志位置从口腔入路钻孔成为可能

在骨道上钻孔

在眶下缘外侧一半的下方，是上颌骨上一个小平面，它对应着颧骨与上颌骨之间的缝隙线。通常在此位置有一个小出血点，外科医师据此可识别该点。这个平面标志允许钻头在骨头上开始最初的钻孔，形成适用于垂直、稍微横向的上提矢量的固定点（图18.4）。

市场上任何骨性固定器械都可以用于经口垂直中面部提升的固定。尽管从下方入路来看，眶下缘的这种骨道似乎是不可能的，但是仔细地对上颌骨和眶下缘进行解剖评估的话，会发现这是完全可以实现的（图18.5A、B）。从下面钻这样的骨道似乎也将危及眼球。但是，仔细检查颅骨的解剖结构可以发现，钻头稍微从外侧进入和眶下缘的前凸使这条隧道的形成成为可能，它与眼球之间有足够安全的边界。但是，一旦钻出边缘远端的第2个皮质，就必须停止钻孔。

尽管作者已经使用自己定制的拉钩进行了试验，并且在钻孔过程中停下了钻头，但是经验表明，Aufricht牵开器或带状牵开器和谨慎钻孔操作足以实现暴露并保护眼球。

可用手钻形成该骨道。但是，作者发现使用手动电机和一个1.8mm的小钻头操作不那么繁重，而且在这种限制比较严格的环境中更加精确。因为螺丝不适用于骨道固定，在钻孔过程中，进行冷却冲

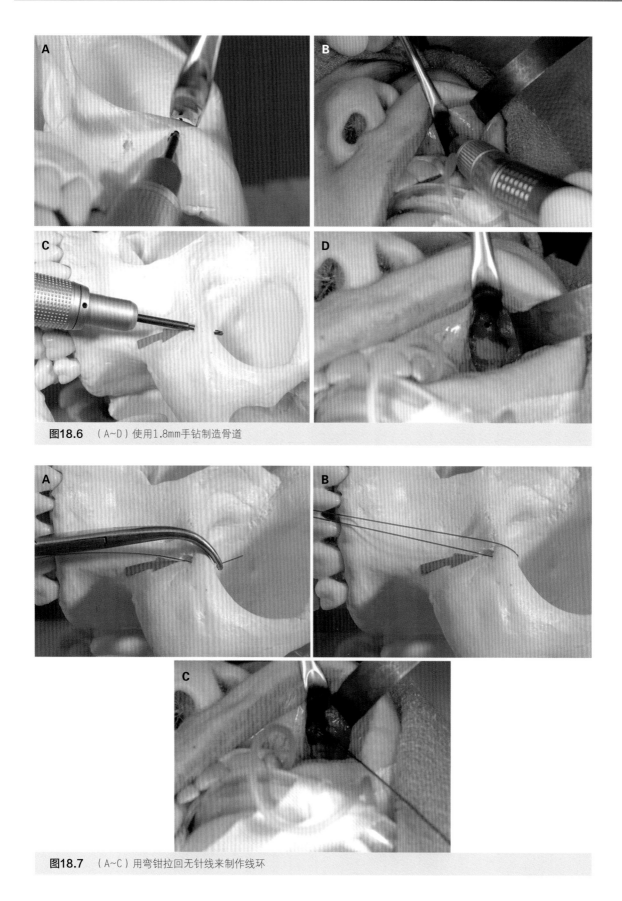

图18.6 （A~D）使用1.8mm手钻制造骨道

图18.7 （A~C）用弯钳拉回无针线来制作线环

洗不是很重要。

用Aufricht或带状牵开器将眶周脂肪从眶缘上抬高，并小心地将脂肪推回到骨缘后进行暴露。然后，使用手动马达和钻头从标志处以前轨迹在眶缘钻出，保留2~3 mm的骨头作为骨道的"顶部"（图18.6A~D）。有必要小心操作，以避免钻头穿透眶骨膜。将4cm×4cm的纱布塞入中面部腔室内几分钟，可以轻松处理遇到的任何出血。

固定缝合

经口垂直中面部提升中最具挑战部分是在视线受阻的情况下，将已经穿过骨道的缝线以无创伤的形式进行操作。作者已经尝试了多种方法使缝合线通过骨道，包括使用定制设计的弯折钩。最终发现，最有效也最经济的方法是使用精密弯曲的扁桃体止血钳和一个口径20mm的腰椎穿刺针作为"缝合线穿引器"。至于缝合线，作者更喜欢使用2-0不可吸收的单丝缝合线，但是也可以使用可吸收的单丝缝合线（例如PDS线）。

因为缝合针应该从上面进入颧骨脂肪垫，从下面出来，缝线必须单独穿过骨道，然后穿到缝合针上。因此，将2-0 Prolene缝线从针上面剪下来，"装到"口径为20mm的腰椎穿刺针中，然后将缝线穿过骨道。缝线应超出针尖。使用弯曲的钳子来感觉并轻轻地抓住腰椎穿刺针的针尖。然后将穿刺针从钳子的握柄中缓慢拔出。当外科医师从钳子的握柄中感觉到金属针滑脱时，应该立即夹紧夹子，医师可以抓住裸露的缝合线断端。然后，医师将缝线拉入视野，这时缝线环已成功穿过骨道（图18.7A~C）。

固定并悬挂颧骨脂肪垫

尽管在经口垂直中面部提升手术中，技术上最具挑战的事是将固定缝线从骨道中抽出，但是用缝线和针固定住颧骨脂肪垫最需要敏锐的判断力。操作正确时，脂肪垫将被固定在最前端投影处及上方（术前标记为"X"）。覆盖住脂肪垫的皮肤不应该出现凹陷，当脂肪垫被紧紧地缝合到骨道上的时候，在"X"正下方会出现轻微的凹陷。

固定缝线最前端被装到可重复使用的针上（图18.8）。医师的中指正好位于"X"上方，并且颧骨脂肪垫出现在视野中。内侧（上提肌）和外侧（颧肌）之间的脂肪垫应该很明显。尽管事实上中面部剥离是在骨膜下进行的，但这里的骨膜很容易崩解，脂肪垫通常被看作是松散的组织块，在肌肉群之间突出来。用针挂住并深入脂肪垫，从上方进入脂肪垫，然后从下方退出，注意不要损伤上面的真皮。理想情况下，入口点位于"X"点上方（由中指定位）约1cm，出口点位于"X"点下方约5mm（图18.9A、B）。医师用自由缝针缝合住1.5cm左右的组织。

之后脂肪垫被向下牢固地缝合到眶下缘。第1次缝合应在另一根缝合线上进行，以便在不满意矫正量时可以拉出打结。如果做得正确的话，脸颊将在垂直方向上出现过度矫正的微"拉"外观（图18.10）。任何凹陷都应该是轻微的。缝合线应紧贴骨道。

如果第一次缝合结果就让人很满意，呈现适度的过度矫正外观，则完成剩余的缝合，剪掉松散的组织残端（图18.11）。

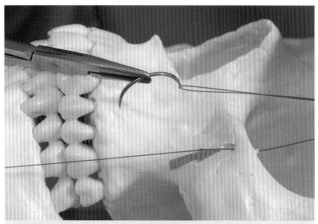

图18.8 将无针线的外环穿上手术针

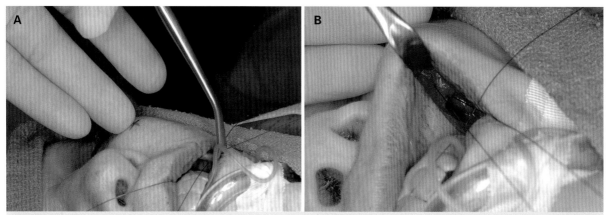

图18.9 （A、B）颊脂肪垫（在"X"标记下）用手指和拉钩可以通过中面部凹陷看到医师从上到下用手术针挂住脂肪垫

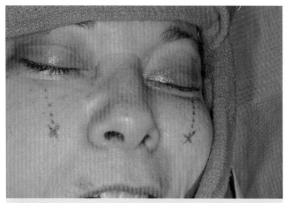

图18.10 患者的左侧已经提升固定，注意"X"下的颊部凹陷形成。在此阶段应过度矫正

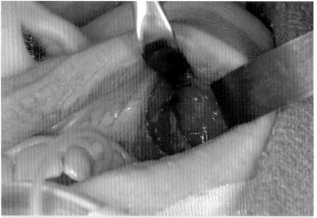

图18.11 将颊脂肪垫牢固地缝挂在眶下缘

缝合

作者在闭合前用抗生素溶液冲洗中面部创口。使用单层3-0含铬肠线以连续锁边缝合的方式，沿着直线方向闭合切口。不用外部敷料或垫子。由于这通常是几乎所有面部嫩肤手术（除了激光换肤或注射填充剂外）的最后一个步骤，因此应将患者唤醒、拔管并送至麻醉后监护室。

术后护理

经口垂直中面部提升几乎不用进行术后护理，因为它的切口较为隐蔽。每天两次漱口水漱口用于口腔内切口护理。在前24h内，应将冰袋贴到脸颊上，最大限度地减少肿胀。24h后，患者在出门前使用冰袋有助于暂时消肿。术后2~3周，可继续冰敷。在作者的实践中，常规使用术后抗生素。对于非过敏反应的患者，给予头孢氨苄500mg，每天3次，连续7天。

术后第2天检查患者是否出现血肿，保证悬吊和口腔内缝线的完整性。对于完成的任何其他手术，需要进行其他后续随访。悬吊缝线的凹陷应在1~2周内消失（图18.12）。水肿和任何瘀斑应在2~3周内消退（图18.13）。任何麻木都应是暂时的，会在几周内恢复正常。照片拍摄时间分别为第1个月、第3个月和第12个月。

术后并发症与效果

在其他章节已经提到过中面部提升的潜在并发症，包括血肿、感染、眶下神经麻木、面神经分支（颞、颧骨、口颊）神经损伤或麻木、复发或提升效果丧失、固定器械可触及、固定器械挤压等。经口垂直中面部提升在理论上可能存在瘘管和眼睛相关损伤的并发症。

在作者处理的前22个患者中，没有出现血肿或感染。眶下神经感觉异常是间歇性的，并在1~2周内消失。没有发生面神经损伤或麻痹。没有出现伤口瘘管或眼睛损伤。由于骨膜下剥离将颧肌与唇提肌从上颌骨上剥离开来，因此经常出现轻度的暂时性上唇抬高抑制作用。这通常在第1周内消失。此后，由于中面部肿胀，对提肌的轻微抑制作用较为明显，但是程度轻微，最多需要3周就会消失。在

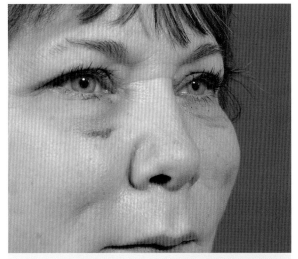

图18.12 术后1天。注意提升的颧脂肪垫下方轻微的凹陷和眶下缘轻微的淤青。凹陷在1周后消失。淤青可以化妆遮盖，1~3周消失

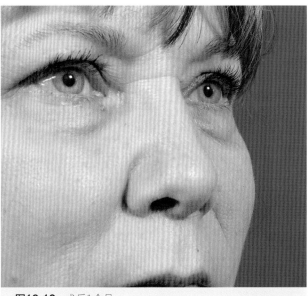

图18.13 术后1个月

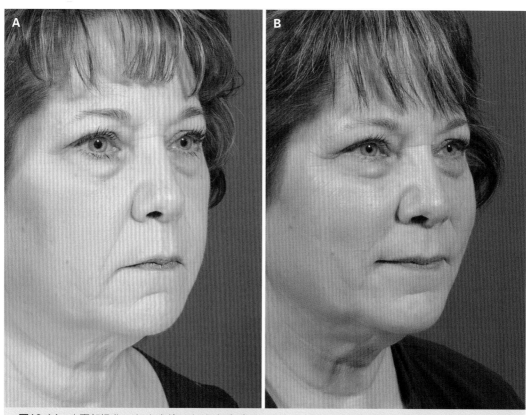

图18.14　中面部提升。（A）术前。（B）术后3个月

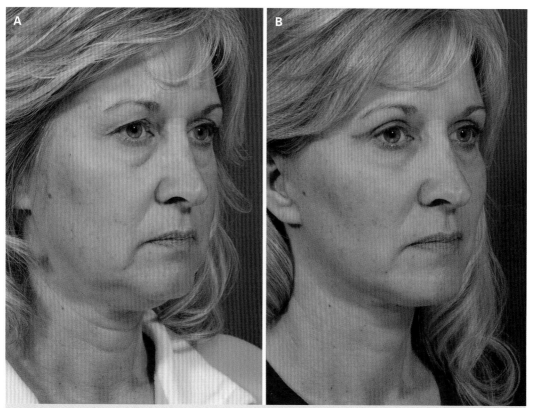

图18.15　全面部年轻化包括眉提升、上睑整形、"S"提升、经口垂直中面部提升。（A）术前。（B）术后3个月

第1个月随访时拍摄首批术后照片时，患者面部外观和活动都非常好。

截止到此时，作者的首批22名患者的随访期为3个月到4年不等。对于每个患者来说，临床和照相分析均显示上提的中面部具有良好的长期稳定性，没有复发病例。不存在可触及的固定器械或固定器械挤压问题，因为根本就没有使用这样的器械。一名患者在第2周时因缝线出现持续凹陷；用18号针头经皮松解了缝合线，凹陷隔夜消失。尽管放松了固定，但是该患者在最后一次随访中仍然表现出了很好的效果。该观察结果表明，可吸收缝合线可能与永久性缝合线一样有效。短期悬吊缝合可能足以通过该技术将中面部固定住。

一些可能从其他美容整形手术中获益的患者会将中面部提升仅视为"微创"手术（图18.14A、B）。但是，作者的很多患者都经历了涉及上、下面部的辅助手术，而中面部提升为整体美容效果提供了"锦上添花"的效果（图18.15A、B，图18.16A～C）。其中一名患有严重面部脂肪萎缩的患者同时接受了经口垂直中面部提升和脸颊移植物植入，取得了非常惊人的效果（图18.17A、B）。

一项在22名患者中展开的3个月前后分析表明，与其他中面部提升报告结果一致。中面部提升通常在抬高脸颊–眼睑交界处和恢复脸颊突出方面表现非常出色。提升不仅能适度地改善鼻唇沟的深度，还能改善鼻咽沟的填充情况。患者对经口垂直中面部提升的满意度一致较高。

其他固定方法

经口垂直中面部提升是口内切口入路进入中面部进而固定到眶下缘的一种简单方法。中面部提升固定的方法模仿了前额提升的方法。已经开发出了多种前额提升固定方法，而且几乎所有方法适用于中面部，包括螺钉（永久性或可吸收）、Mitek™锚钉、Endotine™在内的可吸收板。根据作者的经验，使用骨道是固定中面部的最经济、最有效方法。

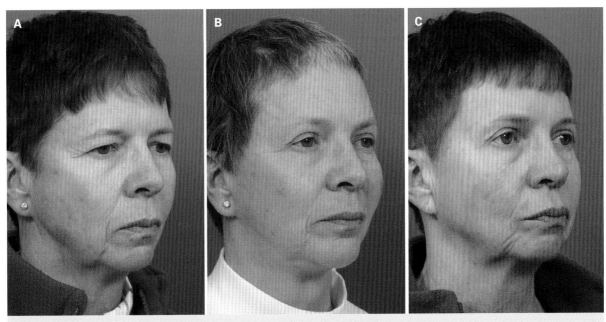

图18.16　全面部年轻化包括眉提升、上睑整形、SMAS除皱术、下颌移植物植入、经口垂直中面部提升。（A）术前。（B）术后15个月。（C）术后36个月

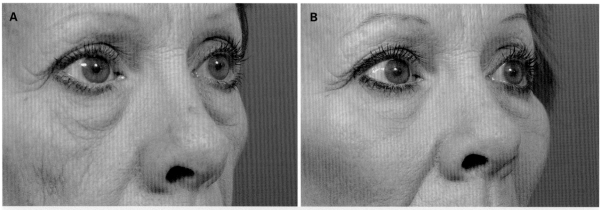

图18.17 中面部年轻化包括颊部移植物植入和经口垂直中面部提升。（A）术前。（B）术后3个月

总结

相比于其他中面部提升方法，利用骨道固定的经口垂直中面部提升手术是一种更自然垂直提高颧骨脂肪垫的迅速且可靠的方法。因为没形成外部切口，这种方法不会危及面神经的分支，也不需要破坏下眼睑层，这是眶下缘"负矢量"中考虑的一个重要因素。对于中面部来说，经口入路比颞部切口、面部上提切口、下眼睑切口更加安全，因为它避开了其他入路中可能伤及的很多关键解剖结构。初步经验表明所有患者都出现了巨大的改观，而且垫高组织具有长久的稳定性。

参考文献

[1] Finn JC. An overview of techniques, indications, and approaches to the midface lift. Dermatol Clin. 2005;23:505–514.

[2] Villano ME, Leake DS, Jacono AD, Quatela VC. Effects of endoscopic forehead/midface lift on lower eyelid tension. Arch Facial Plast Surg. 2005;7:227–230.

[3] Williams EF, Vargas H, Dahiya R, Hove CR, Rodgers BJ, Lam SM. Midfacial rejuvenation via a minimal-incision brow-lift approach: critical evaluation of a 5-year experience. Arch Facial Plast Surg. 2003;5:470–478.

[4] Newman J. Safety and effi cacy of midface-lifts with an absorbable soft tissue suspension device. Arch Facial Plast Surg. 2006;8:245–251.

[5] Hendrick DA. The trans-oral vertical midface lift with bone bridge fi xation. Am J Cosm Surg. 2010;27(4):235.

[6] Pontius AT. The evolution of midface rejuvenation: combining the midface-lift and fat transfer. Arch Facial Plast Surg. 2006;8:300–305.

[7] Williams EF, DeFatta RJ. Evolution of midface rejuvenation. Arch Facial Plast Surg. 2009;11:6–12.

第十九章　颧袋的手术

Morris E. Hartstein

　　韦氏词典将颧袋定义为"悬于两点之间的装饰链"。长有颧袋的患者对此定义则很不认同：哪里是装饰性的，分明是毁容性的（图19.1）。眼睑的颧袋是松弛的皮肤、肌肉、脂肪和间质性水肿形成的多余褶皱，这些褶皱从侧颊之外开始延伸，通常超过瞳孔中线，甚至悬于整个内、外眼角之间。有时候，皮肤会随着时间的推移而产生色素沉淀。长有颧袋的患者外表会呈现出一种疲倦感。在讨论中面部年轻化时，非常重要的一点便是要知道如何改善这一显眼而又令人困扰的状况。

　　颧袋的病因已被广泛研究和讨论。针对颧袋也开发了不同的分类系统。眼轮匝肌无力或肌力衰减可能是颧袋形成的最核心因素。Furnas在解剖学基础上撰写了很多针对颧袋及其与面部皮肤支持韧带关系的文章。眼眶韧带薄弱，会使皮肤、脂肪和肌肉积聚，并垂于颧弓韧带上方，从而形成颧袋。根据Pessa等的描述，眼轮匝肌松弛，会使眼眶的眼轮匝肌沿着眼眶韧带的最下端的附着物垂下。甲状腺疾病、肾脏疾病或淋巴管阻塞的患者，更容易长颧袋。眼睑或中面部手术后也可能出现颧袋。

　　针对颧袋的治疗有多种方法，但治疗难度和效果仍然不尽如人意。不同研究者提出的一些手术方案包括：皮肌瓣睑成形术、中面部提拉、SOOF提拉和眶额韧带释放。这些手术方案的大多数可能都是有作用的，因为它们会提升眼轮匝肌并可能提升其下垂最严重的边缘区域。然而，如果不解决皮肤松弛的问题，这些手术必定会进一步加重颧袋问题，同时这类治疗的愈合过程通常会持续数月之久，也可能没有效果，并且有时还会使之恶化。射频消融术专门解决皮肤问题，但效果不一。其他治疗方法也进行了试验，例如应用局部类固醇和注射剂、加压、电刺激、各类乳霜以及按摩或振动疗法，但均无很大改善。

　　目前，治疗颧袋最有效的方法是直接进行皮肤治疗，使用CO_2激光皮肤换肤术或直接切除皮肤（图19.2A、B）。使用CO_2激光时，要经过多次高能量激光射频才能消除颧袋，通常会触达真皮深层。尽管有效，但也有些弊端。并非每种皮肤类型都适合做CO_2激光换肤。该手术还需要较长的术后

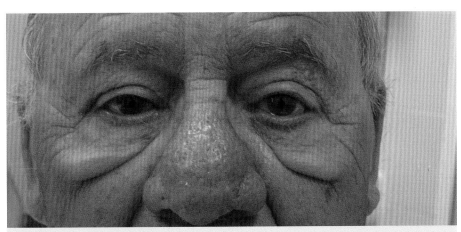

图19.1　患者下睑整形后有明显的颧袋

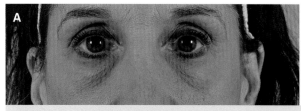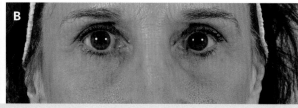

图19.2 （A、B）下睑收紧和CO$_2$激光换肤术前、术后

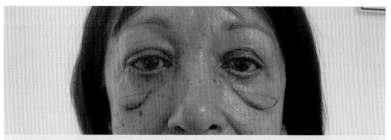

图19.3 坐位时标记颧袋

休息时间，因为深创通常是必要的，因此表皮细胞再生时间会较长，并且会出现一定比例的术后红斑。另外，患者可能需要进行全脸激光换肤以便治疗区域与非治疗区域能很好融合，但他们可能不愿意仅仅为了改善下眼睑问题而进行全脸换肤手术。

作者发现在治疗颧袋方面最有效的方法是直接切除。颧袋治疗可分1～2个阶段进行切除。在该手术的第1阶段或部分治疗过程中，水平拉紧下眼睑并给予支撑。可以通过侧面的睑板或眼轮匝肌悬吊术来完成，如本书先前所述。由于这是两阶段手术的部分疗程，必须在术前告知患者第1阶段手术可使眼睑稳定，第2阶段将着手解决颧袋问题。可以理解，很多人会担心在这个微创手术时代，还要将切口置于脸颊中间。结果是，这些切口愈合得非常好。在重建术病例中，例如，作者只能选择将切口置于面部中间，但结果却是令人十分满意的。作者之所以能如此果断而审慎地尝试做这些案例，最初是源于那些深受颧袋困扰的患者，他们愿意冒着留瘢的风险去除颧袋。结果非常好，不需要修复瘢痕。在此补充一点，（如有必要）也可以通过术后瘢痕修复技术来修复瘢痕。例如，加压、类固醇和5-FU注射配合使用或选其一，磨皮去瘢或激光换肤也是可以使用的。

该手术可在手术室或小型医院进行。患者采用坐姿，医师会标记出颧袋（图19.3）。颧袋的下缘会首先被标记出来，就像上眼睑的褶皱一样。切口选在颧袋的上边界。通常，颧袋区域的皮肤很薄。因此，在切除后，皮肤边缘的厚度大致相同，这有助于缝合和愈合。采用含肾上腺素的局麻药剂，在无菌环境下准备和进行手术。如果眼睑收紧是手术阶段的一部分，则应首先进行（本文在其他处介绍了眼睑睑板和眼轮匝肌悬吊术）。使用15号刀片沿着标记线切出切口，仅切开皮肤（图19.4）。然后切除皮瓣（图19.5）。在颧袋突起严重的情况下，也可以切除下方的一些眼轮匝肌组织。但是，这可能会增加瘢痕形成的风险，因此，只有精通此技术的外科医师方可施行。进行止血（图19.6）。然后用手术剪沿皮肤上缘方向至眼睑边缘进行切除（图19.7）。下方也同样切除约10mm。这些步骤对于防止切口张力过大，以避免切口处形成瘢痕至关重要。切口处可以紧密闭合而不存在张力，这也很重要。首先使用多段6-0prolene线缝合皮肤，直至完全闭合而没有缝隙（图19.8）。为了加强该闭合并较好地对齐皮肤边缘，也有必要使用6-0prolene线连续缝合（图19.9）。手术结束时，下眼睑边缘完

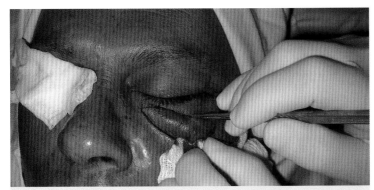

图19.4　在颧袋外用15号刀片切开

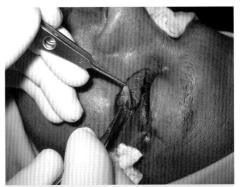

图19.5　用剪刀移除皮肤或者肌皮瓣

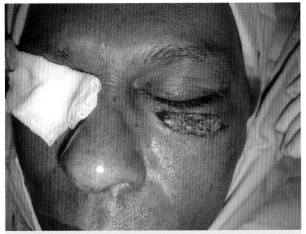

图19.6　切除肌皮瓣和止血

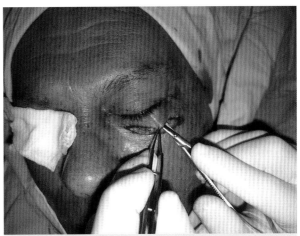

图19.7　剥离下睑皮肤

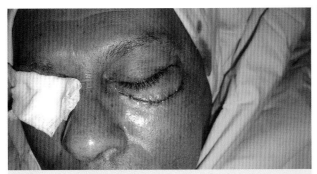

图19.8　用6-0缝线间断缝合下睑

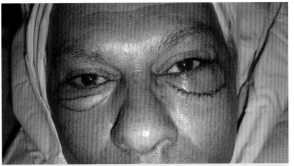

图19.9　用6-0缝线连续缝合拉紧切口

全不应有向下的牵引力。

术后，可以在颞上方向的切口上贴上免缝胶带。1周后拆线，并指导患者使用抗生素–类固醇软膏。应告知患者切口线可能需要数周至数月的时间才能消退。如果可见，在此期间可以用化妆品覆盖切口。

总结

颧袋的治疗仍是个难题。许多患者十分泄气地跟作者诉诸病状，因为以前较少使用直接切除技

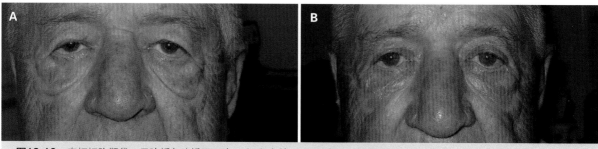

图19.10 直切切除颧袋，用睑板条法矫正下睑。（A）术前。（B）术后，颧袋切口几乎不可见

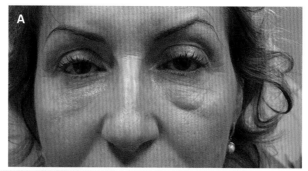

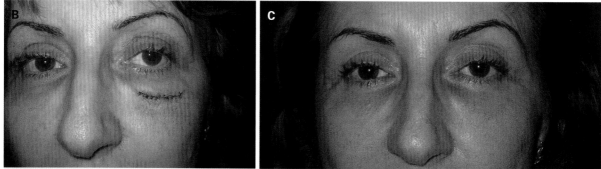

图19.11 （A）患者抱怨左侧的颧袋，在肌皮瓣下睑整形后没有得到完全矫正。（B）在小手术室直接切除。（C）术后

术的手术矫正，所以鲜有成功的案例。作者采用直接切除技术来进行颧袋矫正。随着时间的推移，由于该手术的高度可靠性，作者开始推荐其作为首选的治疗方案。尽管作者总是与患者详细探讨术后可能存在切口线瘢痕，但实际上这是一种罕见的情况。

尽管许多手术技术都被认为可以用来矫正颧袋，但作者发现，一旦确定病因，这种简单而可靠的方法就成了首选治疗方法。瘢痕仍然是一个重要问题。然而，作者还没有发现用这种技术治疗过的患者出现不同程度的色素沉着和颧袋瘢痕问题（图19.10、图19.11）。当然，必须让患者知情，详细说明形成瘢痕的风险。

参考文献

[1]　Merriam-Webster Dictionary. Merriam-Webster Dictionary, New Edition. Springfi eld, MA: Merriam-Webster, Incorporated; 2004.

[2]　Furnas DW. Festoons, mounds, and bags of the eyelids and cheek. Clin Plast Surg. 1993;20(2):367–385.

[3] Rauscher GE. Festoons. In: Mauriello Jr JA, editor. Techniques of cosmetic eyelid surgery: a case study approach. New York: Lippincott William and Wilkins; 2004. p. 120–129.

[4] Mendelson BC, Muzaffar AR, Adams WP. Surgical anatomy of the midcheek and malar mounds. Plast Reconstr Surg. 2002;110(3):885–896.

[5] Goldberg RA, McCann JD, Fiaschetti D, Ben Simon GJ. What causes eyelid bags? Analysis of 114 consecutive patients. Plast Reconstr Surg. 2005;115(5):1395–1402. discussion 1403–1404.

[6] Ghavami A, Pessa JE, Janis J, Khosla R, Reece EM, Rohrich RJ. The orbicularis retaining ligament of the medial orbit: closing the circle. Plast Reconstr Surg. 2008;121(3):994–1001.

[7] Small RG. Extended lower eyelid blepharoplasty. Arch Ophthalmol. 1981;99:1402–1405.

[8] Trepsat F. Facelifts of the malar, jugal, and nasolabial area. Ann Chir Plast Esthet. 1994;39:597–622 (article in French).

[9] Hoenig JF, Knutti D, de la Fuente A. Vertical subperiosteal mid-face-lift for treatment of malar festoons. Aesthetic Plast Surg. 2011;35(4):522–529.

[10] Carruthers J, Carruthers A. Shrinking upper and lower eyelid skin with a novel radiofrequency tip. Dermatol Surg. 2007;33(7):802–809.

[11] Bellinvia P, Klinger F, Bellinvia G. Lower blepharoplasty with direct excision of skin excess: a five year experience. Aesthet Surg J. 2010;30:655–670.

[12] Kotlus BS. Dual-depth fractional carbon dioxide laser resurfacing for periocular rhytidosis. Dermatol Surg. 2010;36(5):623–628.

[13] Roberts TL. Laser blepharoplasty and laser resurfacing of the periorbital area. Clin Plast Surg. 1998;25:95–108.

第二十章　中面部提拉并发症

Robert M. Schwarcz and Rakesh Patel

本文所提的手术案例均有并发症，尽管具备了良好的意图、手术经验和技术，但并发症仍有可能发生。精细的术前计划及与患者的沟通都至关重要。一旦发生并发症，要及时识别，告知患者并提供治疗计划，这是十分重要的。手术医师应保证并发症是可控的，如果并发症超出他或她的专业领域，则应转诊到其他地方。无论对于医师还是患者来说，耐心都至关重要：一些修复工作最好等待一段时间再进行。在此等待期间，患者应享受早期的医疗看护，以使其安心，并让他/她知道医师了解且关心他/她的情况。当然，治疗并发症的最好方法是直接避免出现并发症。然而，一旦确实出现了并发症，最关键的是能够有效、及时地进行处理。对患者而言，继续对医师抱有信心十分重要，这样才能信任他们进行二次修复手术。

本文中描述的所有用于改善中面部美感的手术，针对不同人都会有相应的一系列并发症。例如，面部脂肪移植可能比骨膜下中面部提拉手术更容易产生肿块。同样地，经由眼睑的中面部提升方法比经颞部的方法更容易导致眼睑外翻。用倒钩或尖齿移植物支撑中面部的手术，植入这些移植物后也会产生并发症。读者可以参考本文中所涉及的解剖学和衰老病理生理学的相关章节以及详细介绍手术操作的技术章节。

但是，大多数并发症可分为美学并发症（由于判断不当，而最终造成不和谐）或与手术本身相关的技术性并发症，例如瘢痕、感染、出血和外翻。本章将详细介绍面部美容外科医师所遇到的最常见并发症，并探讨他们所做的关键处理。

一般性并发症

任何侵入性手术都会发生感染，但是可以通过以下无菌技术将其概率降至最低。无菌技术必须强制施行，尤其是在使用移植物时。如果要进行脂肪移植，作者建议采用封闭移植技术，以避免脂肪暴露。

如果发现有术后感染，可能的话，对培养物进行早期检测很重要，以提高敏感性，然后开始适当地进行抗生素治疗。围术期抗生素的作用尚有争议，但作者强烈建议，在口腔黏膜破损，革兰阳性菌存在的情况下，特别是外源性移植或脂肪移植时使用抗生素。对于术后较晚时发生的感染，必须怀疑是非典型的分枝杆菌，进行培养并适当治疗。非结核杆菌的治疗可能需要较长时间地口服抗生素。如果某些地方的红斑持续不消退，或对局部类固醇治疗无反应，则应怀疑是非结核杆菌。以往案例中发现，使用Endotine提升面部时会发生无菌脓肿，这与聚乳酸在吸收时的反应有关。填充物引起的过敏红肿，甚至是在注射数月后发生这种情况，是很少见的。这些有可能是与生物膜有关的感染，也有可能是无菌的异物肉芽肿。如果移植物出现感染，只需冲洗并使用抗生素即可。然而，在许多情况

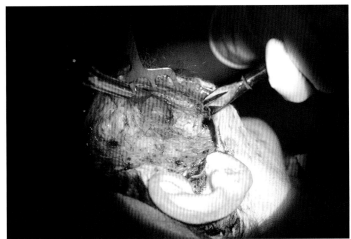

图20.1　直视下深层面部提升寻找中面部下垂因素

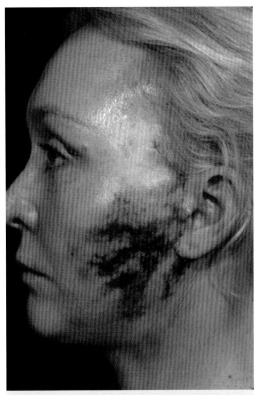

图20.2　皮瓣血肿导致的坏死和瘢痕

下，移植物必须进行移除。

　　皮肤变色可能是由于瘢痕引起的，尤其是使用浅表性剥离术或在血液供应受损的情况下。有一些患者，会出现炎症后色素沉着，他们通常是在局部受损后1个月至1年内有色素沉着。术前检查患者先前手术后的瘢痕，可使医师警惕在中面部或眼睑手术后可能产生的瘢痕，尽管这种情况可能会再次出现。治疗涉及多种局部药物，包括对苯二酚、维A酸霜、皮质类固醇、乙醇酸，或应用强脉冲光或生色团特异性激光疗法。

　　任何手术后的血肿都会造成破坏性影响，但是眼眶内血肿会尤为严重，因为它会迅速导致视力丧失。眼眶出血会导致视力下降、全结膜水肿（见下文）、眼球接近冻结、眼眶坚硬。在这种情况下，应进行紧急的外侧截骨术和穿刺术，采用血肿引流来缓解眼眶压力。如有必要，应进行眼眶减压。

　　在脸部和中面部，未经治疗的血肿可导致瘢痕、纤维化或皮肤坏死和脱落。在术前、术中或术后高血压的情况下，血肿的发生概率更高。

　　中面部可能会发现小血肿。术后1周，可以使用18号针头，经由皮肤排出一小部分。随后应施加压力，并在不久后重新进行评估。但是，大的血肿必须通过外科手术引流。如果尝试通过标准的耳前整形方法进行中面部填充，则必须考虑血肿和其他相关并发症（图20.1、图20.2）。应当掀起皮瓣，确定出血源并加以解决，冲洗切口并进行精心缝合。应考虑术中引流管的位置。可以进行加压包扎。在手术期间也可以使用血管收缩剂，例如在稀释的凝血酶中浸泡的明胶海绵、阿维丁（Davol）、外科手术止血纱布（Ethicon）等，以尽量减少术中出血，但也可能无法降低血肿的发生率。同样，也可能无法降低术后血肿形成的概率。

术后也可能会产生瘢痕。众所周知，切口闭合后仍存在张力，会提高增生性瘢痕产生的风险。术后4~6周，可在病灶内注射含有或不含5-FU的类固醇激素来治疗增生性瘢痕。指导患者通过按摩刺激伤口。患者还可以在瘢痕上涂硅凝胶片。如果手术后3个月瘢痕仍然可见，可以考虑使用脉冲染料激光进行治疗，也可以考虑激光换肤或磨皮。最终，在手术后6个月，可以考虑进行瘢痕修复或完全切除修复。

球结膜水肿是球结膜肿胀造成的，在经结膜入路中更常见，但也有可能在下睑缘入路中出现。在多达20%以上的病例中会出现球结膜水肿。可能是由于术后眼轮匝肌暂时性无力伴有淋巴水肿造成的。积液汇聚于结膜下，并可能出现胶冻状。球结膜水肿的治疗是有些辅助疗法的，包括积极润滑和冷敷。该问题通常无须进行太多干预即可自行解决，但对患者而言则可能比较麻烦。然而，持续性和长期的球结膜水肿已可以通过局部类固醇、可注射的四环素、贴剂、切口和（或）切除术来进行治疗。

在眼周区域进行任何手术都会导致颧袋的形成或恶化（图20.3）。每个颧袋缩小手术都依据一个原理，可以解决一个或多个解剖特征的问题，但是没有一个方法可以适用于普遍的矫正。颧袋在接受过甲状腺功能减退、甲状腺功能亢进或炎性甲状腺炎治疗的患者中较为常见，也可能是特发性的。根据特定患者的临床发现，可采用多种方法治疗颧袋。通常先是从解决问题开始。颧袋可能是由眼轮匝肌松弛、眶隔脂肪脱垂、颧骨脂肪萎缩或下垂、皮肤松弛、眼轮匝肌下脂肪萎缩/下垂、坠积性水肿、淋巴水肿或骨质流失引起的。治疗方式包括以下任意组合：直接切除、应用皮肌瓣、眼眶脂肪缩减或再定位、眼轮匝肌下脂肪提拉、中面部提拉、容量替代治疗、吸脂术或皮肤换肤。最重要的是，术前应告知颧袋患者，他们可能需要进行二次手术。读者可直接阅读本文中相关的章节。

脂肪萎缩可能发生在实施激进操作治疗的皮下区域，单纯由血肿或损伤造成。选择的治疗方法是对萎缩区域进行填充。这可以通过可吸收合成填充材料或理想的自体脂肪移植术来实现。

眼睑错位，包括外翻和圆眼畸形，是由皮肤、眼轮匝肌和（或）隔膜上的瘢痕张力引起的，这在经由眼睑的相关手术后并不少见（图20.4）。在一项研究中，Hester等发现采用经由眼睑的骨膜下手术方法，并发症的发生率约为19%，随后完全放弃了该技术。眼睑外翻和圆眼畸形经常发生，是由眼睑前或中层睑板垂直距离缩短、过度的皮肤切除、睑板前缘轮匝肌的去神经支配或手术时无法支撑

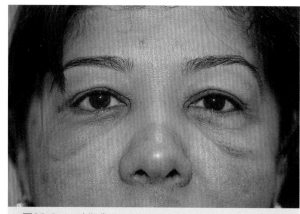

图20.3 下睑颧袋

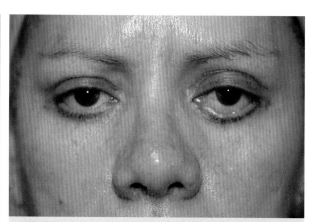

图20.4 在经皮下睑中面部提升和外眦成形术后下睑退缩

外眦造成的。眼睑错位的修复可能涉及瘢痕的溶解、水平收紧、垫片移植和中面部提拉。垫片移植物的选择包括软骨、真皮脂肪和硬腭，它们是合适的自体移植物。还可以考虑使用人造皮肤（Lifecell）和其他类似产品，例如Enduragen（Porexsurgical）或Tarsys（IOP），可以免除从第2个手术部位取移植物。仅仅缩短前睑板难以治疗后板层角膜增大，有时需要全厚度的皮肤移植，虽然这样在美容整形上通常并不是最佳选择。矫正眼睑退缩的详细技术，可查阅本书的相应章节。

流眼泪和干眼症，例如烧灼感和异物感，通常在术后即刻便会出现，并且所有技术都不能避免。术前，如果患者表现出干眼症或有相应症状，则应使用人工泪液，尤其是对于戴隐形眼镜的患者，必须进行术前沟通，向其解释干眼症在手术后可能会恶化，再戴隐形眼镜可能很困难，甚至手术后不能再戴。应该采取不太激进的下眼睑皮肤去除术，或者应该完全避免进行眼睑手术。如果术后发生干眼症，则基本的补液技术包括人工泪液、夜间软膏、热敷和四环素抗生素。在更高级的情况下，可以放置泪点塞或永久堵塞泪点。少数情况下，也可以每晚使用上、下眼睑贴膜，或使用Saran Wrap及市面在售的湿气气泡来构建起一个保湿膜（NITE-EYE，Medtronics）。严重的干眼症可能需要暂时或永久性地采用睑缘缝合术治疗。如果干眼症状与外翻有关，特别是如果患者在进行人工抬高眼睑的同时能够缓解他们的症状，则应考虑进行下眼睑抬高。明确问题是关键。如果干眼症是由下眼睑问题引起的，则必须相应地加以解决，但也可能出现其他原因导致的眨眼机制不佳，如颞支损伤、上眼睑与角膜接触不良、泪膜稠度不良等，或者是泪腺本身受损。明确后应解决这些问题。

与骨膜前手术相比，骨膜下经眼睑手术的术后可见明显的水肿。水肿可能会持续数月，术前应使患者意识到这种可能性。可能是由于术后睑板前缘眼轮匝肌暂时性无力，而医护人员没能对淋巴水肿进行引流或者是由淋巴损伤造成的。

术后肿块和包块在中面部的轮廓中可感或可见。有些与愈合有关，并可能随着时间的流逝而消失。其他则可能与注射的脂肪或填充物、脂肪移位、缝合线处被提拉组织的堆积（如提线引起聚束的情况）有关，或是与可见的皮下缝合线本身有关。作者建议患者在术后1~3个月内积极进行按摩，以刺激肿块变平，大多数情况下肿块会逐渐消失。对于除透明质酸填充剂以外的产品，可以在病灶处进行小剂量和小容量的类固醇注射，然后进行按摩。对于透明质酸填充剂，可以将低浓度的透明质酸酶直接注入肿块。例如，可以在10mL盐水中配制1500U的透明质酸酶。也可以混入一些利多卡因以减轻注射的痛苦。通常，将少量（0.1mL）的混合物注入肿块区域。注射后，患者可以立即轻微施压，以减轻注射后血管周围的压力。

褶皱可视为皮瓣切开不全的结果，尤其是在眼周外侧区，只进行临床性切除却没有适当的皮肤重分配。基于缝合的技术也会产生褶皱，但不会造成明显损伤（图20.5）。就缝合线而言，通常会在术后第1个月消失。如果褶皱持续存在，则必须移除有问题的缝合线，或考虑再次进行手术，并进行更广泛的剥离和重新修复。

术后会出现疼痛，这在所有技术中都是常见的。术后早期，尤其是采用经颞部的手术方案时，可能需要通过麻醉药来控制颞部的疼痛，药效持续约72h。任何单侧且严重的疼痛都需要医师重新检查，以排除出血、感染或眼部问题，例如角膜暴露、擦伤或溃疡。进行颧部移植物植入时疼痛也更为常见。带刺的缝合线、内膜缝合线，以及极少的悬吊式缝合线可引起疼痛，有时甚至会延长到术后阶

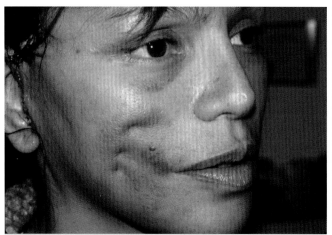

图20.5 非常浅层埋线提升造成的中面部凹陷

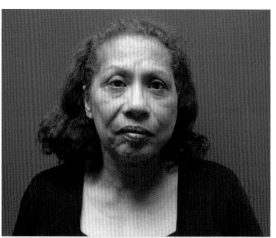

图20.6 损伤腮腺导管后左侧出现囊肿

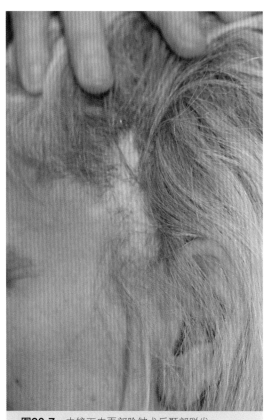

图20.7 内镜下中面部除皱术后颞部脱发

段。有时，由于持续性疼痛，必须去除带刺的缝合线。

由于缝合的技术导致腮腺管损伤时有发生，带刺缝合线也会导致如此损伤，操作者对闭合的、未切开的皮瓣的缝合是在盲视下进行的（图20.6）。这种情况在口内入路的手术中也会出现，即腮腺导管受到损伤。唾液腺膨出可以使同侧脸颊损伤侧长出波动性肿块。治疗方法包括加压经皮引流。在这些情况下，肉毒素可能有用，可以注射到腺体中，以便有时间痊愈而不会产生唾液。如果这些操作失败，可能需要对腮腺管进行直接引流或支架再通。

当采用经颞中面部切口技术时，脱发可能是由于对毛发覆盖区域进行分离术，造成毛囊的损伤而形成的（图20.7）。为避免出现此问题，应以考虑毛发生长的方式来确定切口，并尝试将切口切成与假定的头发生长方向平行的线状，并避免直接灼伤单个毛囊，以上脱发是由灼烧毛囊造成的。也有可能是切口深入颞浅筋膜深层，而不是在真皮层所致。手术过程中对伤口的过度牵引或浅层缝合也会引起脱发。如果填充物的填充位置太浅，则在少数情况下会出现感染，潜在的缝合线反应，甚至缝合钉的位置会引起与丁达尔现象有关的蓝色变色。首选使用溶解酶去除有害物质，如果材料为非透明质酸，则可以采用直接的皮下切除方法和（穿刺）挤压技术。脂肪与血液混合会引起皮下囊肿的形成，也会引起类似的蓝绿色变色，可以通过溶解、类固醇注射、按摩、超声或直接切除来解决。

术后也会出现面神经损伤或感觉神经损伤，包括轻瘫或直接的神经分支损伤。经颞部入路特别容易损伤面神经的颞支，经口入路则可能损伤颊支（图20.8）。对于经眼睑手术，必须注意眶下神经复合体，这可能造成V2分布区域内或面神经的颧支麻木、感觉异常，导致兔眼（图20.9）。切除时必须小心，并避免与移植物直接接触或缝合线触及眶下神经本身。规避以上问题是避免这些并发症的关

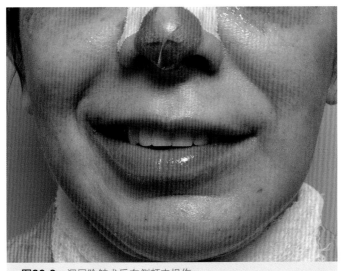

图20.8　深层除皱术后左侧颊支损伤

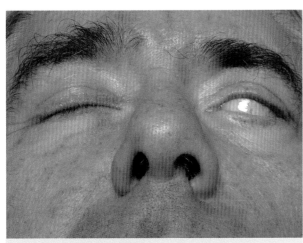

图20.9　左侧颧支损伤后左眼兔眼

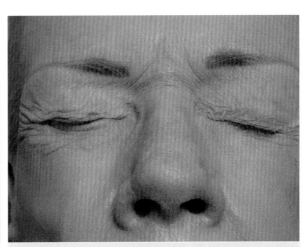

图20.10　颧支异常增生或右侧上睑和下睑联动

键，必须确保正确的解剖层面。颞支损伤通常会恢复，应考虑在对侧额肌上使用肉毒素。面神经的迷走再生可能会伴随着面神经的分支损伤，从而导致眼睑联动（图20.10）或嘴唇的上提肌的协同运动。在这些情况下，局部低剂量肉毒素可能会有所帮助。

眼球后出血可导致失明，其表现为疼痛、眼球突出，是由肿胀、视力障碍和瞳孔变化引起的上睑下垂造成的。眼眶出血会引起筋膜间室综合征，引起视网膜中央动脉阻塞和视力快速丧失。术中或术后血肿可发生并迅速演变为永久性视力丧失。应预先警示患者，如有单侧突然疼痛、眼眶红肿、上睑下垂或视力下降，应马上联系医师。立即进行外眦切开术/外眦分离术，进行血肿引流和止血。严重情况下可考虑应用类固醇或进行眼眶减压。如果怀疑血管阻塞，则必须进行眼底扩大检查，并咨询视网膜专家。

视网膜中央动脉栓塞事件便是由于注射自体脂肪或填充物的颗粒物质造成的。透明质酸是当今使用最广泛的填充材料，与造成动脉栓塞有一定关联性。必须施行眼科应急管理。也有其他因在中面部和眉间注射填充物和脂肪而导致血管栓塞的事件，并造成眼肌麻痹、节段性皮肤坏死、脑血管意外（CVA）和死亡。泪沟和中面部周围的所有注射均应使用钝针进行，并使用抽吸式注射技术以避免误入面部大血管，并在拔出针头时注射等量的小容量填充剂以降低流体静力压。

审美并发症

本书多处都提到了中面部提升的美学目标，包括修复下眼睑边缘和眼角的老化轮廓，消除下眼睑脂肪垫突出和泪槽凹陷造成的隆起，增大和（或）抬高脸颊，眼睑-颊部衔接，减少鼻唇沟并消除外侧缘下垂。从次要程度上来说，面颊提升是通过几种技术改善所达到的目标和获益。

本书中描述的每种手术方案对于达成这些目标的有效性和成功率都有所不同。例如，填充剂对面部下垂的作用不如提拉手术高。然而，它们在改善鼻唇沟皱纹和塑造上颊线条方面却是非常优越的。尽管填充物可能对眼睑和眼角位置有影响，但发挥不了显著作用。为患者选择针对其特定问题的正确方案至关重要。

至此，本书所列的所有手术都可能造成美学上的畸形。这些审美上的畸形归属于矫正不足或矫正过度或"看起来不太对劲"的类型。

骨膜下夹层可以将多层容量物推送至中面部，造成过度矫正，被称为颧骨间距离扩大。因为填充剂或脂肪在中面部过度填充会产生"狮面相"。一旦切除过度剥离了中面部悬韧带，拉力方向可能会过分向后或向上，造成不自然的外观。对眼睑多余组织和眼睑悬韧带的剥离，只能通过骨膜下剥离、骨膜前剥离或直接进行外眦切开术和外眦分离术实现，但可能会造成眼睑外侧拉得过高，从而导致眼睑外观变形。眼睑的过度切除会导致水平裂缝的缩短。下眼睑收缩是造成干眼和眼睑位置不正的原因，也会造成带有哭相，这是技术上的结果，导致审美效果不尽如人意。一些悬吊术可以提升口角并拓宽口角，使得患者面部看起来形似木偶。

虽然许多作者都强调，在手术时进行轻微的过度矫正很有必要，但是经验是确定实际矫正量的最佳指南。

考虑到最初手术造成的瘢痕可能影响最终结果，可以通过谨慎的二次手术进行矫正，以改善中面部手术相关的美学畸形。

总结

在所有手术中并发症都是不可避免的，必须在术前进行预测并确保患者对手术的风险和收益都有清楚的了解，从而进行处理。没有1例中面部手术是没有风险的。患者还必须了解一般的术后过程，并能够在术后保持耐心。必须在知情同意的情况下进行记录。术前照相很重要，术后经常性的随访也很重要，以确保术后病程恢复期没有发生意外。发生并发症时，医师必须迅速采取行动进行处理。在需要耐心等待的情况下，医师和他/她的工作人员必须多些互动，经常与患者见面了解情况，并在必要时给予适当的咨询沟通。与其他手术一样，患者与医师之间的良好沟通以及对术后期望的良好理解是至关重要的。

参考文献

[1]　Minton TJ, Williams EF. Lipotransfer in the upper third of the face. Facial Plast Surg. 2010;26:362–368.

[2]　LaFerriere KA, Kilpatrick JK. Transblepharoplasty: subperiosteal approach to rejuvenation of the aging midface. Facial Plast Surg. 2003;19:157–170.

[3]　Newman J. Safety and effi cacy of the midface-lifts with an absorbable soft tissue suspension device. Arch Facial Plast Surg. 2006;8:245–251.

[4]　Williams EF, Vargas H, Dahiya R, et al. Midfacial rejuvenation via a minimal-incision brow-lift approach. Arch Facial Plast Surg. 2003;5:470–478.

[5]　Mauriello JA. Atypical mycobacterial infection of the periocular region after periocular and facial surgery. Ophthal Plast Reconstr Surg. 2003;19(3):182–188.

[6]　Kontis TC, Rivkin A. The history of injectable facial fi llers. Facial Plast Surg. 2009;25:67–72.

[7]　Ben Simon GJ, McCann JD. Cosmetic eyelid and facial surgery. Surv Ophthalmol. 2008;53:426–442.

[8]　Halder RM, Richards GM. Topical agents used in the management of hyperpigmentation. Skin Therapy Lett. 2004;9(6):1–3.

[9]　Lelli GJ, Lisman RD. Blepharoplasty complications. Plast Reconstr Surg. 2010;125(3):1007–1017.

[10]　Baylis HI, Goldberg RA, Shorr N. The deep plane facelift: a 20-year evolution of technique. 2000; 107(3):490–495.

[11]　Grover R, Jones M, Waterhouse N. The prevention of haematoma following rhytidectomy: a review of 1078 consecutive facelifts. Br J Plast Surg. 2001;54(6):481–486.

[12]　Zoumalan R, Rizk SS. Hematoma rates in drainless deep-plane face-lift surgery with and without the use of fi brin glue. Arch Facial Plast Surg. 2008;10(2):103–107.

[13]　Ogawa R. The most current algorithms for the treatment and prevention of hypertrophic scars and keloids. Plast Reconstr Surg. 2010;125(2):557–568.

[14]　Weinfeld AB, Burke R, Codner MA. The comprehensive management of chemosis following cosmetic lower blepharoplasty. Plast Reconstr Surg. 2008;122(2):579–586.

[15]　Goldstein SA, Goldstein SM. Anatomic and aesthetic considerations in midfacial rejuvenation. Facial Plast Surg. 2006;22:105–111.

[16]　Freeman MS. Rejuvenation of the midface. Facial Plast Surg. 2003;19:223–236.

[17]　Hester RT, Codner MA, McCord CD, Nahai F, Giannopoulos A. Evolution of technique of the direct transblepharoplasty approach for the correction of lower lid and midfacial aging: maximizing results and minimizing complications in a 5-year experience. Plast Reconstr Surg. 2000;105(1):393–406.

[18]　Mack WP. Complications in periocular rejuvenation. Facial Plast Surg Clin North Am. 2010;18(3):435–456.

[19]　Hamawy AH, Farkas JP, Fagien S, Rohrich RJ. Preventing and managing dry eyes after periorbital surgery: a retrospective review. Plast Reconstr Surg. 2009;123(1):353–359.

[20] Garvey PB, Ricciardelli EJ, Gampper T. Outcomes in threadlift for facial rejuventation. Ann Plast Surg. 2009;62(5):482–485.

[21] Morley AM, Malhotra R. Use of hyaluronic acid fi ller for tear-trough rejuvenation as an alternative to lower eyelid surgery. Ophthal Plast Reconstr Surg. 2011;27(2):69–73.

[22] Ou LF. Circumauricular incision (water-drop shape) for mid to lower face lift. Plast Reconstr Surg. 2005;116(1):308–315.

[23] Newman J. Safety and effi cacy of midface-lifts with an absorbable soft tissue suspension device. Arch Facial Plast Surg. 2006;8(4):245–251.

[24] Barron R, Margulis A, Icekson M, Zeltser R, Eldad A, Nahlieli O. Iatrogenic parotid sialocele following rhytidectomy: diagnosis and treatment. Plast Reconstr Surg. 2001;108(6):1782–1784.

[25] Holcomb JD, McCollough EG. Trichophytic incisional approaches to upper facial rejuvenation. Arch Facial Plast Surg. 2001;3(1):48–53.

[26] Schwarcz RM. Techniques in midface-lifting. Facial Plast Surg. 2007;23:174–180.

[27] Sclafani AP, Fagien S. Treatment of injectable soft tissue fi ller complications. Dermatol Surg. 2009;35: 1672–1680.

[28] Lim AC, Lowe PM. Fractional fi lling with the microdepot technique as an alternative to bolus hyaluronic acid injections in facial volume restoration. Australas J Dermatol. 2011;52:154–156.

[29] Pessa JE, Brown F. Independent effect of various facial mimetic muscles on the nasolabial fold. Aesthetic Plast Surg. 1992;16:167–171.

[30] Heffelfi nger RN, Blackwell KE, et al. A simplifi ed approach to midface aging. Arch Facial Plast Surg. 2007;9:48–55.

[31] Hu XG, Ma HH, Fu XZ, Zeng G, et al. Minimally traumatic midface lift approach for patients in their early 30s and 40s. J Chin Med Assoc. 2010;73:487–491.

[32] Goldberg RA. The three periorbital hollows: a paradigm for periorbital rejuvenation. Plast Reconstr Surg. 2005;116(6):1796–1804.

[33] Wilkinson TS. Complications in aesthetic malar augmentation. Plast Reconstr Surg. 1983;71(5):643–649.

百特美传媒产品与服务

图书 - 海量医美行业学术技术书籍
海外图书版权引进
国内图书版权输出
原创学术图书出版
行业全科图书销售

视频 - 权威医美学术技术视频教程
海外技术视频大全
国内全科视频教程
视频教程编委征集

点播平台：

会议培训
百特美国际医学美容学术技术大会
时间：每年 3 月底　规模：1500 人
未来医美学院系列
标杆医院　特色技术

内容与资讯
政策解读、行业热点、人物访谈、信息发布

关注公众号　精彩在其中